李远实医案集

主　编　李远实

副主编　陈　铭　彭　斌　张　娇

编　委（按姓氏音序排列）

李俊逸　李志鸿　卢招昌

陆　慧　吴　娟　杨　晶

易梦霞

人民卫生出版社
·北京·

版权所有，侵权必究！

图书在版编目（CIP）数据

李远实医案集 / 李远实主编. -- 北京 ： 人民卫生
出版社，2025. 6. -- ISBN 978-7-117-38094-2

　　I. R249.7

中国国家版本馆 CIP 数据核字第 2025BV1805 号

人卫智网	www.ipmph.com	医学教育、学术、考试、健康，购书智慧智能综合服务平台
人卫官网	www.pmph.com	人卫官方资讯发布平台

李远实医案集
Li Yuanshi Yi'an Ji

主　　编：李远实

出版发行：人民卫生出版社（中继线 010-59780011）

地　　址：北京市朝阳区潘家园南里 19 号

邮　　编：100021

E - mail：pmph @ pmph.com

购书热线：010-59787592　　010-59787584　　010-65264830

印　　刷：北京瑞禾彩色印刷有限公司

经　　销：新华书店

开　　本：710×1000　1/16　　印张：14.5　　插页：4

字　　数：237 千字

版　　次：2025 年 6 月第 1 版

印　　次：2025 年 6 月第 1 次印刷

标准书号：ISBN 978-7-117-38094-2

定　　价：69.00 元

打击盗版举报电话：010-59787491　　E-mail：WQ @ pmph.com

质量问题联系电话：010-59787234　　E-mail：zhiliang @ pmph.com

数字融合服务电话：4001118166　　E-mail：zengzhi @ pmph.com

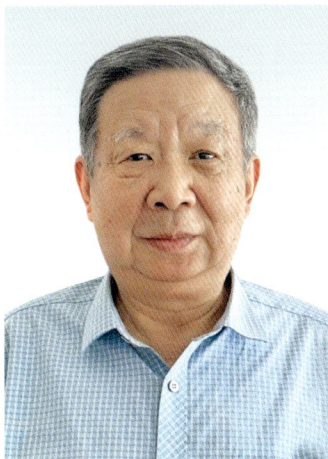

李远实

字韦弦，号杏墨斋主

　　祖籍湖南溆浦，1949年12月出生于江西萍乡一个中医世家。中学毕业后进入一家造纸厂当学徒，先后当过抄纸工、电工、锅炉工，因其家学渊源，工余常为厂内和附近患者扎针施灸、开方配药，屡获奇效，一时医名大噪，后经市卫生局考核批准，调往某镇医院任中医师。三年后恢复高考，以优异成绩考入江西中医学院中医系接受五年正规系统传统中医理论教育，毕业分配至萍乡市中医院，由住院医师逐步晋升至主任医师，退休后又成为芦溪县中医院特聘专家。系第三批全国老中医药专家学术经验继承工作指导老师；"李远实全国名老中医药专家传承工作室"指导老师。曾任江西省政协委员，萍乡市政协副主席、巡视员，江西省针灸学会副会长，萍乡市针灸学会会长，江西中医药大学及萍乡卫生职业学院兼职教授。

博采众方

李远实先生手迹

李远实先生

一、熟习经典，知行合一

先生逊志时敏，幼承庭训，早涉岐黄之学，考入江西中医学院后更加刻苦钻研中医"四大经典"及《针灸甲乙经》《针灸大成》等历代名医大作，数十年寒暑不辍，满腔热忱，而今白发丹心、宝刀未老，令人钦佩之至。

先生治病强调辨证论治，四诊八纲，智圆行方，信遵"天人合一"，将"阴阳五行""整体观""治未病"理念奉为圭臬。赞唤"中医姓中"，"勤求古训、博采众方"，衷中参西，与时俱进，继承创新。

先生早年遍习内、外、妇、儿诸科，当其某日读到《备急千金要方》卷三十所云"知针知药，固是良医"与《针灸大成》中"劫病之功，莫捷于针灸"等有关论述后，遂改为主攻针灸，即在临床上尽可能施行针药合治。临床实践证明，不少病经针药合治后果然能增强疗效，善用此法成为先生医技之显著特色，颇得患者与同道们由衷赞许。先生业医五十余载，愈人无数，尤以治疗消化系统、心脑血管系统、内分泌系统疾病及疑难杂症著称。

二、医易汇通，独树一帜

医易自古一家，《类经附翼·医易义》言"宾尝闻之孙真人曰：不知易，不足以言太医"。先生为了弘扬祖传"李氏金针八卦疗法"，凭借其国学童子功与较为深厚的中医理论底蕴，对《周易》及与之相关的中医古籍之研习情有独钟，勤于思考，勇于实践，遂不断完善，创立"李氏腹背八卦针灸疗法"（此法在 2008 年出版的由国家中医药管理局组织编写的《薪火传承集》中有较为简明的介绍）。

三、勤于笔耕，披携后俊

先生在繁忙的诊务之余，拨冗著述，曾主编《病毒性疾病的中医治疗》，参编《现代中成药》（任副主编）、《奇病奇治》（任编委）等专著，于国家级、省级医学杂志期刊发表学术论文 50 余篇。曾多次应邀赴日本、新加坡、马来西亚等地与医学同行进行学术交流活动。先后培养博士、硕士、主任医师、副主任医师十余人。先生热心公益事业，深入学校、社区、农村培训学员数千名，亲自带领学员上山识采中草药，去民间搜集整理验方、偏方并运用于临床。先生一贯以身作则，积极继承与大力弘扬中医药事业，不愧为德技双馨的一代名医。

（李远实先生弟子敬撰）

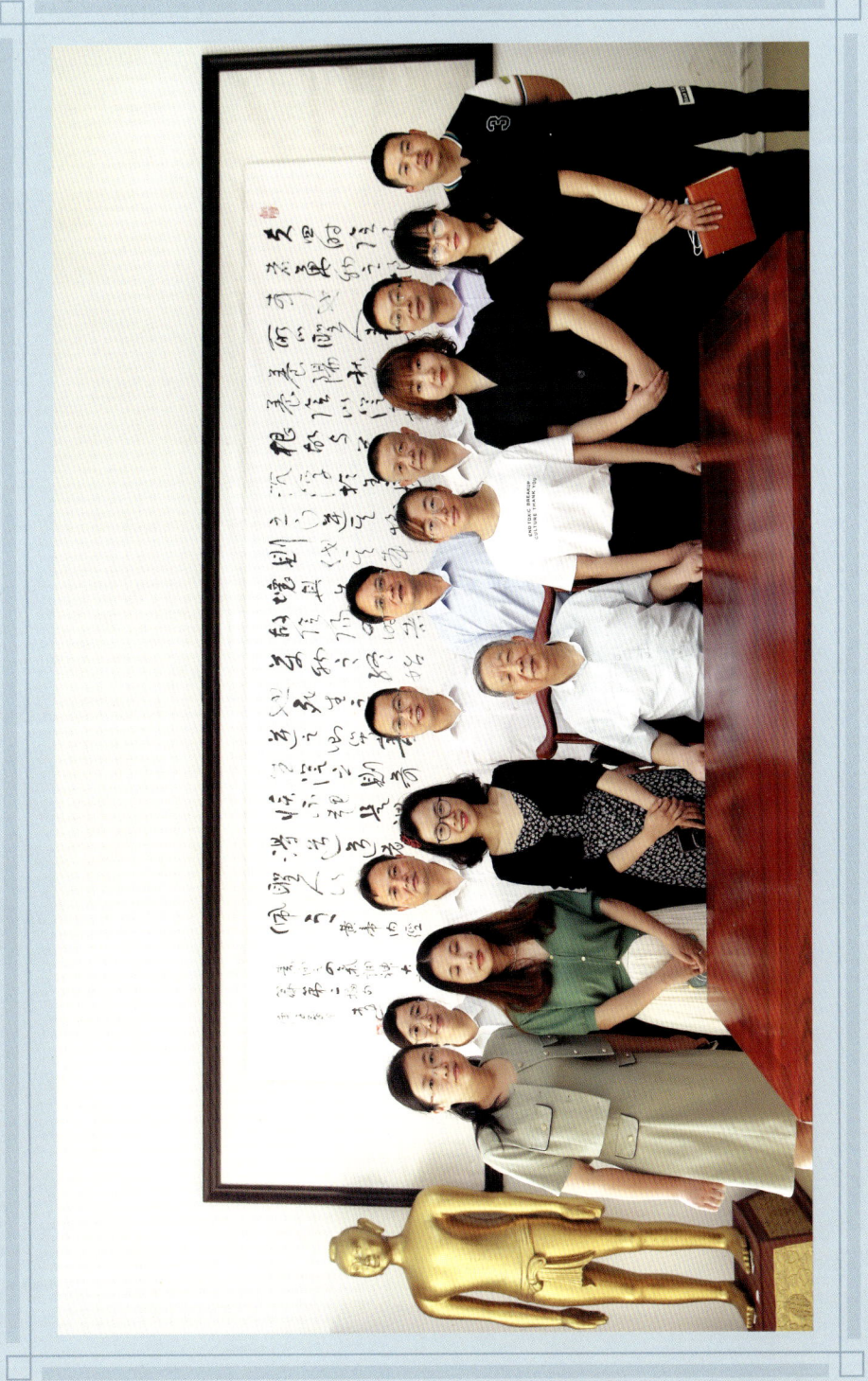

萍乡卫生职业学院领导和李远实全国名老中医药专家传承工作室成员合影

国学大师章太炎曾言："中医之成绩，医案最著。欲求前人的经验心得，医案最有线索可寻，循此钻研，事半功倍。"故从古至今医家之诊籍（医案）迭出无数，琳琅满目，五彩缤纷，各擅胜场，成为后学医者启悟之津梁。

当代杏林耆宿李远实先生素喜学用历代先贤诊籍，临床上每逢接诊典型病例，治有心得，即乐而录存，其悬壶五十余载，案积已盈箧矣，今我等蒙幸受命将其梳理成册，尘拂珠灿，不胜欣然！

本书粗成，虽文难尽意，但特色有三：

一、力主针药合治

医圣张仲景谨遵《内经》理念，在《金匮要略》中云"行其针药，治危得安"；在《伤寒论》中，当论及治太阳病时，采取了先针刺风池、风府，后令患者服桂枝汤一法。药王孙思邈于《备急千金要方》中亦指出："若针而不灸，灸而不针，皆非良医也。针灸不药，药不针灸，尤非良医也……知针知药，固是良医。"由此可知，"针药合治"使针灸与药物在治疗过程中能各尽其长，相辅相成，增强疗效。当然，在临床上针灸与药物既可合用亦可单用，一切应因病、因证、因人而灵活机变。

本书所选医案，很大一部分采用了针药合治法，并且不少病例还结合了拔罐、刮痧、放血、敷贴、熏蒸等法。针刺用到毫针、三棱针、梅花针、耳针、电针等；艾灸用到艾炷灸、温和灸、隔物灸等。中药虽绝大多数配用干品，但有时根据病种、药源亦酌情采用鲜料。总之，一切为了提高疗效，使患者早日康复。

二、践行继承创新

本书所选医案皆遵循中医传统理论，如阴阳五行学说、经络学说，厉行四诊八纲与辨证施治法则。方剂基本上均取自经方化裁，力求简、便、验、廉，面向广大患者，特别是考虑如何更好地服务于黎民百姓。针灸取穴及手法亦是依照经络理论，奉行精、准、轻、巧之原则，积极主领或配合中药治疗。

书中不少案例在发掘奇经八脉，尤其是对带脉的临床应用上，冲破了某些人以为带脉是"妇科专用"之偏见，大力展显其"统领十二经"之特长，屡用屡验，屡建奇功。

传统方剂组成，"君、臣、佐、使"赅备，但对于某病某症，为使药力专宏，或称靶向定位更为精准，不少案例中为此增添了某味药充当引经特使而顺达预期疗效。

本书在附篇中载有数则"奇病奇治"之案例，虽是个案特例，但倘若能仔细揣摩，拨开面纱，定可发现病发非奇，病愈亦非奇，正如《灵枢·九针十二原》中所言"言不可治者，未得其术也"。诚如是，则本书或许可令君不忍闲弃，哂而备存矣！

另外，李老在赞唤"中医姓中"之同时，主张衷中参西，与时俱进，继承创新。关于这点，书中不少医案亦有所显示。

三、着意按语结语

本书在循规蹈矩陈述病案之外，还特别注重撰写按语和结语。

按语将医案条分缕析，使读者可以比较清楚地追寻探索医者是如何根据病情制订理法方药、攻守谋略及医者治疗思路之痕迹，读者可从中领悟到案中得失成败之原委。

书中所列诸病，虽已分型别类，但同中有异，异中有同，故李老亲撰结语，高屋建瓴，依各型之病因病机及相应诊疗方法，概而论之，细而析之，总结规律，叙谈感悟，可使读者对该病有较为全面的整体认识，以便进一步扩大视野格局，提高医技水平。

坦而言之，李老行医五十余年，早已誉满杏林，其甘苦备尝，所积存之万千案卷里，不乏"覆杯而愈""效如桴鼓"者，至于"一剂知，二剂已"者多矣甚哉！而本书所选几乎全是经过多次诊疗后方获成功之医案，何耶？此因编者试图使读者更能从中获益，赏析其所得，而警戒其所失。之所以舍此而取彼者，盖因"医者仁术也"，"术"既冠以"仁"字，故医者务必做到纠错求正、精益求精、德技双馨，唯此，庶几方可无愧焉！

我等自知才疏学浅，勉为其难，拙以成册，书中不足与谬误之处恳祈同道师友与广大读者不吝赐教为感。

李远实先生众弟子
2025 年 4 月于芦溪

第一篇　内科篇

一、感冒

案1：风寒束表

王某，男，42岁，工人，安源，1976年5月17日初诊。

前天上午在毛毛细雨中施工约半小时，突然觉恶寒发热，体温37.8℃，无汗，继而喷嚏连连，流清涕，喉痒，咳白黏痰，胸闷欲呕，头身沉重，纳差体倦，小便短黄，大便尚可，苔白，脉浮紧。

辨证：感冒（风寒束表）。

治法：辛温解表，祛湿散寒。

方药：荆防败毒散加减。羌活9g，前胡9g，荆芥9g，防风9g，枳壳6g，黄芩9g，姜半夏6g，陈皮3g，甘草3g。3剂，每日1剂，分2次服。

二诊：汗出，体温36.8℃，仍纳差体倦，流少许清涕，咳嗽减少，但痰壅胸闷，予藿香正气散加减：太子参12g，白术12g，茯苓9g，神曲9g，藿香9g，大腹皮6g，法半夏9g，陈皮6g，瓜蒌9g，泽泻6g，车前子3g。5剂，每日1剂，分2次服。

服2剂后电话告知诸症消失，已痊愈，嘱续服余下2剂以固疗效。

按语：从患者诸症状及舌象、脉象综合分析，本案属感冒之风寒束表型。初诊用荆防败毒散加减，方中羌活、前胡、荆芥、防风辛温散寒；黄芩、枳壳、姜半夏、陈皮、甘草清热化痰，其中甘草调和诸药。二诊：前方见效，体温已恢复正常，因仍纳差体倦、痰壅胸闷，故改用藿香正气散加减，方中太子参、白术、茯苓、神曲行气健脾；藿香、大腹皮、瓜蒌、法半夏、陈皮化痰宽中；泽泻、车前子祛湿利水，逐邪外出。

案2：表寒里热

张某，女，58岁，农民，安源，1977年3月21日初诊。

感冒发热恶寒已3天，体温38.2℃，无汗，周身酸胀，鼻塞，身重，口渴思冷饮，咳嗽，频吐黄黏稠痰，纳差，眠少，胸腹胀满，溲黄，便干，舌暗红，苔黄，脉浮数。

辨证：感冒（表寒里热）。

治法：疏风散寒，宣肺清热。

方药：麻杏石甘汤加减。麻黄9g，荆芥9g，防风9g，辛夷6g，生石膏18g，鱼腥草15g，杏仁9g，茯苓9g，桔梗6g，甘草6g。3剂，每日1剂，分2次服。

二诊：汗出，体温37℃，咳嗽稍轻，痰壅胸闷，纳差，少眠，二便仍不爽，故改用二陈汤加减：法半夏9g，陈皮6g，杏仁9g，茯苓9g，生地12g，麦冬6g，金银花9g，瓜蒌12g，火麻仁12g，柏子仁12g，白茅根9g，桔梗3g。3剂，每日1剂，分2次服。

三诊：诸症消失，依前方加山药9g、麦芽6g，再进3剂，以固疗效。

按语：本案寒邪已入里与内蕴之肺热结伍为患，俗称"寒包火"，故现恶寒发热，无汗，周身酸胀，鼻塞声重，口渴，咳痰，纳差，眠少，胸腹胀满，溲黄，便干等症，舌、脉均呈表寒里热之象。初诊用麻杏石甘汤加减，方中麻黄、荆芥、防风、辛夷宣肺散寒；生石膏、鱼腥草、杏仁、茯苓、甘草、桔梗清热化痰，其中桔梗兼为引经药。二诊时体温已恢复正常，因痰热壅滞，故改用二陈汤加减，方中法半夏、陈皮、杏仁、茯苓燥湿化痰；生地、麦冬补阴生津；金银花、瓜蒌、火麻仁、柏子仁、白茅根清热通便；桔梗宣肺气兼为引经。

案3：风热夹湿

张某，男，27岁，职员，安源，1986年7月10日初诊。

旅游归来，路上突觉微恶风寒，头痛，腹胀痛，腰膝酸软，鼻塞流涕，口渴不思饮，咽干喉痒，稍有咳嗽，吐黄色黏痰，体温38.2℃，无汗，舌边尖红，苔微黄，脉濡数。忍病两天后，自去药店购中成药银翘散，服两包无效。

辨证：感冒（风热夹湿）。

治法：祛湿化浊，清热解毒。

方药：藿香正气散加减。藿香12g，佩兰9g，苍术9g，茯苓9g，黄芩9g，栀子9g，牡丹皮9g，甘草6g，牛蒡子6g，杏仁9g，芦根3g。5剂，每日1剂，分2次服。

二诊：体温恢复正常，微汗出，鼻塞减，咳嗽次数及痰量减少，头胀，身倦乏力，前方易苍术为白术9g，加薏苡仁12g、泽泻6g、白茅根9g。3剂告愈。

按语： 本案患者为何在病发两天后服中成药银翘散无效？答曰：病初如邪仍在表，银翘散辛凉解表，虽可奏效，但一定要及时并足量才行，再是中成药之成分与分量固定，难以切证、切人。事实上，服药之时，风湿等邪已入里化成火毒为患，令中成药银翘散力不能及。初诊用藿香正气散加减，方中藿香、佩兰、苍术、茯苓祛湿化浊；黄芩、栀子、牡丹皮、甘草清热解毒；牛蒡子利咽润喉；杏仁止咳化痰；芦根清热除烦、生津止渴，兼为引经。二诊时体温已恢复正常，余症大为减轻，为竟全功，前方易苍术为白术，加薏苡仁补气健脾，泽泻、白茅根养阴泻热，导湿热诸邪从小便出焉。

案4：气血虚弱

赵某，女，24岁，居民，宜春，1987年8月27日初诊。

素体虚弱，剖宫产后7天，偶染风寒，觉周身酸楚，无汗，体温37.5℃，面色少华，唇甲色淡，心悸头晕，腰膝酸软，倦困乏力，干咳少痰，纳差失眠，小便短黄，大便稍干结，舌淡苔薄，脉浮细。

辨证： 感冒（气血虚弱）。

治法： 益气解表，清热祛邪。

方药： 参苏饮加减。党参12g，白术9g，茯苓9g，紫苏叶6g，葛根9g，荆芥9g，防风6g，前胡6g，金银花9g，法半夏9g，桔梗3g，陈皮6g。5剂，每日1剂，分2次服。

二诊： 体温36.8℃，余症稍有改善，故前方减解表诸药，去紫苏叶、葛根、荆芥、防风、前胡、半夏，加生地9g、麦冬6g、玉竹9g、火麻仁12g、柏子仁9g，5剂。

三诊： 诸症消失，精神好转，仍觉气力不济，改以八珍汤合玉屏风散加减。党参18g，白术12g，茯苓9g，炙甘草6g，当归9g，川芎9g，白芍12g，生熟地各9g，黄芪30g，防风9g，山药9g，大枣3枚。再进15剂以善后。

按语： 凡气血虚弱者，营卫皆不固。风邪极易挟寒、热、暑、湿等同袭肺卫为患。陈自明在《妇人大全良方》中云"医风先医血，血行风自灭"，良有以也，故治当扶正祛邪。故本案初诊以参苏饮加减，方中党参、白术、茯苓、紫苏叶、葛根、荆芥、防风益气解表；前胡、金银花、法半夏、陈皮清热祛邪；桔梗开宣肺气兼为引经。初诊已见疗效，体温恢复正常，余症亦大为减轻，故二诊时依前方减去解表诸药，加生地、麦冬、玉竹、火麻仁、柏子仁以滋阴润便，安神定志。三诊改用八珍汤合玉屏风散加减，方中党参、白术、茯苓、炙甘草补气和中；当归、川芎、白芍、生地、熟地补血行血；黄芪、白术、防风强护营卫；山药、大枣健脾养胃以固本。

【结语】

感冒为临床最为常见之病证。证候表现分有风寒、风热两大类，夹湿、夹燥、夹暑等兼证。因患者各自禀赋之差异，病症表现有轻重：轻者称其为"伤风"，重者称其为"重感冒"，至于流行性感冒，传染性极强，治法较为独特，且当另论。

上列风寒（包括表寒里热）、风热、气血虚弱型感冒病案，治法虽不相同，然而皆以驱除外邪为先；虚性感冒分阴、阳、气、血亏虚各型，亦皆以充盈营卫为主。当然，临床上往往彼此相兼夹杂，不过仍须分主次与先后，医者临床辨证当全盘考虑，相机施治。

对于治疗各类感冒，病因之首无疑是风邪。《内经》云"风者，百病之始也""风者，善行而数变"，或属寒、属热，或夹湿、夹暑、夹燥。《内经》又云"伤于风者，上先受之"，肺为诸脏之华盖，风邪极易首伤于肺，而"肺主气""肺与大肠相表里"，与其他脏腑关系密切，故宣通肺气即安定其他脏腑也。

风者作奸犯科，素不独行，惯挟寒、热、燥、湿、暑等帮从伙同作乱，先袭表，后入里，继生热，复积疾，终结瘀，风热之邪与痰瘀相交凝，阻滞脏腑经络之气血而酿成各种病患。

因此，感冒之治，实者，驱逐外邪以固护肺卫，宜早；虚者，或虚中夹实者，扶持正气而涤开滞阻，须清！

二、喘病

■ 案1：风寒束表

刘某，女，48岁，农民，安源，1990年3月26日初诊。

3天前早晨在菜园摘菜，午后突觉胸闷喉痒，咳嗽带喘，痰白而黏，微恶风寒，周身酸楚，体温37.8℃，头胀心烦，无汗，口不渴欲呕，饮食、睡眠、二便尚可。舌淡，苔稍厚白，脉浮紧。

辨证：喘病（风寒束表）。

治法：散寒解表，宣肺平喘。

针灸：列缺、尺泽、风池，毫针刺，行泻法，留针20分钟；大椎，梅花针刺，见潮红后加拔罐留20分钟。5次为1个疗程，1日1次。

方药：三拗汤加味。麻黄12g，杏仁9g，紫苏子9g，法半夏9g，陈皮6g，茯苓9g，赤芍9g，甘草6g，桂枝9g，生姜3片，大枣3枚。5剂，每日1剂，分2次服。

二诊：咳喘见缓，身痛、咳痰较前轻松，仍无汗，体温38.2℃，舌淡红，苔稍厚，浅黄，脉浮，微洪。针灸同前，继续一疗程，每日1次。中药依前方去麻黄，加黄芩12g、鱼腥草15g、瓜蒌9g、薤白9g，5剂，每日1剂，1剂2次。

三诊：汗出，体温36.8℃，咳喘已平息，尚有咽干舌燥。针灸暂停，前方加太子参12g、石斛9g、桑叶3g。3剂后告愈。

按语：本案患者先风寒束表，后邪入里化热，初诊针刺列缺（手太阴肺经络穴）、尺泽（手太阴肺经合穴），宣肺平喘；针刺风池（足少阳胆经与阳维脉交会穴），梅花针刺加拔罐大椎（督脉），泻热祛邪。方药选三拗汤加味，方中麻黄、杏仁、甘草宣肺解表；紫苏子、法半夏、陈皮化痰降气；桂枝、赤芍、茯苓、生姜、大枣调和营卫。二诊时知体温之所以不降反升是因为邪已入里化热，在舌象、脉象中均已显现。故依前方去麻黄，加黄芩、鱼腥草清肺泻热，瓜蒌、薤白顺气豁痰。三诊咳喘已平息，体温恢复正常，据患者言，服药后不久即有微汗渗出。为何二诊时麻黄已去，反而汗出呢？因营卫之气调和后，恪尽职守，逐热邪随汗而解也！余症消失，唯觉咽干舌燥，依前方加太子参、石斛、桑叶补气滋阴，其中桑叶清热宣肺兼为引经，因疗效显著，故续服3剂康复。

案2：气郁伤肺

彭某，女，63岁，居民，芦溪，1991年9月16日初诊。

素体虚弱，忧思多虑，与邻居发生口角，精神受刺激，3天后午间突然出现呼吸气喘，头晕目眩，胸闷，胁肋胀痛，少痰，心悸失眠，纳呆无力，小便短赤，大便干结，舌淡，苔薄，脉弦。

辨证：喘病（气郁伤肺）。

治法：疏肝宣肺，解郁平喘。

针灸：期门、行间毫针刺，行泻法，留针20分钟；气海、丰隆针刺后加拔罐，留罐20分钟。艾灸心俞、肺俞、肝俞、脾俞、肾俞、大肠俞，每穴各3壮。7次为1个疗程，日1次。

方药：四磨饮加减。台乌12g，槟榔6g，沉香6g，郁金9g，川楝子9g，瓜蒌12g，薤白9g，佛手9g，法半夏9g，陈皮6g，白芍15g，炙甘草6g。7剂，每日1剂，分2次服。

二诊：咳喘基本平息，只是快步行走时略会出现，余症均有改善，小便色变浅，量增多，大便仍干结，舌淡，苔薄，脉弦细。针灸暂停，中药改为自拟方：太子参12g，枸杞子9g，黄精9g，菟丝子9g，牛膝9g，酸枣仁9g，远志9g，大黄9g，枳壳6g，瓜蒌12g，泽泻6g，地龙9g。

5剂告愈，嘱继续服5剂巩固疗效。随访半年，未见复发。

按语：此案为肝气郁结，肺失肃降而致喘，采用"针药合治"。初诊用针灸疗法：针刺期门（肝之募穴，足太阴与阴维脉交会穴）、行间（足厥阴肝经荥穴），疏肝理气解郁；针刺加拔罐气海（任脉穴）、丰隆（足阳明胃经络穴），行气、化痰、平喘；艾灸背俞诸穴，通经活络振阳。中药选四磨饮加减，方中台乌、沉香、槟榔、郁金、川楝子疏肝解郁，降逆平喘；瓜蒌、薤白、佛手、法半夏、陈皮理气宽中，宣肺化痰；白芍、炙甘草酸甘化阴，柔肝止痛，其中炙甘草调和诸药。二诊知初诊显效，咳喘基本平息，余症亦大有改善，精神好转，故停针灸，改用自拟方，方中太子参、枸杞子、黄精、菟丝子、牛膝补肺益肾；酸枣仁、远志安神定志；大黄、枳壳、瓜蒌、泽泻、地龙通便导滞，此与针灸同，皆为"上病下治"之法，服5剂告愈。

案3：肺肾两虚

邱某，男，75岁，居民，上栗，1993年6月22日初诊。

1年前曾因慢性阻塞性肺疾病住院，前日天气骤冷引发咳喘，痰白多且黏稠，胸闷腹胀，心悸怔忡，体倦乏力，肢端欠温，纳差少眠，唇甲紫绀，二便不爽，舌暗紫，苔少，脉弦细。

辨证：喘病（肺肾两虚）。

治法：补益肺肾，理气平喘。

针灸：三阴交、期门、列缺毫针刺，行补法，留针20分钟；关元、命门温和灸10分钟；带脉先用梅花针绕身叩刺，待皮肤出现潮红后走罐3周。7次1个疗程，每日1次。

方药：自拟方。附片12g，桂枝9g，山茱萸12g，熟地9g，丹参9g，紫菀9g，款冬花6g，杏仁9g，山药9g，白术12g，茯苓9g，炙甘草3g。5剂，每日1剂，分2次服。

二诊：痰液稀少，咳喘基本平息，胸闷腹胀、心悸怔忡大为减轻，肢端渐温，唇甲由紫绀变为暗红，仍倦困乏力，二便依旧，舌暗红苔少，脉沉细有力。针灸依前法，继续一疗程。中药效不更方，加黄芪12g、五味子6g，7剂，每日1剂。

三诊：咳停喘平，痰止，余症均有较大改善。暂停针灸，方药改用人参蛤蚧散加减：人参12g，桑白皮9g，浙贝母9g，黄精12g，杜仲9g，肉苁蓉12g，枳壳6g，酸枣仁12g，柏子仁12g，丝瓜络6g，蛤蚧一对研末、一次10g与汤同服。14剂，每日1剂，分2次服。

四诊：饮食、睡眠基本恢复正常，气力增加，精神焕发，咳喘止，保持安然平稳。上方除蛤蚧外60剂炼蜜为丸，每日2次，每次10g，与蛤蚧粉10g同服。并嘱今后尤须注重饮食起居，保暖御寒，二便通畅，适当锻炼，提高免疫力，以固其根本。

随访2年，未再发。

按语：由于气候骤冷，患者疏于保暖，营卫失守，引起旧疾复发，虽无发热恶寒等表证，但"肺为娇脏"，肺气受损，肃降失权，气机阻滞，故咳喘多痰，胸闷腹胀；肺司呼吸，肾主纳气，肺为气之主，肾为气之根，今患者年迈体衰，原本肾气不足，于是气虚益甚，气为血之帅，血为气之母，气血亏虚，故出现心悸怔忡，疲困乏力，肢端欠温，纳差少眠，唇甲紫绀，二便不爽，舌暗紫，苔少，脉弦细等症。初诊针刺三阴交（足太阴脾经、足厥阴肝经、足少阴肾经交会穴）、期门（肝之募穴、足太阴脾经与阴维脉交会穴）、列缺（手太阴肺经络穴），以及艾灸关元（任脉穴）、命门（督脉穴），理气补血，扶正平喘；梅花针刺加走罐带脉，调节经络脏腑，燮和阴阳。方药用附片、桂枝、山茱萸、熟地、丹参补肾活血；紫菀、款冬花、杏仁、山药、白术、茯苓、炙甘草健脾养肺，培土生金。三诊因咳停、喘平、痰止，余症亦大有改善，故暂停针灸，方药则乘胜追击，改用人参蛤蚧散加减，方中人参、蛤蚧、桑白皮、浙贝母、黄精、杜仲清补肺肾；肉苁蓉、枳壳、酸枣仁、柏子仁润便安神；丝瓜络祛风通络，兼为引经。四诊时诸症向愈，以上方再进 60 剂以固疗效。慢性阻塞性肺疾病而致喘病是慢性顽疾，极难根拔，不可单纯依赖针药治疗，尤其需要悉心日常保养，"上工治未病"之训，医患宜时刻铭记于心！

三、哮病

案 1：冷哮

吴某，女，68 岁，农民，湘东，1994 年 5 月 17 日初诊。

素体虚胖，易染风寒，严冬尤甚，昨天半夜猝然病发，顿感胸闷咽哽，呼吸急促，张口抬肩，喘而喉中辘辘作响，痰白而黏，面色晦暗，头痛心烦，不得平卧，稍恶风寒，无汗，体温 37.8℃，苔白滑，脉浮紧。

辨证：哮病（冷哮）。

治法：温肺散寒，豁痰平喘。

针灸：太渊、丰隆、膻中、气海毫针刺行泻法，留针 20 分钟；肺俞至关元俞、带脉温和灸，见皮肤潮红而止。5 次为 1 个疗程，1 日 1 次。

方药：射干麻黄汤加减。麻黄 9g，细辛 6g，射干 9g，姜半夏 9g，款冬花 9g，陈皮 6g，紫苏子 12g，地龙 12g，紫菀 9g，甘草 6g。5 剂，每日 1 剂，分 2 次服。

二诊：汗出，体温 37℃，喘息渐平，痰少，已变稀易咳出，能平卧，胸闷头痛消失，精神好转，暂停针灸，前方续进 3 剂，嘱将药渣收集再熬开，待汤温适时泡脚至皮肤潮红，容量盛水至膝弯处。

三诊：喘已平。为增强疗效，改善体质，改用自拟方：巴戟天 9g，补骨脂 9g，枸杞子 9g，沙参 12g，麦冬 6g，百合 9g，五味子 6g，山药 12g，神曲 6g，大枣 3 枚，大腹皮 6g，绿萼梅 3g，紫河车研末、每次服 10g。

10剂告愈，再进20剂以固本，嘱注重饮食起居，保持良好心态等保健措施，随访一年半未再发。

按语： 本案患者因风寒犯肺致喘而哮，从症状及舌象、脉象综合分析，属哮病中冷哮型。初诊：针刺太渊（手太阴肺经原穴）、丰隆（足阳明胃经络穴）、膻中（任脉穴，八会穴之气会）、气海（任脉穴）温肺化饮；温和灸肺俞至关元俞，补气振阳，带脉通经活络，调节脏腑。中药用射干麻黄汤加减，方中麻黄、细辛温肺散寒；射干、姜半夏、陈皮、款冬花、紫菀、紫苏子、地龙化痰平喘；甘草止咳祛痰，调和诸药。二诊加嘱用药渣熬水泡脚，刺激足部诸穴，以温通经络、利运气血，寓上病下治之义。三诊见喘已止息，为增强疗效，改用自拟方，方中巴戟天、补骨脂、枸杞子强肾填精；沙参、麦冬、百合、五味子、山药、神曲、大枣补肺健脾；紫河车补肺、脾、肾，气血概能滋益；大腹皮、绿萼梅通络行气，使诸药补而不滞。因施治得宜，故10剂后痊愈。

案2：热哮

万某，男，57岁，商人，醴陵，1967年7月17日初诊。

上星期出差感冒，引得咳嗽阵发，于是购中成药"止咳宁"，服之无效。两天后归家，晨起忽觉呼吸急促，胸闷，头冒少许冷汗，体温38.5℃，咳喘频作，气粗息涌，痰黄稠黏于喉间鸣响，烦躁不安，口渴思冷饮，纳呆失眠，溲黄便干，舌红苔黄腻，脉滑数。

辨证： 哮病（热哮）。

治法： 清热宣肺，化痰定喘。

针灸： 膻中、列缺、丰隆毫针刺，行泻法，留针20分钟；大椎，三棱针刺挤出1~2滴血后拔罐，留10分钟。7次为1个疗程，1日1次。

方药： 定喘汤加减。麻黄9g，黄芩9g，鱼腥草15g，法半夏9g，桑白皮9g，款冬花9g，胆南星9g，紫苏子9g，地龙9g，生地9g，紫菀9g，麦冬6g，甘草3g。7剂，每日1剂，分2次服。

二诊： 体温37.5℃，喘息间发，哮声止，痰少色白易咳出，口渴心烦消失，饮食睡眠状态改善，二便依旧，舌淡红，苔薄、浅黄，脉弦细有力。针灸照旧，隔日1次，共2次。方药依前方加大黄12g、枳实6g、泽泻9g、牛膝

6g。7剂，每日1剂，分2次服。将药渣收集熬开，待汤温适时泡脚至皮肤潮红，盛水量至膝弯处。

据患者电话告知，5次治疗后喘哮完全停止，体温已恢复正常，二便畅通，余症消失，精神振奋，痊愈。随访3年未再发。

按语： 此案为寒邪积郁化热，热痰随气而升，互结相搏，以致气道阻塞不通，呼吸急促，喘中夹有哮鸣之声。采用针药合治之法。初诊，针刺膻中（任脉穴，八会穴之气会）、列缺（手太阴肺经络穴）、丰隆（足阳明胃经络穴）宣肺化痰；针刺放血、拔罐大椎（督脉穴）泻热祛邪；方药定喘汤加减，方中麻黄、黄芩、鱼腥草、桑白皮、紫菀泻热清肺；法半夏、款冬花、胆南星、紫苏子、地龙化痰平喘；生地、麦冬滋补阴津；甘草化痰，调和诸药。二诊依前方加大黄、枳实、泽泻、牛膝，旨在通便导滞，并嘱用药渣熬汤泡脚，竟5剂而告愈，究其原因，是本案针药合治得宜，并考虑到传统中医理论中脏腑之间的密切关系。如肺与大肠相表里、上病下治、内病外治、热因热用等，故能举重若轻，事半功倍。

【结语】

《医学正传》云"哮以声响名，喘以气息言"，由此可知，喘病与哮病同异互见，关系异于寻常，故世人将二病常合称为"哮喘"。喘与哮，二者病机皆在于外邪之气入里化热与痰瘀相互胶结，致使经络与气道受到阻滞，所谓不通则形，不通则鸣。轻者，张口抬肩曰"喘"；重者，捶胸引吭曰"哮"。气之呼出，受纳与升降，正与邪互搏格斗，狭路相逢而争道不让，此刻之气迫使向人体现形发声，诚乃无奈求助之信号也！

喘病病因甚多，然不外乎虚实两类。正如叶天士在《临证指南医案》中云："在肺为实，在肾为虚。"实喘为外邪、痰浊、肝郁气逆等壅阻肺气；虚喘为精气亏损，以致痰瘀互结，使肺肾出纳升降失常所致焉。

哮病以膈上伏痰为主因，以寒热之邪为诱因，分为冷哮、热哮与虚哮三类，其中虚哮乃属危证、脱证，须积极进行急救。凡哮证多有宿痰，发必兼喘；而喘可发于不少慢性病中，喘未必兼哮。

治哮先治喘，而治喘以辨别虚实为要。实者重在肺，虚者多责之于肺肾两脏。本篇喘病所选三则医案，"风寒束表""气郁伤肺"属实；"肺肾两虚"属虚。"风寒束表"案治法为散寒解表，宣肺平喘；"气郁伤肺"案治法为疏肝清肺，解郁，平喘。

在用药上，"肺为娇脏"极易受损，如"风寒束表"用三拗汤加味，方中麻黄、桂枝、法半夏等辛燥之品，配以茯苓、大枣、甘草和润之品；二诊加苦寒清热解毒之黄芩、鱼腥草，佐以瓜蒌、薤白；三诊加太子参、石斛、桑叶，益气滋阴。在"气郁伤肺"案中，用四磨饮加减，方中一派香燥药物里间有郁金、川楝子、瓜蒌等凉性和润之品，更用白芍、炙甘草酸甘化阴，总之，祛邪须顾及护卫肺之阴津。在"肺肾两虚"案中，三诊时既用人参蛤蚧补益肺气，又用桑白皮清泻肺热，还用肉苁蓉、枳壳、酸枣仁、柏子仁通便导邪外出，补泻并用而致平和。温补药物多属滋腻之品，极易恋邪，如熟地、黄精、肉苁蓉等，方中均配有行气活血之药相佐之，使滋而不腻，补而不滞。

对于哮喘病的治疗，余喜在临床上采取针药合治之法，并以针灸充作开路先锋。因药物虽皆有归经，但总不及针灸取效迅速而直接，针药合用得当，可相辅相成。

喘病实证者盖邪尚滞在络，虚证者邪已由络溢注入经脉中矣，故实喘宜急用针刺，驱邪外出，虚喘则以灸为主扶持正气。值得一提的是，如能在临床上巧妙运用奇经之带脉，充分发挥带脉调节脏腑、约束诸经、平衡阴阳之特殊功能，往往能出奇制胜。至于哮病，无论冷热，皆需针与灸并重，方可聚气合力，以达通经活络、止哮定喘之目的。

四、湿温（湿郁卫气）

廖某，男，42 岁，农民，莲花，1995 年 8 月 16 日初诊。

前天在稻田劳作淋雨，回家又食西瓜，傍晚顿觉头重如裹，全身困乏，胸闷腹胀，微恶风寒，无汗，体温 37.8℃，口淡不渴，嗳气欲呕，二便尚可，舌淡苔黄白腻，脉濡缓。

辨证：湿温（湿郁卫气）。

治法：清热解表，芳香化湿。

方药：藿朴夏苓汤加减。紫苏叶 12g，白芷 9g，防风 9g，藿香 12g，厚朴 6g，法半夏 6g，茯苓 12g，泽泻 9g，芦根 6g。5 剂，每日 1 剂，分 2 次服。

熏洗：用土茯苓、青蒿煎水泡脚，水深齐膝弯处，泡至全身冒微汗止，每日 1 次。

二诊：微汗后，体温 37℃，胸闷、呕吐消失，头身轻爽，唯觉胃口不佳。改为平胃散加减：太子参 15g，白术 12g，陈皮 6g，炙甘草 6g，山楂 12g，麦芽 9g，生地 12g，玉竹 9g，天冬 9g，麦冬 9g。

5 剂后告愈。

按语：本案为湿郁卫气之温病。吴鞠通云："汗之则神昏耳聋，甚则目瞑不欲言，下之则洞泄，润之则病深不解。"笔者认为此语虽言之有些过重，但是可令读者有所警悟：治湿郁卫气之病不同于治风寒表证，决不可贸然辛温发汗，应知该病此时既忌苦寒攻下，亦嫌误补阴液而滞碍气机之流畅，并有留邪之弊，故本案初诊方药选藿朴夏苓汤加减，方中紫苏叶、白芷、防风清热解表；藿香、厚朴、法半夏、茯苓、泽泻、芦根祛湿利水，其中芦根兼为引经药；熏洗方中土茯苓解毒利湿，青蒿清热辟邪。二诊体温恢复正常，余症大为改善，为增强疗效，遂改用平胃散加减，方中太子参、白术、陈皮、炙甘草、山楂、麦芽益气健脾；生地、玉竹、天冬、麦冬滋阴生津。邪去正立，体复安康。

五、胃脘痛

■ 案 1：肝胃郁热

蒋某，男，56 岁，工人，湘东，1988 年 5 月 25 日初诊。

半月前与人发生争斗，被公安部门拘留 3 天，从此郁闷心烦，以致胃脘部不时出现灼热痛感。在基层医院经纤维胃镜检查未见异常病变。

症见：面色萎黄，急躁易怒，泛酸嘈杂，胸胁胀满，口苦咽干，纳差少眠，溲短便结，舌红苔黄燥，脉弦数。

辨证：胃脘痛（肝胃郁热）。

治法：疏肝和胃，清热止痛。

针灸：期门、内关、阳陵泉、中脘毫针刺，行泻法，留针20分钟；肺俞至小肠俞走罐5分钟。5次1个疗程，1日1次。

方药：龙胆泻肝汤加减。龙胆草9g，栀子12g，黄柏12g，黄芩12g，生地12g，延胡索6g，当归6g，甘草6g，车前子6g，泽泻6g，薏苡仁12g，川楝子6g。5剂，每日1剂，分2次服。

二诊：患者服2剂后觉诸症未减，头晕，腹胀反增，似时有呕吐之感，口微干，不思饮食，舌红，苔黄燥，中有细裂纹，脉弦数。细酌前方，觉苦寒燥湿过甚，伤耗阴津，改用一贯煎加减：生地15g，沙参9g，麦冬9g，石斛12g，白芍15g，炙甘草6g，当归9g，枸杞子12g，山药12g，茯苓9g，瓜蒌9g，泽泻9g，枳壳6g。7剂，每日1剂，分2次服。

针灸依前，4日后电告诸症痊愈，嘱继续服余下3剂加固疗效。

按语：本案辨证为肝胃郁热型胃脘痛，施治初诊方药用龙胆泻肝汤加减清泻肝胃之火，应当比较对路。但由于方中泻火之苦寒药物多且分量过重，以致疗效事与愿违，令患者头晕、腹胀、胃脘不舒加重，余症亦未明显见减，故二诊果断改用一贯煎加减，方中生地、沙参、麦冬、石斛滋阴泻热；白芍、炙甘草、当归、枸杞子柔肝养胃；山药、茯苓、瓜蒌、泽泻、枳壳健脾导滞。

初诊针刺期门（肝之募穴，足厥阴肝经、足太阴脾经与阴维脉之交会穴）、内关（手厥阴心包经络穴，八脉交会穴之一，通阴维脉）、阳陵泉（足少阳胆经合穴，八会穴之筋会）、中脘（胃之募穴，八会穴之腑会），疏肝清胃，行气止痛；走罐背俞诸穴，通经活络，振阳祛邪，根据理论与经验，此疗法应有功效，但事实上患者症状不见减轻，为何反而加重了呢？盖因上述方药中苦寒药分量过甚而受连累，由此可见，针药合治既相辅相成，又共辱共荣也！关于治疗有关肝之病，叶天士在《临证指南医案》中谈及其治疗此病之心得是"忌刚用柔"，确为切中肯綮之高论。

■ 案2：脾胃虚寒

李某，女，47岁，干部，上栗，1999年6月23日初诊。

5 年前患者在某医院检查为十二指肠球部慢性溃疡病，反复发作，胃部常隐痛，空腹尤甚，得食稍安，喜热喜按，泛吐清水，神倦乏力，失眠自汗，月经不定期，量时多时少，或夹少量瘀块，溲黄便结，舌质紫红，苔薄，脉弦细。

辨证： 胃脘痛（脾胃虚寒）。

治法： 健脾益胃，温中止痛。

方药： 黄芪建中汤加减。黄芪 30g，山药 12g，佛手 9g，麦芽 9g，赤白芍各 12g，桂枝 9g，炙甘草 6g，豆蔻 6g，海螵蛸 9g，生姜 3 片，大枣 3 枚。10 剂，每日 1 剂，分 2 次服。

二诊： 痛势稍缓，精神好转，前方再进 5 剂。

三诊： 服 3 剂后，首次出现痛经，小腹疼痛引发胃脘不舒，于是自购止痛片，暂以缓解，月经来时量比往常稍多，夹有瘀块，经净腹胀渐止。虑及患者久病体虚，虚多兼瘀，故以少腹逐瘀汤加减：小茴香 9g，干姜 9g，延胡索 9g，五灵脂 6g，当归 6g，川芎 9g，桂枝 9g，赤芍 12g，火麻仁 15g，茯苓 9g，炙甘草 3g，牛膝 6g，枳壳 3g。7 剂，每日 1 剂，分 2 次服。

敷贴： 用吴茱萸、川楝子、莱菔子等份，以生姜汁调制为饼状，睡前早起敷贴于足三里、气海、关元、中脘，用胶布固定，备 10 日料，嘱患者自贴。

四诊： 诸症已平，二便通畅，唯觉疲困乏力。予以八珍汤加味：党参 15g，白术 12g，茯苓 9g，炙甘草 6g，当归 9g，川芎 9g，白芍 12g，生熟地各 9g，黄芪 30g，防风 6g，神曲 9g，酸枣仁 12g。20 剂，每日 1 剂，分 2 次服。

五诊： 月经如期而至，经前已无疼痛，诸症消失，精神焕发，经检查已无溃疡痕迹。本效不更方之义，再进 20 剂，并嘱其注重饮食起居，保持良好心态，适当锻炼等。

1 年后随访，未见复发。

按语： 患者罹脾胃虚寒型胃脘痛已有 5 年之久，初诊予黄芪建中汤加减治之，虽方证合拍，但疗效甚微；在三诊时知悉患者服药期间，正逢痛经引起胃脘痛加重发作，于是虑及虚多兼瘀，遂改用少腹逐瘀汤加减并辅以敷贴法增强疗效，方中小茴香、干姜、延胡索、五灵脂、当归、川芎、桂枝、赤芍活血祛瘀；火麻仁、茯苓、炙甘草、牛膝、枳壳通便导滞；敷料中吴茱萸、川楝子、莱菔子温中通络，诸药聚力，果获良效。四诊时用八珍汤补益气血，黄芪、防风、神曲强裕营卫；酸枣仁安神定志。五诊痊愈后再进 20 剂以巩固疗效。

【结语】

胃脘痛在临床上可分寒凝、热郁、食积、气滞、血瘀及阴虚胃热、脾胃虚寒等多种类型，其中病邪阻滞者多属急性，凡脾胃虚弱者多为慢性。急性之治，重脏腑，祛邪扶正须防传变；慢性之治，重气血，革故鼎新必虑痰瘀。重脏腑，不妨试从肝论治，治宜柔中寓刚；重气血，切记先以化滞为要，通后方言补！上选二案皆遵此法，乃获效焉。

六、呃逆

案 1：脾胃阳虚

黄某，男，49 岁，工人，安源，1976 年 11 月 9 日初诊。

昨日中午与朋友聚餐，由于暴饮暴食，当晚呃声频作，气不得续。症见面色苍白无华，胸脘胀满不舒，不畏风寒，体温正常，但手足欠温，困倦乏力，纳差少寐，二便尚可，舌淡苔白，脉细弱。

辨证： 呃逆（脾胃阳虚）。

治法： 温补脾胃，和中止呃。

针灸： 毫针刺内关、中脘、膻中，行补法，留针 20 分钟；艾灸肺俞、膈俞、肝俞、胆俞、脾俞、胃俞，每穴 3~5 壮。7 次为 1 个疗程，每日 1 次。

方药： 理中汤加减。党参 15g，白术 9g，干姜 9g，炙甘草 6g，吴茱萸 12g，丁香 9g，陈皮 6g，山楂 9g，神曲 9g，藿香 3g。共 7 剂，每日 1 剂，分 2 次服。

二诊： 据患者反映，针刺 1 次后即见效，呃逆次数减少，呃声亦减轻；针灸 5 次与服药 5 剂后呃逆平复，胸脘胀满消失，饮食、睡眠状态均有所改善。暂停针灸，依前方再进 7 剂以巩固疗效。

按语： 本案呃逆为脾胃阳虚兼食滞所引起。脾主运化，胃主受纳，若阳气虚弱，生化之源减少令升清降浊失常。胃中虚气上逆，故呃声低弱，气不得续，脾失健运，令纳差脘胀，胃不和则卧不安。面色苍白，手足欠温，困倦乏力，舌淡苔白，脉细弱，乃属阳气不足之证，治当温补脾胃，和中止呕。临床上针灸治疗呃逆屡收奇效，故常与中药联袂以治兼症。针刺取内关（手厥阴心包经络穴，八脉交会穴）、中脘（任脉穴，胃之募穴，八会穴之腑会）、膻中（任脉穴，八会穴之气会）行气止呃；艾灸肺俞、膈俞、肝俞、胆俞、脾俞、胃俞温阳通络。中药用理中汤加减，方中党参、白术、干姜、炙甘草甘温扶阳，补益脾胃；吴茱萸、丁香温胃平呃；陈皮、山楂、神曲消食化滞；藿香和中除胀兼为引经。诸法并施，故获速效。

■ 案 2：脾肾阳虚

赵某，男，72 岁，居民，攸县，1998 年 12 月 7 日初诊。

素体虚胖，半月前走亲戚时，不慎感受风寒，经治感冒"痊愈"，前天晚上与友人打麻将后突然出现呃逆不止，甚为苦恼。症见面色苍白，困倦心烦，腰膝酸软，手足欠温，呃逆频频，呼气低微，纳气乏力，脘腹胀满，纳差少眠，溲涩便溏，舌淡苔白，脉沉细弱。

辨证：呃逆（脾肾阳虚）。

治法：温补脾肾，和胃降逆。

针灸：毫针刺章门、中脘、天突、膻中、足三里、太溪，行补法，留针 20 分钟；艾灸肺俞、肝俞、脾俞、胃俞、肾俞，每穴 3~5 壮。7 次 1 个疗程，每日 1 次。

方药：附子理中汤合旋覆代赭汤加减。附子 15g，干姜 9g，党参 12g，白术 9g，石菖蒲 6g，丁香 9g，旋覆花 12g，代赭石 9g，淫羊藿 9g，补骨脂 12g，山茱萸 9g，麦冬 3g。7 剂，每日 1 剂，分 2 次服。

二诊：呃逆减轻，次数亦减少，余症均有所改善，前方加佛手 9g、山楂 12g、远志 9g、竹茹 6g、石斛 9g，暂停针灸，再进 20 剂。

三诊：诸症消失，舌淡苔白，脉沉细但有力，嘱服中成药补中益气丸与金匮肾气丸以增强体质。

按语：脾与胃相表里，脾主升清，胃司降浊，脾胃虚弱，升降不利，虚气上冲则呃逆频频；肾阳不足，摄纳失权，见呃声低弱，气不得续。针刺选章门（脾之募穴，八会穴之脏会）、中脘（胃之募穴，八会穴之腑会）和胃降逆；足三里（足阳明胃经合穴）、太溪（足少阴肾经原穴）温补脾肾；天突（任脉与阴维脉交会穴）、膻中（心包之募穴，八会穴之气会）理气化滞；艾灸肺俞、肝俞、脾俞、胃俞、肾俞，募俞相配，振阳通络。中药选附子理中汤合旋覆代赭汤加减，方中附子、干姜、党参、白术温经通阳，益气健脾；石菖蒲、丁香、旋覆花、代赭石顺气降逆；淫羊藿、补骨脂、山茱萸补益肾元；麦冬滋胃引经。针药相辅，故见效显著。

案 3：胃阴不足

黄某，女，52 岁，居民，宜春，1977 年 7 月 22 日初诊。

一星期前来亲戚家小住，中午外出为热气所伤，饭后突发呃逆，呃声虽低微，但断续频作，甚为不舒，故前来就诊。症见形色憔悴，烦躁不安，胸闷微咳，无痰，无汗，体温正常，口干思饮，纳差少眠，二便尚可，舌红口干，脉细数。

辨证：呃逆（胃阴不足）。

治法：养胃生津，降气止呃。

针灸：毫针点刺尺泽，放血 1~2 滴；平刺气户，留针 15 分钟；毫针刺三阴交行补法，刺足三里行泻法，留针 15 分钟。艾灸肺俞、膈俞、脾俞、胃俞，每穴 3~5 壮。7 次为 1 个疗程，每日 1 剂。

方药：沙参麦冬汤加减。北沙参 15g，玉竹 12g，石斛 9g，桑叶 6g，女贞子 9g，墨旱莲 9g，天花粉 12g，陈皮 6g，柿蒂 9g，竹茹 6g，刀豆壳 12g，淡豆豉 3g。7 剂，每日 1 剂，分 2 次服。

二诊：针灸 2 次及服药 2 剂后呃逆渐平，5 次后咳嗽及呃逆止，口干、饮食及睡眠均有所改善。前方加党参 12g、枸杞子 9g、山药 9g、山楂 6g、神曲 9g，再进 7 剂，针灸暂停。

三诊：胃脘气舒，咽间和润，舌淡红，苔白，脉细，嘱服补中益气丸以固疗效。

按语：患者热邪伤肺，肺失肃降，以致胸闷微咳；热损胃阴，胃失濡养，故气逆，之所以呃声低弱且断续，是因为上逆气虚无力也；口干咽燥、心烦不安，为胃中津液耗损，虚热内扰，舌红而干、脉细数均为胃阴不足之象。毫针刺尺泽（手太阴肺经合穴）、气户（足阳明胃经止呃要穴）宣肺清热，养胃止呃；针刺三阴交（足三阴经交会穴）、足三里（足阳明胃经合穴），手法一补一泻，滋阴补气；艾灸肺俞、膈俞、脾俞、胃俞调和气机，燮理阴阳。中药选沙参麦冬汤加减，方中北沙参、玉竹、石斛、桑叶润肺养胃；女贞子、墨旱莲、天花粉滋阴生津；陈皮、柿蒂、竹茹、刀豆壳降逆止呃；淡豆豉味辛、甘，性微寒，入肺、胃经，《本草纲目》言其下气调中，治伤寒、湿毒、发癍、呕逆，故可充作向导，为引经之药。二诊时前方再加党参、枸杞子、山药、山楂、神曲以增强脾胃健运之力，阴须阳助，此乃治本之道。

案4：胃火上逆

董某，男，47岁，职员，安源，2007年2月24日初诊。

患者平素嗜酒，喜食肥甘厚味。两天前宴请客户，酒醉饭饱后顿发呃逆，呃声洪亮，频频难止。症见面色晦暗，口中时有异味冲出，胸腹胀满，口渴喜冷饮，小便短少，大便秘结，舌红，苔黄腻，脉象滑数。

辨证： 呃逆（胃火上逆）。

治法： 清胃泻热，降逆止呃。

针灸： 毫针刺天枢、上巨虚、下巨虚，行泻法后加拔罐，留20分钟；艾灸中脘、脾俞、胃俞3~5壮。7次1个疗程，每日1次。

方药： 枳实导滞丸加减。太子参12g，豆蔻9g，茯苓9g，柿蒂12g，黄连6g，瓜蒌9g，大腹皮6g，鸡内金9g，大黄12g，枳实9g，泽泻9g，车前草9g，炙甘草6g，刀豆壳3g。7剂，每日1剂，分2次服。

二诊： 呃逆止，胸腹胀消，口仍有微渴，二便通，精神好转。前方加生地9g、麦冬9g、芦根9g、神曲12g、山楂9g，再进7剂，暂停针灸。后电告得知病已痊愈。

按语： 患者因嗜食酒肉、辛辣炙煿烧烤之品，胃肠久蕴实热，一旦胃火上冲，引发呃声洪亮且连续不断；胃热灼津，故口有异味，烦渴喜冷饮；胸脘胀满皆为热邪横逆所致；肠间燥结，则溲赤便秘。苔黄腻，脉滑数，均为胃热内盛之象。毫针刺后加拔罐，取穴天枢（足阳明胃经要穴，大肠之募穴）、上巨虚（大肠之下合穴）、下巨虚（小肠之下合穴）通腑泻热；艾灸中脘（胃之募穴，八会穴之腑会）、脾俞、胃俞清胃降逆。中药枳实导滞丸加减。方中太子参、豆蔻、茯苓、黄连、柿蒂清胃降逆；瓜蒌、大腹皮、鸡内金消食化滞；大黄、枳实、泽泻、车前草下气通腑；炙甘草调和诸药；刀豆壳味甘、性温，归胃、肾经，《本草纲目》评其可温中下气、利肠胃、止呃逆、益肾补元，在本方内兼为引经向导。二诊时于前方加生地、麦冬、芦根滋补阴津；加神曲、山楂助健脾胃，此为攻邪不忘固本之法。

案5：胃中寒冷

戴某，男，45岁，教师，上栗，2001年7月16日初诊。

因昨日与好友露天吃夜宵，过度食用冷饮，引发呃逆不止。症见面色萎黄无华，胸膈胃脘胀满，少气懒言，呃声沉缓，口不渴，但思热饮，饮后呃逆稍减。微恶风寒，体温37.5℃，食欲减退，心烦少寐，二便尚可，舌苔白润，脉弦细。

辨证： 呃逆（胃中寒冷）。

治法： 温中散寒，调气止呃。

针灸： 针刺中府、章门，行泻法，针刺中脘、内关，行补法，留针20分钟；艾灸关元、肺俞、胃俞、脾俞，每穴3~5壮。7次1个疗程，每日1次。

方药： 丁香柿蒂汤加减。丁香9g，柿蒂12g，刀豆子12g，桂枝9g，高良姜6g，荜茇6g，香附9g，白芍9g，炙甘草6g，枇杷叶3g。7剂，每日1剂，分2次服。

二诊： 体温37℃，不恶风寒，胸脘胀消，呃逆大减，每日偶尔一两次，持续时间不过10秒。精神好转，苔薄白，脉细较为有力。前方加党参12g、白术9g、生地9g、麦冬6g、山楂9g、神曲9g，再进7剂以巩固疗效，暂停针灸。后电话告知悉已痊愈。

按语： 患者与朋友露天吃夜宵，夜阴气盛布，加上冷饮过量，寒邪入侵，使肺胃之气失降，故膈间及胃脘胀满不舒，气上冲喉间，引发呃声沉缓，之所以饮热茶后可以暂缓，是因为寒气遇热则易于流通。微恶风寒、体温略高说明有表证；口不渴，食欲减退及舌象、脉象均显示出胃中有寒邪作祟。针刺中府（肺之募穴，手足太阴经交会穴）、章门（足厥阴肝经要穴，脾之募穴，八会穴之脏会）、中脘（任脉要穴，胃之募穴，八会穴之腑会）、内关（手厥阴心包经络穴，八脉交会穴）。前两穴用泻法，后两穴用补法，一泻一补，有利宣通肺胃之气。艾灸关元（任脉保健要穴）、肺俞、脾俞、胃俞，调和阴阳。诸穴合用，共奏温中散寒、调气止呃之功。中药选丁香柿蒂汤加减，方中丁香、柿蒂、刀豆子降逆止呃；桂枝、高良姜、荜茇温中散寒；香附、白芍、炙甘草理气和胃且甘酸化阴；枇杷叶性味苦、性微寒，归肺胃经，《新修本草》称其主治咳逆不下食，清疏肺胃兼为引经之使。

■ 案6：肝气犯胃

万某，女，39岁，职员，安源，2002年4月8日初诊。

素体清瘦，多愁善感，半月前与同事争执，情志不畅，昨夜加班归来，突感胸闷，嗳气，呃声连绵不断，次日上午就诊。症见面色萎黄，困倦乏力，脘胁胀满，心烦头晕，食少失眠，小便少而大便溏，舌苔薄白，脉弦。

辨证：呃逆（肝气犯胃）。

治法：疏肝和胃，降逆止呃。

针灸：毫针刺三阴交、丰隆，行平补平泻法，留针20分钟；艾灸行间、期门、肝俞、脾俞、胃俞，每穴3~5壮。7次为1个疗程，每日1次。

方药：沉香降气散加减。沉香6g，丁香9g，乌药9g，枳实6g，香附6g，川楝子6g，白芍12g，炙甘草6g，酸枣仁12g，竹茹9g，法半夏9g，薄荷3g。7剂，每日1剂，分2次服。

二诊：呃逆止，小便量增多，大便已成形，脘胁胀满基本消失，仍纳差眠少，苔薄白脉缓。前方加党参12g、白术9g、白扁豆9g、神曲9g，再进14剂，暂停针灸。半月后电话告知已痊愈。

按语：本案患者因情志抑郁，肝气横逆，胃气上冲，故呃声连绵；脘乃胃之所属，胁为肝之分野，肝胃气滞则脘胁胀满；木郁克土，脾失健运而纳差，胃不和则卧不安，肝脾不和令二便失司，舌苔薄白、脉弦皆气滞之象。针刺三阴交（足三阴经交会穴）、丰隆（足阳明胃经络穴），平补平泻，通畅脾胃经络，行气化滞；艾灸行间（足厥阴肝经荥穴），期门（肝之募穴，足厥阴、足太阴与阴维脉交会穴），肝俞、脾俞、胃俞（三穴均属足太阳膀胱经背俞穴）。诸穴配合，共奏疏肝平胃、降逆止呃之功。中药选沉香降气散加减，方中沉香、丁香、乌药、枳实行气降逆；香附、川楝子、白芍、炙甘草疏肝解郁，酸甘化阴；酸枣仁、竹茹、法半夏化痰安神；薄荷味辛性凉，归肺、肝经，《本草新编》载其不特善解风邪，尤善解忧郁，兼充当引经之药。二诊时加党参、白术、白扁豆、神曲，此为健脾疏肝、培土抑木之意。

案7：气逆痰阻

周某，男，72岁，居民，莲花，1994年7月20日初诊。

咳嗽半个月，吐黏性黄痰，前医曾以二陈汤合三子养亲汤加减，经服10余剂无效，反从昨日起呃逆连连，痛苦难堪。症见形体瘦弱，面色萎黄，体温37.5℃，胸脘胀满，口苦咽干，腰膝酸软，纳差，少寐，二便尚可，舌暗红，苔薄浅黄，脉弦滑。

辨证：呃逆（气逆痰阻）。

治法：清热化痰，理气止呃。

针灸：针刺膻中、期门、内关，行泻法，留针20分钟；艾灸肺俞、肝俞、脾俞、胃俞，温和灸5分钟后走罐5分钟。5次1个疗程，1日1次。

方药：旋覆代赭汤加减。旋覆花15g，代赭石12g，法半夏9g，陈皮6g，生姜15g，川楝子9g，郁金6g，黄芩12g，鱼腥草15g，炙甘草6g，大枣3枚，竹茹3g。5剂，每日1剂，分2次服。

二诊：患者自诉服2剂后，呃逆明显减少，待5剂服完呃逆停止，体温37℃，余症均有所改善，唯觉口微渴，腰膝酸软，乏力，舌淡红，苔薄白，脉弦细。方药依前方去旋覆花、代赭石，加太子参12g、石斛12g、淫羊藿12g、菟丝子12g。15剂后痊愈，随访半年未复发。

按语：患者于半月前因风热犯肺引起咳痰，痰色浅黄黏滞，前医不顾其年老体弱、脾肾阴虚体征，贸然投以二陈汤合三子养亲汤加减方药10余剂，视其方中一派辛温之品并无相佐之药：法半夏12g、陈皮9g、白芥子12g、莱菔子10g、紫苏子10g、党参15g、杏仁12g、木香10g、甘草6g，因此，痰热之邪积伏于下，肺胃之气滞悬于上，肃降失权，故胸脘胀满；水湿内停加上大量燥湿药物帮倒忙，故口渴思饮；浊气强窜而胃气欲降，相持相搏，故令呃逆难止。治当清热化痰，理气止呃。针刺膻中（心包之募穴，八会穴之气会）、期门（肝之募穴，足厥阴肝经、足太阴脾经与阴维脉交会穴）、内关（手厥阴心包经络穴，八脉交会穴，通阴维脉）疏肝理气，通络化滞；艾灸加走罐背俞诸穴行气活血，调和阴阳。方药用旋覆代赭汤加减，方中旋覆花、代赭石、法半夏、陈皮、生姜降逆化痰；川楝子、郁金疏肝理气；黄芩、鱼腥草、大枣、炙甘草泻热和胃；竹茹清热止呕，涤痰开郁兼为引经。因5剂后呃逆已止，余症亦大为改善，故在二诊时暂停针灸，依前方减旋覆花、代赭石；加太子参、石斛补胃气，滋胃阴而治烦渴，加淫羊藿、菟丝子强肾气、益肾精以固元阳。临床辨证，贵在仔细；呃逆"小疾"，岂可大意?!

【结语】

呃逆常由饮食不节，情志抑郁及病后体虚等原因，使胃失和降、气机上逆所致。临床上分有虚证、实证与虚实夹杂证，实证多由寒气、燥热、气滞、痰瘀等邪气扰乱；虚证亦每因脾胃阳虚，脾肾阳虚，胃阴不足，令正虚而气逆，在病情发展中尚可出现虚实夹杂现象，故辨证施治既要精准又要机变。

本篇选录7则医案，计实证4篇：胃中寒冷，胃火上逆，肝气犯胃，气逆痰阻；虚证3篇：脾胃阳虚，脾肾阳虚，胃阴不足。实证则治其邪，因于寒者温之，因于热者清之，虚证则补其正，用温补或滋养法。然而，均以理气、和胃、降逆、止呃为治疗大法。

余在临床治疗呃逆过程中，略具心得，简述如下：

一、针灸擅长治疗呃逆，甚至常有针入即止之奇效，但呃逆病因病机甚多，医者绝不可以止呃为唯一目的，需追根寻源，以治其本，民间不少单方偏方皆应视同如此。本篇7案皆采用针药合治之法，即是充分发挥针灸与中药各自优势相辅相成。

二、针灸疗法在选穴与操作手法上应尽量选用特定穴，如五输穴、原穴、络穴、俞穴、募穴的巧妙配合及发挥八脉交会穴、八会穴、下合穴等的独特功效。

三、呃逆病机主要为胃气上逆，常人认为不过小疾而已，不以为然。而笔者以为此乃五脏六腑向主人传递之亚健康信号。当然，此信号有轻有重，轻者可视为警示，但绝不可掉以轻心，不然前人不会以"胃气之有无"作为脉诊决定人之生与死的关键指征。

呃逆病位在胃，但与脾、肺、肝、肾密切相关。所以，在临床辨证施治时应全面考虑，灵活运用藏象学说与五行学说，切勿舍本逐末，顾此失彼。平胃降逆药中有不少辛温或金石类药，如丁香、代赭石等，多用或重用、久用易伤耗阴液，故在处方中适当加些滋阴护胃之品很有必要。

四、在治疗各类呃逆的处方中，如能选用合适的引经药，常能获得意想不到之奇效。以本篇所选 7 则医案为例，"脾胃阳虚"藿香；"脾肾阳虚"麦冬；"胃阴不足"淡豆豉；"胃中寒冷"枇杷叶；"胃火上逆"刀豆壳；"肝气犯胃"薄荷；"气逆痰阻"竹茹。以上所选皆为轻扬性淡之品，分量仅在 3g 左右，均入胃经，皆可胜任引导诸药直达病所之职。

七、呕吐

案 1：肝气犯胃

徐某，女，48 岁，工人，安源，1997 年 6 月 11 日初诊。

患者 3 天前因与丈夫争吵，三餐未进饮食。症见脘腹烦闷，胁肋胀满，口苦恶心，呕吐酸水，频频发作，体温正常，溲浊便结，舌暗红，苔薄，脉弦。

辨证： 呕吐（肝气犯胃）。

治法： 疏肝和胃，降逆止呕。

针灸： 针刺中脘、内关、阳陵泉，行平补平泻法，留针 20 分钟。温和灸足三里，待皮肤潮红后拔罐，留 20 分钟；肺俞、脾俞、胃俞、肝俞各施 3 壮。3 次 1 个疗程，1 日 1 次。

方药： 左金丸加减。黄连 9g，吴茱萸 3g，柴胡 9g，法半夏 6g，丁香 6g，陈皮 3g，薏苡仁 9g，白芍 9g，海螵蛸 12g，炙甘草 3g。3 剂，每日 1 剂，分 2 次服。

二诊： 呕吐由酸水转为清水、痰涎，次数略减，余症依旧。前方加栀子 9g、大黄 12g、枳壳 6g，3 剂。

三诊： 呕吐止，大便通，唯脘腹、胁肋轻微胀满不舒。予逍遥散加减：柴胡 9g，白芍 12g，炙甘草 3g，白术 9g，茯苓 9g，当归 6g，太子参 9g，大枣 3 枚，青木香 3g，薄荷 2g，生姜 3 片。3 剂后告愈。

按语： 本案初诊选用左金丸加减，左金丸出自《丹溪心法》，为疏肝和胃之良方，其组成为黄连 180g、吴茱萸 30g，共研细末，水泛为丸。黄连与吴茱萸，一寒一热，苦降辛开，和胃止呕。此方虽然只有简单的两味药，但是不仅在性味上绝然相反，而且在用量上亦深蕴玄机，黄连与吴茱萸剂量之比竟然为六比一，可见丹溪翁确实煞费苦心！

本案初诊能收微效，窃以为在遣药与药的分量上虽有所考虑，但理解不深，丹溪翁之所以将黄连与吴茱萸分量定为 6∶1，其寓意大概是根据病因病机，此方剂内寒凉药应占据主要地位，而辛热药仅为起反佐之用，否则无效或事与愿违。为此，在二诊时依前方加栀子、大黄与枳壳，一方面加重方剂中寒凉药之砝码，再是逐邪从大便出，一举两得。3 剂后果然显效，呕止便通，只是胁肋脘腹稍有胀满，乃以逍遥丸加减进之，方中柴胡、白芍疏肝解郁；炙甘草、白术、茯苓、当归、太子参、大枣健脾养血；青木香、生姜、薄荷行气和中，其中薄荷清热舒肝兼为引经。服 3 剂后告愈。

在治疗过程中，可以说针灸疗法厥功甚伟，充当好了开路先锋。初诊针刺中脘（胃之募穴、八会穴之腑会）、内关（手厥阴心包经络穴，八脉交会穴，通阴维脉）、阳陵泉（足少阳胆经合穴，八会穴之筋会）疏肝解郁；艾灸足三里（足阳明胃经合穴）、背俞诸穴和胃降逆。本案能师古意，及悟及行；偶获一得，聊以自慰。

案 2：胃阴亏虚

左某，女，67 岁，居民，醴陵，1986 年 7 月 4 日初诊。

形体瘦弱，每日干呕频频，不胜烦恼，已有 3 年。胁肋胀满，头晕心烦，口燥咽干，胃脘时隐隐灼热作痛，溲黄便干，舌红少津，无苔，脉弦细。

辨证：呕吐（胃阴亏虚）。

治法：滋养胃阴，降逆止呕。

针灸：针刺内关、中脘、三阴交、足三里、太冲，行平补平泻法，留针 20 分钟；温和灸肝俞、胆俞、脾俞、胃俞至皮肤出现潮红。5 次 1 个疗程，1 日 1 次。

方药：麦门冬汤加减。麦冬 9g，北沙参 12g，石斛 12g，玉竹 9g，生地 9g，豆蔻 12g，丁香 9g，生姜 3 片，火麻仁 12g，瓜蒌 9g，泽泻 9g，刀豆壳 3g。5 剂，每日 1 剂，分 2 次服。

二诊： 干呕变为呕清水，口燥咽干稍好，二便通利，胸胁及胃脘仍有隐隐胀痛，心烦益甚，舌红，苔少，脉弦。针灸暂停。方药改为一贯煎加减：生地12g，北沙参9g，麦冬6g，枸杞子9g，当归6g，黄连12g，赤芍9g，川楝子6g，地骨皮6g，香附6g，丁香6g，绿萼梅3g。5剂，每日1剂，分2次服。

三诊： 呕吐止，微觉口燥咽干，胸胁脘腹疼痛消失，心情好转，舌淡红，苔薄白，脉缓。重新启用初诊之麦门冬汤，稍作加减：麦冬9g，北沙参9g，石斛12g，玉竹6g，生地12g，枸杞子9g，黄芪30g，当归6g，党参12g，山药9g，茯苓9g，神曲9g，陈皮6g，竹茹3g。

10剂后痊愈，随访2年半，未再发。

按语： 本案采用针药合治之法。初诊：针刺内关（手厥阴心包经络穴，八脉交会穴，通阴维脉）、中脘（胃之募穴，八会穴之腑会）、三阴交（足三阴经交会穴）降递滋阴，针刺足三里（足阳明胃经合穴）、太冲（足厥阴肝经原穴）行气养胃；艾灸背俞诸穴振兴阳气。方以麦门冬汤加减，方中麦冬、北沙参、石斛、玉竹、生地滋阴养胃；豆蔻、丁香、生姜降逆止呕；火麻仁、瓜蒌、泽泻、刀豆壳通便祛邪；其中刀豆壳益肾下气，兼为引经。二诊见疗效平平，暂停针灸，方药改为一贯煎加减，方中生地、北沙参、麦冬、枸杞子、当归滋阴养胃；黄连、赤芍、川楝子、地骨皮、香附、丁香、绿萼梅清热疏肝，其中绿萼梅兼为引经。三诊时呕吐虽止，但胃阴虚症状犹存，故重新启用麦门冬汤，根据现有症状，稍作加减。方中麦冬、北沙参、石斛、玉竹、生地、枸杞子、黄芪、当归滋阴养胃；党参、山药、茯苓、神曲、陈皮益气健脾；竹茹清热止呕，涤痰开郁，兼为引经。由于辨证认真，施治机变，山重水复，终见光明。

【结语】

呕吐一病在临床上辨证施治宜分清虚实。暴病多属实，治当祛邪为先；久病多属虚，治以扶正为主，邪去而正安，正安则呕吐自止。上选两案，一虚一实。实者为"肝气犯胃"；虚者为"胃阴亏虚"。二案之治，虽甘辛备尝，但亦有小获，略述如下。

其一，辨证难，施治亦难；选准名方不易，读懂名方更不易。

在"肝气犯胃"案中初诊选左金丸加减治疗，虽然辨证施治基本准确，但由于组方中药性寒热比例失当，故取效甚微，二诊时依原方加栀子 9g、大黄 12g 与枳壳 6g，既加重方中寒凉药分量砝码，又逐邪从大便出，一举两得而获显效。

经验教训是对"左金丸"中黄连与吴茱萸二者的分量如何 6∶1，其真正含义在哪里，余未曾思虑，更谈不上深究！行笔至此，不禁自问：左金丸中仅有黄连与吴茱萸两味药，比例是 6∶1，那么多味药组合在一起，该比例应是多少？所以真正要读懂并能运用好名方确实不容易！

其二，选方用药犹如兵家布阵，除了能正确选择战机出击外，还须认真谋划用何类兵种，使用何种武器，知己知彼方能百战不殆。

在"胃阴亏虚"案中，初诊选用麦门冬汤加减，但疗效平平，何耶？因患者患病已三年余，久病多虚、多滞，从症状与舌象、脉象可知，胃脘阴液亏虚之元凶是湿热火毒之邪作祟，急需肃清，故在二诊时改用一贯煎加减，清热疏肝，待平息后仍用麦门冬汤加减收官。"用药如用兵"，如果将初诊时选用的麦门冬汤加减比拟成一支装备精良的部队，那么出击时间略嫌过早，因有贼兵埋伏在侧，故改用一贯煎加减，先剿灭伏兵，最后派参、芪为帅，仍率原部将士冲锋陷阵，回马一枪，克敌而制胜！

八、泄泻

案 1：寒湿困脾

彭某，女，36 岁，农民，湘东，1996 年 6 月 26 日初诊。

素体瘦弱，面色萎黄，两颧暗红，3 天前因上街购物感冒。症见微恶风寒，无汗，体温 37.8℃，腹满肠鸣，大便清稀，一日七八次，小便浊而不爽，口苦咽干，心烦少寐，脘闷食少，舌红，苔白稍腻，脉濡弦。

辨证：泄泻（寒湿困脾）。

治法：解表散寒，芳香化湿。

方药：藿香正气散加减。藿香 12g，紫苏叶 9g，白芷 12g，法半夏 9g，豆蔻 9g，厚朴 6g，大腹皮 6g，茯苓 9g，白术 9g，大枣 3 枚，白扁豆 12g。3 剂，每日 1 剂，分 2 次服。

敷贴：将藁本、苍术、丁香等份研末用白酒调制成饼状，睡前贴于中脘、足三里、神阙三处，然后以胶布固定，晨起取下。备 5 剂料，自理。

二诊：体温 37.2℃，大便已成形，1 日 2~3 次，仍心烦喜呕，胃脘轻微胀满不舒，口苦纳差。舌淡红，苔薄白，脉弦。小柴胡汤加减：柴胡 12g，黄芩 6g，姜半夏 9g，佛手 9g，党参 12g，山药 9g，神曲 9g，大枣 3 枚，生地 9g，玉竹 6g，茯神 9g，炙甘草 3g。

5 剂后体温正常，诸症消失，嘱服中成药保和丸，进一步调理脾胃。

按语：本案泄泻由寒湿困脾所引起，初诊对证予以藿香正气散加减，方中藿香、紫苏叶、白芷散寒解表，芳香化湿；法半夏、豆蔻、厚朴、大腹皮行气和胃；茯苓、白术、大枣、白扁豆健脾止泻。配以敷贴疗法，其敷料组成：藁本（散寒祛湿）、苍术（燥湿健脾）、丁香（温中降逆）、白酒（舒筋活络），合其温中祛湿之功。二诊时体温 37.2℃，大便症状亦见改善，寒湿之邪入里作祟当除，故改用小柴胡汤加减，方中柴胡、黄芩和解少阳；姜半夏、佛手和胃降逆；党参、山药、神曲、大枣益气健脾；生地、玉竹、茯神、炙甘草滋阴安神，其中炙甘草兼调和诸药。5 剂后痊愈，嘱服保和丸，进一步强健脾胃。患者初诊虽已见效，本当遵效不更方之旧例，但虑及寒湿之邪已入里作祟，根据其症状及舌象、脉象综合分析，于二诊时果断改用小柴胡汤加减，而获成功。《伤寒论》中云"伤寒中风，有柴胡证，但见一证便是，不必悉具"，本案验之矣。

■ 案 2：肝脾失和

曾某，女，45 岁，职员，湘东，2001 年 4 月 9 日初诊。

平素多愁善感，心烦易怒，头晕少眠，纳差嗳气，腹痛泄泻，随情绪而波动，时发时止，舌质红，苔少，脉弦数。

辨证：泄泻（肝脾失和）。

治法：疏肝和脾，理气止泻。

方药：痛泻要方加减。白术 12g，白芍 12g，陈皮 6g，防风 6g，柴胡 9g，山药 12g，山楂 9g，枳壳 6g，薏苡仁 12g，炙甘草 3g。5 剂，每日 1 剂，分 2 次服。

二诊：疗效不显。改用戊己丸加味：黄连 9g，黄柏 9g，吴茱萸 9g，高良姜 9g，白芍 12g，炙甘草 6g，薏苡仁 9g，神曲 9g，枳壳 6g。5 剂，每日 1 剂，分 2 次服。点揉足三里、三阴交各 10 分钟，早晚各 1 次。

三诊：见效明显，大便已成形且未再腹痛，只是矢气频作，头晕纳食等均有好转。前方加太子参 12g、茯苓 12g、鸡内金 6g，再进 10 剂，痊愈。

按语：本案泄泻之主因为肝脾不和，故初诊选痛泻要方加减，重在疏肝益气。虽然患者肝郁气滞症状表现较为明显，但由于病久，湿邪早已入里化热，积滞于中焦，致使肝气郁不得畅，湿热滞不得清。二诊时改用戊己丸加减，方中黄连、黄柏与吴茱萸、高良姜，两寒两热，苦降辛开，相反相成，诸药合奏清肝泻火、降逆止泻之功！嘱早晚点揉足三里、三阴交，一则健体，二则养心。

案 3：食滞胃肠

欧阳某，男，56 岁，商人，芦溪，2004 年 8 月 12 日初诊。

素嗜肥甘厚味，4 天前因饮食不节致使腹胀痞满，大便恶臭，有如败卵，一日泄泻十余次，嗳腐吞酸，小便短涩而浊，头晕厌食，心烦少眠，舌淡红，苔白厚腻，脉沉滑有力。

辨证：泄泻（食滞胃肠）。

治法：行气保中，消食导滞。

方药：保和丸加减。山楂 15g，神曲 12g，茯苓 12g，莱菔子 9g，法半夏 9g，陈皮 6g，连翘 6g，山药 9g，炙甘草 3g。5 剂，每日 1 剂，分 2 次服。

敷贴：将莱菔子、山楂、丁香等份以陈醋调至饼状，敷贴于脐（神阙），用胶布固定，睡前贴，晨起取下。备 5 剂料，自理。

二诊：前法已收效，大便恶臭消失，次数减为 5~6 次，唯脘腹痞满未除，心烦益甚。改用枳实导滞丸加减：大黄 12g，瓜蒌 12g，枳实 9g，黄连 6g，黄芩 6g，神曲 9g，太子参 12g，白术 12g，金银花 9g，茯苓 9g，车前子 6g，泽泻 6g，牛膝 6g。3 剂后二便通畅且正常，脘腹痞胀皆消，胃口已开，睡眠状况改善，再进 3 剂告愈。

按语：本案初诊投以保和丸加减，虽然泄泻症状有些改善，但脘腹痞满未除，湿热之邪化火上炎，令心烦益甚，故改用枳实导滞丸加减，方中大黄、瓜蒌、枳实泻热攻下；黄连、黄芩燥湿止泻；神曲、太子参、白术消食健脾；金银花、茯苓、车前子、泽泻清热利水；牛膝滋补肝肾兼引药下行。配敷脐疗法，药物组成：莱菔子（消食除胀）、山楂（消积化滞）、丁香（温中降逆）、陈醋（软坚散痞），致脏腑调和，经络畅通，共竟其功。六腑以通为用，吴鞠通在《温病条辨》中亦道："脘闷，便溏……利小便所以实大便也。"因脾主运化，小肠主泌别清浊之故。湿热浊毒即从二便被逐出，故下通上顺，心火息，心烦遂除；邪去则正复，泄泻乃自止矣！

▨ 案 4：肾阳亏虚

王某，男，76 岁，工人，安源，2004 年 9 月 7 日初诊。

晨起泄泻已近 2 年，大便稀薄、夹有未消化之食物残渣，便前腹胀痛且有肠鸣。症见形体瘦弱，四肢发凉，微恶风寒，腰膝酸软，纳差气短，头晕少眠，小便清但短涩，舌胖嫩，边有齿痕，色灰暗少苔，脉弦细。

辨证：泄泻（肾阳亏虚）。

治法：温补肾阳，涩肠止泻。

方剂：金匮肾气丸加减。附子 12g，肉桂 9g，熟地 15g，山茱萸 12g，山药 12g，茯苓 9g，牡丹皮 6g，泽泻 6g，赤石脂 12g，肉豆蔻 9g，刀豆壳 3g。5 剂，每日 1 剂，分 2 次服。

二诊：疗效不明显，改用葛根芩连汤加味。黄芩 9g，黄连 6g，葛根 15g，炙甘草 3g，玉竹 9g，党参 12g，白术 12g，茯苓 9g，陈皮 6g，金银花 9g，车前子 6g，赤石脂 12g。3 剂，每日 1 剂，分 2 次服。

三诊：泄泻止，大便已成形，但每日 2~3 次，头晕乏力，四肢仍欠温，脘腹尚有微胀。舌胖嫩，略见齿痕，色淡红，苔厚白，脉弦。

用附子理中汤加减：附子 15g，肉桂 9g，炮姜 9g，淫羊藿 12g，杜仲 9g，黄芪 18g，人参 9g，白术 12g，神曲 9g，山楂 12g，佛手 6g，炙甘草 3g。7 剂，每日 1 剂，分 2 次服。

敷贴：将补骨脂、川楝子、白扁豆等份，用浓茶汁调制成饼状，睡前贴于脐（神阙），用胶布固定，晨起取下。备料 7 剂，自理。

四诊：二便正常，四肢渐温，已不再畏风寒，余症向愈，精神好转，将上方再进 20 剂，以固疗效。随访半年未见复发。

按语：本案之泄泻，俗称"五更泻"，患者年老体衰，主要病因虽是肾阳不足，但兼有不少脾阳虚之症状。初诊用金匮肾气丸加味之所以疗效不显，说明脾阳虚令脾久为湿热所困，故二诊改用葛根芩连汤加减。方中黄芩、黄连、炙甘草清热燥湿；葛根、玉竹升阳生津；党参、白术、茯苓、陈皮益气健脾；金银花、车前子、赤石脂涩肠止利。三诊见葛根芩连汤加减已显效，泄泻止，大便已成形，但阳虚症状尚未得到根本改善，遂以附子理中汤加减，方中附子、肉桂、炮姜、淫羊藿、杜仲温补肾阳；黄芪、人参、白术、神曲、山楂、佛手一起健脾；炙甘草调和诸药。配敷脐疗法，药物组成：补骨脂（温补肾阳）、川楝子（疏肝理气）、白扁豆（温中健脾）、浓茶汁（清热解毒）。因辨证准确，攻略得力，步步为营，终获成功。

【结语】

　　　　泄泻主要责于正气内虚、感受外邪、饮食不节或七情不和致脾胃损伤。泄泻主要病变在脾胃与大小肠，辨证应分寒热虚实，临床上往往虚实兼夹、寒热并见，故当全面整体分析，然后合理施治。至于治法，《医宗必读》提出治泻九法，即"淡渗、升提、清凉、疏利、甘缓、酸收、燥脾、温肾、固涩"。临床上可单用，更多是兼用与活用。上选泄泻医案四则，在治疗过程中浅有体会，略述如下。

　　　　在"寒湿困脾"案中，初诊虽取得微效，体温由37.8℃降至37.2℃，大便已成形，次数减少，按惯例"效不更方"，但虑及寒湿之邪已入里化热，在二诊时果断改用小柴胡汤加减，以方中柴胡、黄芩等和解少阳；在"肝脾失和"案中，初诊用痛泻要方加减，效不显后，二诊用戊己丸加减，特意令黄连、黄柏与吴茱萸、高良姜两寒两热，苦降辛开，相反相成，加上诸药配合，果取良效；在"食滞胃肠"案中初诊用保和丸加减，虽已奏效，但脘腹痞满仍存，心烦益甚，故用枳实导滞丸加减，益气健中，驱热邪从二便出，釜底抽薪；在"肾阳亏虚"案中初诊用金匮肾气丸加减，二诊时改用葛根芩连汤加减，最后用附子理中汤加减，较好地收官。

　　　　总之是着眼大局，处变不惊；攻略有道，方药随症；标本兼顾，力竟全功。再是敷贴疗法在各案中虽均为配角，但对于疏通经络，温运气血，功莫大焉，特为一记。

九、便秘

案 1：肠道气滞

黄某，女，28 岁，个体户，湘东，1987 年 9 月 8 日初诊。

一年来因家庭不睦，事业不顺，故常郁闷不乐，上星期与人争吵，回家感到烦躁不安。症见面红目赤，心烦易怒，体温 37.8℃，头晕乏力，口苦咽干，胁肋与小腹常胀满，纳差少眠，小便短赤，大便上次秘结成丸状，近来已有 2 日未解，舌红苔黄燥，脉沉弦。

辨证：便秘（肠道气滞）。

治法：理气解郁，通便导滞。

方药：六磨汤合大承气汤加减。台乌 9g，木香 9g，柴胡 12g，郁金 9g，白芍 12g，槟榔 6g，大黄 12g，芒硝（冲服）6g，厚朴 9g，枳壳 6g，车前子 6g，炙甘草 6g。3 剂，每日 1 剂，分 2 次服。

敷贴：将皂荚、降香、莱菔子等份研末调陈醋制成饼状。睡觉前敷于脐（神阙）上，用胶布固定，晨起取下。配 7 剂料，自理。

二诊：体温 37℃，二便通利，胁肋与小腹胀痛消失，头晕心烦大为减轻，饮食睡眠状态改善，精神好转，唯略有口燥咽干之感，故依前方加桑叶 6g、桔梗 6g、玄参 9g、生地 12g。5 剂，每日 1 剂，分 2 次服。

三诊：二便基本恢复正常，嘱再服 5 剂巩固疗效并服归脾丸以善后。随访一年半，未复发。

按语：本案为肠道气滞型便秘，治以理气解郁，通便导滞。初诊以六磨汤合大承气汤加减，方中台乌、木香、柴胡、郁金、白芍、槟榔理气解郁；大黄、芒硝、厚朴、枳壳、车前子通便导滞；炙甘草调和诸药。配以敷脐疗法，其敷料组成：皂荚（通窍开闭，化痰）、降香（芳香降气，祛瘀）、莱菔子（行气除胀，消食）、陈醋（软坚散结），合建通经活络之功。二诊时体温恢复正常，二便已通利，余症亦大为改善，因六磨汤和大承气汤涤荡阻滞，药力峻猛，必耗阴津，故依前方加桑叶、桔梗开宣肺气以利大肠，"肺与大肠相表里"，上通则下顺，加玄参、生地滋补阴液。三诊时余症基本痊愈，嘱再进 5

剂巩固疗效，并服归脾丸补益心脾。心主血脉，脾胃为气血生化之源，唯气血健运，肠道则自润畅也。

案 2：阴虚肠燥

陈某，男，64 岁，干部，安源，1987 年 2 月 20 日初诊。

大便秘结，三五天一次，已有 3 年之久。面色萎黄，头晕目眩，心悸少眠，纳差乏力，五心烦热，轻度盗汗，体温 37.5℃，舌红，苔少，脉细数。

辨证：便秘（阴虚肠燥）。

治法：滋阴清热，润肠通便。

方药：小承气汤加味。大黄 12g，厚朴 6g，枳实 6g，瓜蒌 9g，肉苁蓉 9g，柏子仁 9g，酸枣仁 9g，当归 6g，生地 12g，玉竹 9g，炙甘草 3g。3 剂，每日 1 剂，分 2 次服。

二诊：大便虽通，但不甚爽快，余症如旧，体温反升为 37.8℃，故以青蒿鳖甲汤加减。青蒿 9g，鳖甲 15g，生地 12g，知母 9g，牡丹皮 9g，女贞子 9g，墨旱莲 9g，桑椹 12g，火麻仁 18g，五味子 6g。5 剂，每日 1 剂，分 2 次服。

三诊：体温 37℃，头晕目眩，心悸大为减轻，已无盗汗，五心烦热亦不明显，唯胸前在夜间或有热感，舌红苔少，脉细。予左归饮合四君子汤加减：生地 9g，熟地 9g，山药 9g，茯苓 6g，山茱萸 12g，枸杞子 6g，丹参 12g，川芎 9g，红花 6g，党参 12g，白术 9g，炙甘草 6g，菟丝子 12g，刀豆壳 3g。10 剂，每日 1 剂，分 2 次服。

敷贴：将当归尾、肉苁蓉、石菖蒲等份研末调淡盐水制成饼状，睡前敷于脐（神阙）上，用胶布固定，晨起取下。配 10 剂料，自理。

四诊：大便已恢复正常，1 日 1 次，诸症消失，痊愈。随访半年，未再发。

按语：本案为多年阴虚肠燥型便秘患者，初诊方药用小承气汤加味，方中大黄、厚朴、枳实轻下热结，辅以瓜蒌、肉苁蓉、柏子仁、酸枣仁、当归润肠通便，其中柏子仁、酸枣仁兼安神定志，当归兼活血养血；生地、玉竹滋阴护津；炙甘草温中兼为引经。3 剂后大便已通，因余热犹猖，致体温未降，故方药改为青蒿鳖甲汤加减，方中青蒿、鳖甲、生地、知母、牡丹皮清泻虚热；女贞子、墨旱莲、桑椹滋补阴液；火麻仁润肠通便；五味子敛肺滋肾。三诊时体温恢复正常，余症亦减，但为治其本，故再选用左归饮合四君子汤加减，方中生地、熟地、山药、茯苓、山茱萸、枸杞子滋补肾阴；丹参、川芎、红花活血养血；党参、白术、菟丝子、刀豆壳健脾益肾，其中刀豆壳兼为引经。配以敷脐疗法，其敷料组成：当归尾（活血润肠）、肉苁蓉（补肾通便）、石菖蒲（开窍辟浊）、淡盐水（味咸归肾脏），合聚化滞驱邪之力。经以上标本兼治，终获成功。

【结语】

便秘之因概而言之，分虚实两大类。实证有燥热气滞；虚证有气虚、血虚、阴虚、阳虚。属燥热者宜清热泻下，气滞者宜顺气导滞，气虚者宜益气荣肠，血虚者宜养血润燥，阴虚者宜滋阴降火，阳虚者宜温肠通阳。上述各种便秘，有时独见，多时兼见，故应随机应变。余治此病，素尊"虚则补之，实则泻之"，若虚实夹杂者则补泻并用，攻补兼施，决不拘泥于陈规惯例，因古训既有"虚虚实实"之戒，亦有"塞因塞用""通因通用"之赞。

在"肠道气滞"案中，患者气郁日久，已入里化热与肠中燥屎相搏，壅结于肠道，形成所谓阳明腑实证，故初诊方药用六磨汤合大承气汤加减，由于方证合拍，所以疗效如桴鼓相应。在"阴虚肠燥"案中，初诊用小承气汤加味，大便虽通，但疗效不佳，体温未降反升，究其原因，小承气汤只适用于阳明腑实轻症，而本案为阴虚之火燥结肠道，故改为青蒿鳖甲汤加减，果获良效，不但体温恢复正常，余症亦大为改善，三诊再用左归饮合四君子汤固本以竟全功。

二案均配用敷脐疗法，敷料因证因人而异，各擅胜场，其功不可没也。敷脐疗法历史悠久，远在春秋战国以前就开始使用，在帛书《五十二病方》中就有明确记载，历代大医如张仲景、葛洪、孙思邈、李时珍等均有医案论述。脐（神阙）与五脏六腑、十二经络、奇经八脉、四肢百骸无不息息相关，故有"脐朝百脉"之说，数千年临床经验证明，敷脐疗法简便验廉，是中医药宝库中的一颗璀璨明珠！

十、黄疸

■ **案1：胆道阻滞**

李某，男，32岁，居民，安源，1994年7月21日初诊。

患者在半个月前发现右胁肋隐痛，西医诊断为胆囊炎（无结石），服止痛消炎类药后缓解，昨日因帮朋友搬家劳累过度，致使旧病急性发作。症见面部及目睛黄染，右胁肋部位疼痛，牵引至肩背，发热39.2℃，微恶风寒，口苦咽干，恶心厌食，少腹胀满，小便短黄有热感，大便干结，舌质红，苔黄厚，脉弦数。

辨证： 黄疸（胆道阻滞）。

治法： 疏肝利胆，清热导滞。

针灸： 毫针刺行间、阳陵泉、气海、天枢，行平补平泻法，留针20分钟；梅花针叩刺肝俞、胆俞、脾俞、胃俞、大肠俞、小肠俞、膀胱俞，待皮肤潮红后加拔罐，留20分钟。7次1个疗程，每日1次。

方药： 大柴胡汤加减。柴胡9g，郁金9g，赤芍9g，川楝子6g，黄芩9g，大黄12g，栀子9g，枳壳6g，茵陈15g，虎杖12g，苦参9g，玫瑰花3g。7剂，每日1剂，分2次服。

二诊： 身目已退黄，胁肋感觉较前舒畅，肩背无牵引疼痛，体温37℃，口苦咽干及恶心欲呕感觉消失，少腹仍有轻微胀痛，食欲欠佳，小便量增多，颜色变淡，大便变软，舌质淡红，苔薄黄，脉弦。前方加党参12g、麦芽12g、大腹皮9g、鸡内金（研末吞服）12g，再进20剂，暂停针灸。

一月许从电话知悉病已痊愈，后随访半年未见复发。

按语： 本案为胆道突然阻滞，迫使胆汁外溢而出现身目黄疸，同时右胁肋部位疼痛牵引至肩背，发热恶寒，口苦咽干，恶心厌食，二便失常，均因肝胆之病影响到脾胃，使之升降运化阻滞；舌红，苔黄，脉弦数，乃肝胆热盛之象。针刺行间（足厥阴肝经荥穴）、阳陵泉（足少阳胆经合穴）、气海（任脉要穴）、天枢（大肠之募穴）疏肝利胆，行气化滞；梅花针叩刺并拔罐诸背俞穴祛湿泻热。中药选大柴胡汤加减，方中柴胡、郁金、赤芍、川楝子疏肝利胆，行气止痛；黄芩、大黄、栀子、枳壳清热导滞；茵陈、虎杖、苦参祛湿退黄；玫瑰花，疏肝胆之郁气，健脾降火，兼为引经药。二诊时知前法已见效，诸症均有所改善，特别是身目已退黄，因木乘脾土，脾土受损，亟须修复，继行健运，刻下当乘胜前进，故依前方加党参、麦芽、大腹皮、鸡内金（研末吞服）健脾益胃。

案 2：寒湿阳虚

沈某，男，78 岁，农民，宜丰，2004 年 12 月 12 日初诊。

患者一月前至亲戚家做客，忽感身体不适，不愿外出，故邀笔者出诊，尔后由家人陪送门诊治疗。症见形体消瘦，面色及双目巩膜晦暗泛黄，神疲畏冷，手足欠温，脘腹胀闷，腰膝酸软，身痒，口淡不渴，纳差少眠，小便色黄频涩，大便溏稀，舌淡，苔白腻，脉沉迟。

辨证：黄疸（寒湿阳虚）。

治法：温中补阳，散寒祛湿。

针灸：毫针刺至阳，行平补平泻法，留针 20 分钟；透针法刺阳陵泉、阴陵泉，留针 20 分钟；艾灸脾俞、胃俞、肝俞、胆俞、肾俞，每穴 3 壮。7 次 1 个疗程，每日 1 次。

方药：茵陈术附汤加减。茵陈 12g，附子 15g，干姜 9g，山药 9g，菟丝子 9g，杜仲 9g，淫羊藿 12g，白术 9g，茯苓 9g，法半夏 9g，鸡血藤 9g，丝瓜络 3g。7 剂，每日 1 剂，分 2 次服。

二诊：面目黄色变淡，始现容光，脘腹腰膝稍舒，不再恶寒，仍乏力，手足欠温，饮食睡眠略有改善，小便次数减少，大便已成形，舌淡红，苔薄白，脉濡缓。针刺穴位加足三里，行补法，留针 20 分钟；艾灸穴位加命门，施 3 壮，隔日 1 次，继续 1 个疗程。中药前方减干姜、半夏，加黄芪 30g、当归 9g、秦艽 9g、僵蚕 6g，再进 14 剂。

三诊：面目颜色恢复正常，食欲增加，由于皮肤燥痒大为减轻，故睡眠状况日好，步履较前有力，精神焕发，嘱服补中益气丸与金匮肾气丸，并注重饮食起居以增强体质。

按语：患者年迈体衰，脾胃素虚，中阳不振，寒湿留滞中焦，肝胆气机不畅，致使胆液外溢，故身目色黄而晦暗；寒湿阻于中焦，脾失健运，故脘腹胀闷，纳差少眠，二便失常；脾胃为气血生化之源，脾主肌肉、四肢，故神疲肢冷，腰膝酸软；血虚生风，风燥肌肤而致痒，舌质淡，苔白腻，脉沉迟，均为阳虚而致寒湿不化之象。针刺至阳（督脉要穴），艾灸脾俞、胃俞、肝俞、胆俞、肾俞，温化寒湿；用透针手法于阳陵泉（足少阳胆经合穴）、阴陵泉（足太阴脾经合穴）健脾利胆。中药选茵陈术附汤加减，方中茵陈、附子、干姜温化寒湿；山药、菟丝子、杜仲、淫羊藿健脾补肾；白术、茯苓、法半夏、鸡血藤、丝瓜络化滞通络，其中丝瓜络兼为引经。二诊时知前法已显效，故针刺穴位加足三里（足阳明胃经合穴）、命门（督脉）二穴为强壮体质之要穴，一针一灸相互配合，助振阳气。中药依前方，因恐辛温过甚，留附子减干姜、法半夏；本"治风先治血，血行风自灭"之义，特加黄芪、当归、秦艽、僵蚕补血理血以治身痒少眠之症。三诊诸症向愈，舌象、脉象基本恢复正常，嘱服补中益气丸与金匮肾气丸以固其本。

■ 案3：湿热蕴蒸

曾某，男，47岁，农民，安源，1977年8月6日初诊。

患者家住城郊农村，因连日天气炎热，故一早即上山干活，中午回家即觉身热口渴。症见体温38.5℃，心中懊侬，双目巩膜黄染，关节酸楚，胁肋及少腹胀痛，恶心呕吐，不思饮食，小便短少色黄，大便两日未解，舌苔黄腻，脉弦数。

辨证：黄疸（湿热蕴蒸）。

治法：清热祛湿，利胆退黄。

针灸：毫针刺太冲、内庭、天枢，行泻法，留针20分钟；阴陵泉、阳陵泉采用透针，留针20分钟；肝俞、胆俞、大肠俞、小肠俞、膀胱俞，用梅花针叩刺，待皮肤潮红后拔罐留10分钟。耳针取穴：胆、肝、脾、胃、耳中、耳迷根；刺法：每次取2~3穴，针用中等刺激，每日1次，10次为1个疗程。

方药：茵陈蒿汤加味。茵陈30g，栀子12g，大黄12g，车前草9g，柴胡9g，郁金9g，川楝子6g，竹茹6g，黄连6g，炙甘草6g，蚕沙3g。10剂，每日1剂，分2次服。

二诊：大便通，小便量增多但仍显浅黄色，体温降至37.5℃，双目巩膜色变淡，精神好转，食欲稍有改善，但仍心烦，口渴，失眠。前方去大黄，加酸枣仁 15g、天花粉 12g，再进 15 剂，暂停针灸。

三诊：双目巩膜颜色恢复正常，体温 37℃，不再心烦口渴，饮食及睡眠状况亦大有改观，苔薄黄，脉弦。照前方加白术 9g、茯苓 9g、神曲 9g、白参 12g，再进 20 剂以巩固疗效。

按语：患者冒炎热劳作，受湿热交蒸，胆汁外溢于肌肤及双目，故黄染；心中懊憹、恶心呕吐乃胃浊上逆所引起；湿热内盛遂发热口渴；气化不利，腑气不通故溲黄便秘；舌苔黄腻、脉弦数皆肝胆湿热之象。针刺太冲（足厥阴肝经原穴）、内庭（足阳明胃经荥穴）祛湿泻热；天枢（大肠之募穴）、大肠俞、小肠俞、膀胱俞通利二便，拔罐肝俞、胆俞疏肝利胆；透针阴陵泉（足太阴脾经合穴）、阳陵泉（足少阳胆经合穴）行气活血，调和阴阳；耳针相助，如虎添翼。中药选茵陈蒿汤加味，方中茵陈、栀子、大黄、车前草利胆退黄，泻热通便；柴胡、郁金、川楝子疏肝解郁；竹茹、黄连降逆止呕；炙甘草调和诸药；蚕沙化湿和中兼为引经。二诊时因大便已通，故去大黄，加天花粉生津止渴，酸枣仁安神。三诊时知患者诸症已消，脉象、舌象均已恢复正常，依前方加白参、白术、茯苓、神曲健益脾胃以资气血生化之源。

【结语】

黄疸之病因无非内外两个方面：外因多为感受时邪、饮食失节，内因多和脾胃虚寒、内伤不足有关，而内外因又互有关联。若单从六淫而言，以湿邪为主，正如《金匮要略》所云"黄家所得，从湿得之"。凡湿热者为阳黄，寒湿者为阴黄。

本篇所选医案，阳黄两则：湿热蕴蒸型与胆道阻滞型；阴黄一则：寒湿阳虚型。临床治则为祛湿退黄，医者可根据不同病症表现分别应用清热祛湿、淡渗利湿、温阳化湿、泄下排湿等法灵活机变施治。上述三则医案皆为针药合治，采用不同疗法，效果较为满意。现将治疗过程中的两点体会，略述如下。

（一）对"诸病黄家，但利其小便"之理解

在本篇湿热蕴蒸一案中，患者出现"小便短少色黄，大便两日未解"，故针刺太冲、内庭、天枢，梅花针叩刺加拔罐肝俞、胆俞、大肠俞、小肠俞、膀胱俞，中药用茵陈、大黄、栀子、车前草；在

胆道阻滞一案中，患者亦有"小便短黄有热感，大便干结"之症状，故针刺行间、阳陵泉、气海、天枢，梅花针叩刺加拔罐肝俞、胆俞、脾俞、胃俞、大肠俞、小肠俞、膀胱俞，中药选茵陈、黄芩、大黄、栀子、虎杖、苦参清热祛湿。

在寒湿阳虚一案中针刺至阳，透针法刺阳陵泉、阴陵泉；艾灸脾俞、胃俞、肝俞、胆俞、肾俞，二诊施增针灸足三里、命门。中药选茵陈、附子、干姜、淫羊藿，针对患者"小便色黄频涩"症状，温阳化湿。

从上可知，湿邪不单从小便而是随二便被排出的，那《金匮要略》为何会云"诸病黄家，但利其小便"呢？窃以为，黄疸外因主犯为湿邪，湿邪内停，郁而化热，湿热阻滞，气化失职，小便不利，湿热无以排泄，熏蒸泛滥而发黄。湿与热结合氤氲难解，通过小便使湿热分离是最快速有效之疗法。

临床症状中，二便不畅常会连在一起，故一般是二便同治，如治泄泻病时常采用"利小便而实大便"之法。至于为何不称"但利其二便"，而直称"但利其小便"？其中"但"字，那是特别强调，提醒医家之意。当然，是否虑及如强调通利二便，忧恐或有医者依此而大量使用苦寒泻下之品，将劫耗胃阴或损伤中阳，经文奥旨，只是存疑，实不敢妄测也。

（二）阳气盈畅，方可祛湿通利小便

湿为阴邪，其性重浊黏滞，阻碍气机，损伤阳气。湿邪郁遏使阳气不升，法当化气利湿，通利小便，排湿外出，所以欲祛湿邪，首先必须振兴阳气。气之生成，有先天与后天两个方面，先天之气禀受于父母之精气；后天之气来源于水谷精微，依仗肝、脾、肾等脏腑功能发挥综合作用，气有推动、温煦、固摄、气化等作用，正如《难经》所云："气者，人之根本也。"所以要使气充分地发挥其气化之功能，就必须令其丰盈并且为其疏清通道。

故在湿热蕴结案中，三诊时予前方加白参、白术、茯苓、神曲再进20剂。在胆道阻滞案中，用平补平泻法针刺气海，二诊时于前方加党参、麦芽、大腹皮、鸡内金。在寒湿阳虚一案中采用平补平

泻法针刺至阳，艾灸脾俞、胃俞、肝俞、胆俞、肾俞，并用透针法施于阴陵泉与阳陵泉，中药选用附子、干姜、山药、茯苓、杜仲、白术、淫羊藿温补脾肾，用法半夏、鸡血藤、丝瓜络祛滞通络；二诊时增加穴位，针刺足三里，艾灸命门，中药去干姜、法半夏，加黄芪、当归、秦艽、僵蚕补气理血，诸症向愈后特别嘱患者服补中益气丸与金匮肾气丸以巩固疗效。

以上诸法，皆缘气为阳，湿为阴，黄疸之病，因阴湿作祟，故唯有阳气充盛并能畅行而可胜湿；阳气盛则膀胱气化得力，方可利小便而驱除湿热蕴结以达阴平阳秘之境。

十一、心悸

案1：心肝阴虚

王某，男，48岁，工人，安源，2007年8月17日初诊。

患者两年前曾出现过几次心慌，经短暂休息后能逐渐缓和平静，故未曾治疗。近一星期来心慌次数频繁，伴胸胁胀满，头晕耳鸣，心烦盗汗，纳差口干，溲黄便干。舌边尖红，苔薄，脉弦细结代。

辨证： 心悸（心肝阴虚）。

治法： 补心滋肝，安神止悸。

针灸： 毫针刺神门、行间、期门，行平补平泻法，留针20分钟；毫针刺三阴交、足三里，行补法，留针10分钟后加艾灸10分钟。7次1个疗程，1日1次。

方药： 酸枣仁汤加减。酸枣仁15g，川芎10g，茯苓9g，白术9g，玄参9g，生地12g，麦冬6g，石决明15g，白芍9g，炙甘草6g。7剂，每日1剂，分2次服。

二诊： 心慌次数明显减少，程度减轻；胸闷、盗汗、口干症状亦有所好转。前方易石决明为柏子仁12g，加紫菀9g、瓜蒌12g、泽泻9g、车前草9g、淡竹叶3g，20剂，暂停针灸。

三诊： 二便通畅，诸症向愈，唯饮食、睡眠欠佳，仍觉乏力。嘱服归脾丸两盒。

四诊：患者自觉已恢复正常，精神焕发，查舌淡，苔薄，脉细，嘱服天王补心丹，并注意饮食起居，适当锻炼，愉悦心情，以免复发。

按语：本案采用针药合治之法，针刺取穴神门（手少阴心经原穴）、行间（足厥阴肝经荥穴）、期门（肝之募穴，足厥阴肝经、足太阴脾经与阴维脉交会穴），行平补平泻法通利心经、肝经之经络；针刺加艾灸三阴交（足三阴经交会穴）、足三里（足阳明胃经合穴）调理补充气血，使经络气血盈畅，从而达到安神止悸之目的。中药选方酸枣仁汤加减，方中酸枣仁养肝血、安心神，川芎畅气血、疏肝气，二者一酸收，一辛散，相辅相成；石决明、白芍一刚一柔，镇肝定悸；茯苓、白术补脾益气；玄参、生地、麦冬清热滋阴；炙甘草调和诸药，合奏其功。由于方证对路，故见效明显，二诊时续前方以柏子仁代替石决明，因石决明属壳类药物，久用易伤脾胃，故去之，柏子仁安神且润肠；再加紫菀、瓜蒌、泽泻、车前草，并以辛、淡、甘寒，入心、胃经，擅长清心热、除心烦之淡竹叶为引，导心、肝诸热邪从二便排出，因"心与小肠相表里"，故亦寓"上病下治"之意焉。

案2：心脾两虚

张某，女，40岁，职员，醴陵，2009年11月4日初诊。

半年前因心肌炎住院，西药治疗半个月，从此留下心律不齐后遗症，3天前因工作劳累致使病势加重而就诊。症见精神不振，面色萎黄无华，心悸气短，动则加重冒汗，头晕乏力，纳差眠少，二便尚可，舌质淡，苔薄黄，脉细结代。

辨证：心悸（心脾两虚）。

治法：益气滋阴，补心健脾。

针灸：毫针刺通里、神门、足三里、阴陵泉，行平补平泻法，留针20分钟；艾灸肺俞、心俞、膈俞、肝俞、脾俞、胃俞、肾俞15分钟。7次为1个疗程，每日1次。

方药：炙甘草汤加减。炙甘草18g，西洋参12g，白术9g，茯苓9g，桂枝9g，淫羊藿9g，酸枣仁15g，川芎12g，女贞子12g，墨旱莲12g，川贝母6g，瓜蒌9g。7剂，每日1剂，分2次服。

二诊：心慌、心悸症状大为减轻，每日只偶尔短暂发两三次，稍动汗不再出，精神好转，唯觉乏力，饮食睡眠欠佳。前方加山楂 9g、神曲 9g、山药 9g、莲子心 3g，另阿胶 12g 烊化吞服，再进 20 剂，针灸暂停。

三诊：诸症悉除，嘱续服 10 剂巩固疗效。随访 1 年，心悸未曾复发。

按语：《素问·灵兰秘典论》："心者，君主之官也，神明出焉。"脾胃为气血生化之源，心主血，脾生血，血濡心，心血不足令心神不安以致心慌心悸，故治当补心健脾，养血安神。本案采用针药合治以速取疗效。针刺取穴通里（手少阴心经络穴）、神门（手少阴心经原穴）安神定悸，阴陵泉（足太阴脾经合穴）、足三里（足阳明胃经合穴）益气养血；艾灸肺俞、心俞、膈俞、肝俞、脾俞、胃俞、肾俞振奋阳气。方药选炙甘草汤加减，方中炙甘草、西洋参、白术、茯苓补脾益气；桂枝、淫羊藿温阳通脉；酸枣仁、川芎养血安神；女贞子、墨旱莲滋阴清热；川贝母、瓜蒌行气化痰。二诊加阿胶增滋阴补血之力，加山楂、神曲、山药醒脾开胃，莲子心清心去热，引诸药直达病所，配合默契，故使病得痊愈。

案 3：心肾阳虚

熊某，女，48 岁，居民，南昌，1999 年 4 月 5 日初诊。

半月前患者因情绪过于激动而出现阵发性心慌心悸，动辄汗出，微恶风寒。症见面色萎黄无华，腰膝酸软，气短乏力，纳差失眠，腹胀便溏，舌淡白嫩，边有齿痕，苔薄白，脉结代弱。

辨证：心悸（心肾阳虚）。

治法：温通心肾，安神定悸。

针灸：毫针刺神门、阴谷、气海，行平补平泻法，留针 20 分钟；艾灸命门、心俞、膈俞、肾俞 15 分钟；耳针选穴心、脑、神门，捻转轻刺激 2 分钟后留针 20 分钟。7 次 1 个疗程，每日 1 次。

方药：四逆汤加味。附子 12g，干姜 9g，炙甘草 9g，细辛 6g，生龙骨 15g，生牡蛎 15g，珍珠母 15g，杜仲 9g，淫羊藿 9g，白芍 9g，柴胡 6g，川芎 9g，炙甘草 6g，莲子心 3g。7 剂，每日 1 剂，分 2 次服。

二诊：心慌心悸减轻，稍微活动后未见汗出，精神好转，依前方再进 7 剂，针灸续 1 个疗程。

三诊：症状稳定，但觉口干，失眠更甚，腹微胀，便仍溏。前方减附子、干姜、细辛，改为黄芪 30g、当归 10g、鹿角胶 15g（烊化吞服）；减生龙骨、生牡蛎、珍珠母，改为酸枣仁 12g、柏子仁 9g、远志 9g；加玄参 9g、麦冬 9g、玉竹 9g。7 剂，针灸暂停。

四诊：心慌心悸症状消失，舌淡红，苔薄白，脉细。上方加太子参 15g、白术 9g、茯苓 9g、车前子 9g、白茅根 12g，7 剂。

按语：本案患者素体虚胖，病发但见一派阳虚体征。阳者，温煦也，人之气血津液，皆赖其推动。阳虚则气血运化无力，心失所主，故心悸心慌。治宜温通心肾，安神定悸。采用针药合治之法，针灸选穴神门（手少阴心经原穴）、阴谷（足少阴肾经合穴）通经活络而安神；气海（任脉穴）、命门（督脉穴），取二穴以调和气血阴阳之平衡；艾灸心俞、膈俞、肾俞以激发其阳气。《素问·阴阳应象大论》言肾"在窍为耳"，《素问·金匮真言论》言心"开窍于耳"，故耳针治疗心悸常显奇功，为此，本案特配以耳针，以增疗效。方药选四逆汤加味，方中附子、干姜、细辛温阳散寒；生龙骨、生牡蛎、珍珠母安神定志；杜仲、淫羊藿温补肾阳；白芍、柴胡、川芎疏肝活血；炙甘草补脾益气且调和诸药，莲子心清心肾之热，正如《温病条辨》所云"莲心，甘、苦、咸，倒生根，由心走肾，能使心火下通于肾，又回环上升，能使肾水上潮于心"，故亦为交通心肾之引经良药。二诊效不更方，续进 7 剂，针灸也续加一疗程。三诊减附子、干姜、细辛乃因寒邪已祛，改为黄芪、当归、鹿角胶以增补气血；减生龙骨、生牡蛎、珍珠母为酸枣仁、柏子仁、远志以柔克刚；加玄参、麦冬、玉竹养阴护津。四诊脉、舌象恢复正常，乃加太子参、白术、茯苓益气健脾，以增强气血生化之本；至于加车前子、白茅根清热利水，此为"利小便而实大便"，因为患者长期便溏之故也。

案 4：痰瘀交阻

吴某，男，52 岁，居民，安源，1998 年 12 月 6 日初诊。

近两年来，头晕胸闷，心悸气促，食后胃脘胀满，失眠多梦，溲涩便干，舌苔薄白，脉弦促。

辨证：心悸（痰瘀交阻）。

治法：益气宁心，化痰祛瘀。

针灸：毫针刺膻中、列缺、三阴交、足三里、丰隆，行泻法。其中膻中针刺后加艾灸，丰隆加拔罐，留 20 分钟。7 次 1 个疗程，每日 1 次。

方药：瓜蒌薤白半夏汤加减。瓜蒌 15g，薤白 12g，桂枝 9g，法半夏 9g，陈皮 6g，桔梗 6g，丹参 9g，川芎 9g，泽兰 6g，党参 12g，白术 9g，酸枣仁 12g，夜交藤 3g，竹茹 3g。7 剂，每日 1 剂，分 2 次服。

二诊：心悸缓和，次数大减，胸闷、胃脘胀满基本平复。针灸取穴加期门、上巨虚、下巨虚，行泻法；依前法续 1 个疗程；中药加何首乌 9g、火麻仁 12g、牛膝 6g，再进 7 剂。

三诊：心悸平，诸症皆愈，再服上方 20 剂以固疗效。随访半年，心悸未复发。

按语：本案病机为胸中阳气不能流通畅达造成痰浊壅塞，气结于心，血脉滞阻，痰瘀交阻，心失濡养，乃致心悸。治法益气通阳，祛痰化瘀。采用针药合治疗法：针刺膻中（心包之募穴，八会穴之气会）、列缺（手太阴肺经络穴）宣肺通络；针刺后加拔罐丰隆（足阳明胃经络穴）清热化痰；三阴交（足三阴经交会穴）、足三里（足阳明胃经合穴）补益气血。方药选瓜蒌薤白半夏汤加减，方中瓜蒌、薤白、桂枝行气通阳；法半夏、陈皮、桔梗宣肺祛痰；丹参、川芎、泽兰活血化瘀；党参、白术健脾益气；酸枣仁、夜交藤安神定志；竹茹性甘、微寒，涤痰开郁，导引诸药入心、胃经。《药品化义》对竹茹品评是"为宁神开郁佳品，主治……惊悸怔忡，心烦躁乱，睡卧不宁，此皆胆胃热痰之证，悉能奏效"。二诊时不更方，因患者溲涩便干，故除针灸穴位加期门（肝之募穴）、上巨虚（大肠之下合穴）、下巨虚（小肠之下合穴）通络化滞、通便逐邪外，中药加何首乌、火麻仁及牛膝驱邪从二便排出，针药合力，共建其功。

■ 案 5：气阴两虚

郭某，女，68 岁，居民，浏阳，1994 年 3 月 7 日初诊。

素体虚弱，4 年前因过度劳累频发心悸，屡治屡发，3 天前旧病加剧。症见形色憔悴，精神萎靡，心悸气短，动辄加重，头晕乏力，口唇色淡，腰膝酸软，口干舌燥，纳呆少寐，二便尚可，舌质淡，苔薄微黄，脉细结代。

辨证：心悸（气阴两虚）。

治法：益气养阴，宁心止悸。

针灸：毫针刺中府、足三里、神门，行平补平泻法，留针20分钟；艾灸气海、关元、命门，1~2壮（隔姜灸）。

方药：四君子汤合生脉散加减。西洋参12g，黄芪30g，茯苓9g，炙甘草12g，酸枣仁15g，远志12g，鸡血藤12g，川芎12g，白芍12g，生地12g，麦冬9g，五味子9g，石斛12g，连翘3g。7剂，每日1剂，分2次服。

二诊：心慌恐惧感已消失，心悸明显减轻，口舌不干，饮食、睡眠状态有所改善，唯觉体倦乏力。依前方加杜仲12g、桑寄生9g、冬虫夏草3g（研末冲服）补肾滋肺，再进30剂。针灸增艾灸肺俞、心俞、肝俞、脾俞、肾俞，继续2个疗程。

三诊：诸症悉除，舌象脉象正常，心悸再未出现。随诊1年半未复发。

按语：气阴亏虚为本案病机。心气不足，血脉滞阻，故心慌心悸；清窍失养，则头晕乏力；心阴亏虚，津液罔承令口干咽燥；脾失健运，心神不宁，致纳差少寐。患者素体虚弱，过度劳累则耗伤气阴，病久益甚。治当补气养阴，宁心止悸，本案针药兼施，相辅相成。针刺中府（肺之募穴，手足太阴经交会穴）、足三里（足阳明胃经合穴）补益气血；针刺神门（手少阴心经原穴）安神止悸；艾灸气海（任脉穴）、关元（任脉穴）、命门（督脉穴）调和阴阳。方药选用四君子汤合生脉散加减。四君子汤出自《太平惠民和剂局方》，为治疗脾胃虚弱之基本方，生脉散则载于张元素《医学启源》，原用于治疗肺热不清、久之气阴耗损之证，后推广为临床上凡属气阴两虚证者均可酌情加减而用之。方中西洋参、黄芪、茯苓、炙甘草健脾益气；酸枣仁、远志安神定悸；鸡血藤、川芎、白芍养血活血；生地、麦冬、五味子、石斛养阴生津；连翘，《本草求真》称其"味苦微寒，质轻而浮，书虽载泻六经郁火，然其轻清气浮，实为泻心要剂，心为火主，心清则诸脏与之皆清矣"，兼充向导，引诸药直捣黄龙，还复太平。初诊见效后，二诊于前方加杜仲、桑寄生、冬虫夏草；艾灸肺俞、心俞、肝俞、脾俞、肾俞以振阳气。张景岳《新方八略引》曰："善补阳者，必于阴中求阳，则阳得阴助而生化无穷；善补阴者，必于阳中求阴，则阴得阳升而源泉不竭。"此乃阴阳互根之高论也。肺主气，脾主运化，肝主疏泄，肾主水，心属火，针药相合，补肾滋肺，疏肝运脾，心肾相交，水火既济。气阴充盈，自可心宁而悸止。

案6：水气凌心

易某，男，69岁，农民，安福，1977年12月8日初诊。

咳喘心悸已有8年，每逢天气严寒时难受，5日前感染风寒，旧病复发。症见形寒憔悴，心悸，不能平卧，微恶风寒，无汗，体温37.5℃，眼睑及足踝均有轻度浮肿，咳白色稀痰，胸闷微喘，体倦乏力，纳差少寐，小便短黄，大便干结，苔白腻，脉弦滑数。

辨证：心悸（水气凌心）。

治法：温阳解表，化水止悸。

针灸：毫针刺中府、上巨虚、下巨虚、阴郄、神门、阴谷，行平补平泻法，留针20分钟；艾灸膻中、水分、关元、神道1壮后加拔罐，留10分钟。7次为1个疗程，每日1次。

方药：麻黄附子甘草汤加减。麻黄9g，附子12g，酸枣仁15g，生牡蛎15g，珍珠母15g，地龙9g，泽泻9g，汉防己9g，桑白皮9g，紫苏子6g，瓜蒌9g，桔梗3g，炙甘草6g。7剂，每日1剂，分2次服。

二诊：咳喘心悸减轻，已能平卧，不再恶风寒，体温37℃，眼睑及踝部水肿已消退，胸闷、饮食、睡眠、二便等均有所改善，减麻黄、生牡蛎、珍珠母，加党参12g、淫羊藿9g、丹参9g、川芎9g、麦冬6g、桑椹12g，7剂，针灸继续1个疗程。

三诊：咳喘心悸已平静，诸症基本恢复正常，舌苔薄白，脉细。上方30剂研末炼蜜为丸，每服10g，1日2次，并嘱注意饮食起居，防寒防冻防复发。

按语：本案患者由于心肾阳虚，复感风寒，虚不制水，水气凌心，以致心悸咳喘，治当温阳解表，化水宁心。针药合治：针刺中府（肺之募穴，手足太阴经交会穴）通络降气，上巨虚（大肠之下合穴）、下巨虚（小肠之下合穴）排浊化水，阴郄（手少阴心经郄穴）、神门（手少阴心经原穴）、阴谷（足少阴肾经合穴）交通心肾；艾灸加拔罐膻中（心包之募穴、八会穴之气会）、水分（任脉穴）、关元（任脉穴）、神道（督脉穴）平衡阴阳。中药选方麻黄附子甘草汤加减，方中麻黄解表散寒；附子通脉温阳；酸枣仁、生牡蛎、珍珠母镇悸安神；地龙、泽泻、汉防己平喘利水；桑白皮、紫苏子、瓜蒌清利气机；炙甘草调和诸药；桔梗乃舟楫之药。初诊见效，知已解表消肿平悸，故二诊时减麻黄、生牡蛎、珍珠母，加党参、淫羊藿补脾肾而固本；久虚多瘀，故加丹参、川芎活血祛瘀；恐温燥伤阴，加麦冬、桑椹滋育津液。三诊时诸症向愈，再进30剂，研末炼蜜为丸，缓缓图功以善后。

案7：心虚胆怯

吴某，女，48岁，干部，芦溪，2003年4月17日初诊。

形体消瘦，性格内向，两月前一次夜归，被一犬追奔而受惊吓，从此常发心悸胸闷，气短乏力，口苦咽干，不思饮食，头晕目眩，失眠多梦，二便尚可，曾去西医院做血压、心电图等检查，均未见异常，舌淡苔白稍腻，脉弦滑而细。

辨证：心悸（心虚胆怯）。

治法：化痰养心，镇惊安神。

针灸：针刺神门、内关、三阴交，行泻法，留针20分钟；温和灸百会5分钟；隔姜灸心俞、肝俞、胆俞、脾俞、胃俞、肾俞各穴，施3壮。7次1个疗程，1日1次。

方药：温胆汤加减。柴胡6g，郁金6g，竹茹9g，磁石15g，珍珠母15g，酸枣仁12g，远志9g，姜半夏12g，陈皮6g，枳实3g，白术9g，茯苓9g，大枣3枚，灯心草2g。7剂，每日1剂，分2次服。

二诊：心悸胸闷大为减轻，口苦咽干消失，头晕目眩、睡眠有所改善，胃纳已开，能食一碗稀粥，精神好转。针灸继续1个疗程，隔日1次。中药依前方，减磁石、珍珠母，加神曲12g、鸡内金9g、山茱萸12g、枸杞子9g，14剂。

三诊：心悸于1个星期前已完全消失，至今平稳。上方再进20剂后，病告痊愈。随访8个月，未复发。

按语：患者突受惊恐，"心主神明"，《素问·举痛论》云"惊则心无所倚，神无所归，虑无所定，故气乱矣。"气乱，令肝胆疏泄不利，脾肾升降失司，水湿积热成痰浊，痰浊则蒙蔽心窍，因而出现心悸胸闷、气短乏力、口苦咽干、纳差少眠、头晕目眩等症状。治当化痰养心，镇惊安神。针刺神门（手少阴心经原穴）、内关（手厥阴心包经络脉，八脉交会穴之一，通阴维脉）、三阴交（足三阴经交会穴）养心安神；温和灸百会（督脉与足太阳膀胱经交会穴），隔姜灸背俞诸穴，醒脑通络，振奋阳气。中药温胆汤加减，方中柴胡、郁金、竹茹疏肝利胆；磁石、珍珠母、酸枣仁、远志潜阳安神；姜半夏、陈皮、枳实祛痰消痞；白术、茯苓、大枣渗湿补脾；灯心草宁心除烦兼为引经之药。二诊见前法显效，暂停针灸，依前方减磁石、珍珠母，加神曲、鸡内金、山茱萸、枸杞子滋补脾肾以固本。

【结语】

心悸指患者自觉由于心跳力度、频率、节律失常而造成心慌不安的一种病证。心悸病因众多，主要是禀赋异常、久病失血、劳欲体虚、情志刺激及外邪入侵等。病位在心，但情通五脏，与脾、肾二脏关系尤为密切。病理变化有虚实之分，虚证乃气、血、阴、阳亏损，心失所养；实证多为痰、火、水饮、血瘀扰乱心神。心悸在临床上虽证分虚实，但虚中夹实者为多，故在临证时应予详辨，治则为虚者宜补虚，实者宜祛邪，虚中夹实者宜攻补并施，标本兼顾，正如《张氏医通》所言："夫悸之证状不齐，总不外于心伤……若夫虚实之分，气血之辨，痰与饮，寒与热，外感六淫，内伤七情，在临证辨之。"

本篇所选7则医案，治疗皆采用针药合治之法，是遵《中藏经》所云"不虚不实，以经调之，此乃良医之大法也"，"不虚不实"即"虚实夹杂"之意耳，《灵枢·海论》云"夫十二经脉者，内属于腑脏，外络于肢节"，《灵枢·邪客》亦云"心者，五脏六腑之大主也，精神之所舍也"。可见，"调经"，特别是调理心经，此乃"五脏六腑之大主"通达十二经脉者，正是针灸之所长，与中药治疗相辅相成，协同作战，故能取得事半功倍之奇效。

针灸选穴，操作与中药疗法一样，辨证务必准确，施治期乎机变，如在本篇"气阴两虚"案中，因为患者年迈且素体虚弱，初诊时虽用四君子汤合生脉散加减益气养阴，但有"虚难受补"之憾，故在二诊时加杜仲、桑寄生、冬虫夏草补肾滋肺之同时，特增肺俞、心俞、肝俞、脾俞、肾俞以激发阳气，正合"阴中求阳""阳中求阴"之经传奥义，果获奇效，令人欣慰！

本篇医案中，在中药组方上尚有一个小小特色，即喜用一味引经药，如"心肝阴虚"案选方酸枣仁汤加减中用淡竹叶；"心脾两虚"案，炙甘草汤加减，"心肾阳虚"，四逆汤加味，均用莲子心；"痰瘀交阻"案，瓜蒌薤白半夏汤加减中用竹茹；"气阴两虚"案，四君子汤合生脉散加减中用连翘；"水气凌心"案，麻黄附子甘草汤加减中用桔梗；"心虚胆怯"案，温胆汤加减中用灯心草。

传统中医学认为，凡药物皆有归经。所谓归经，是以藏象学说、经络学说为基础理论，以药物具体所治病证为依据而确定的，前人认为该药物对于某一脏腑经络有其特殊作用，可以引导其周围药物直达病所，而提高临床疗效，故称为引经药。

笔者用于治疗心悸之药物，无论潜阳镇悸、温阳补阴，一般性味较重，言重者有二义：一指性效，如附子、熟地；二指品量，如磁石、朱砂、生龙骨、生牡蛎、石决明等。心悸者，病位在上焦也。质地轻扬之引经药，可引诸药上行，直达病所。正如清代大医家吴鞠通氏所言"治上焦如羽，非轻不举；治中焦如衡，非平不安；治下焦如权，非重不沉"，二者其义，庶几可通矣！

十二、眩晕

案1：风阳上扰

荣某，男，59岁，职员，上栗。1996年9月12日初诊。

患者平素健康，但脾气急躁，争强好胜，1周前因事与人发生口角，由于情绪失控，大怒后晕倒在地，幸被同事扶将就医。症见头晕目眩，腰膝酸软，体温37.2℃，血压150/95mmHg，心悸失眠，溲黄便干，舌红，苔白，脉弦数。

辨证： 眩晕（风阳上扰）。

治法： 潜阳息风，补益肝肾。

针灸： 风池、行间毫针刺，行泻法后留针20分钟；三阴交毫针刺，行平补平泻法后加艾灸10分钟；涌泉穴针刺后拔罐，留20分钟。7次为1个疗程，每日1次。

方药： 天麻钩藤饮加减。天麻12g，钩藤6g，石决明15g，夏枯草12g，黄芩9g，栀子9g，牡丹皮9g，杜仲12g，枸杞子12g，山药12g，生地9g，牛膝6g。7剂，每日1剂，分2次服。

二诊：血压115/87mmHg，体温37℃，倦怠乏力，纳呆少眠，二便依旧，苔白，脉缓。前方去石决明、黄芩，加夜交藤12g、酸枣仁9g、白皮参12g、火麻仁15g、泽泻9g。7剂，每日1剂，暂停针灸。

三诊：诸症改善，精神好转，上方再进7剂以巩固疗效。

按语：患者素体健康，虽无心脑血管病史，但一次与人争吵中，恼怒气激，引起肝阳升动，上扰清窍，发为眩晕。《临证指南医案》："经云诸风掉眩，皆属于肝。头为六阳之首，耳目口鼻皆系清空之窍，所患眩晕者，非外来之邪，乃肝胆之风阳上冒耳，甚则有昏厥跌仆之虞。"《内经》云"怒伤肝""恐伤肾"，治宜潜阳息风，滋补肝肾。针刺选风池（足少阳胆经与阳维脉交会穴）、行间（足厥阴肝经荥穴）平肝潜阳；三阴交（足太阴、足厥阴、足少阴经交会穴）针刺后加艾灸调理肝肾之气血；涌泉（足少阴肾经井穴）拔罐，泻肝火引邪外出，乃行上病下治之法也。中药选天麻钩藤饮加减，方中天麻、钩藤、石决明、夏枯草潜阳息风；黄芩、栀子、牡丹皮清肝泻火；杜仲、枸杞子、山药、生地滋阴健脾；牛膝引诸药下行。显效后加夜交藤、酸枣仁、白皮参补心安神；火麻仁、泽泻通利二便，拓展祛邪之道，针药并施，经数次调治，终竟全功。

案2：痰浊上蒙

张某，女，56岁，职员，湘东。2003年4月2日初诊。

素体肥胖，嗜食肥甘厚味，三年以来常感头晕，经中西药迭治只可暂时缓解。前天晨起旧病剧发，顿觉天旋地转，闭目尚可，动则恶心呕吐。症见面色萎黄，纳差眠少，溲涩便溏，苔白腻，脉濡滑。

辨证：眩晕（痰浊上蒙）。

治法：化痰降火，健脾燥湿。

针灸：风池、丰隆、血海毫针刺，行平补平泻法，留针20分钟；百会、心俞、肺俞、脾俞、肾俞艾灸20分钟。

方药：半夏白术天麻汤加减。法半夏9g，白术9g，天麻12g，白扁豆9g，陈皮6g，蝉蜕3g，桔梗9g，杏仁6g，石斛9g，茯苓9g，石菖蒲9g。7剂，每日1剂，分2次服。

二诊：眩晕减轻，已无天旋地转、呕吐等症，饮食、睡眠状况好转，舌面腻苔已化，脉细。前方加当归9g、川芎9g、地龙9g、车前草9g、泽泻9g，5剂，每日1剂，分2次服；针灸5次，同前。

三诊：诸症向愈，已如常人，嘱服六味地黄丸、归脾丸，并注意饮食起居，以防复发。

按语：患者恣食肥甘厚味，以致脾失健运，聚湿生痰，痰阻中焦，清阳不升，浊阴不降，发为眩晕。《丹溪心法》云："头眩，痰挟气虚并火，治痰为主，挟补气药及降火药，无痰则不作眩，痰因火动，又有湿痰者，有火痰者。"无疑，本案为脾湿生痰，痰郁化火，痰火互结所致，治当化痰降火，健脾燥湿，处方为针灸与中药合治。针刺选风池（足少阳胆经与阳维脉交会穴）、丰隆（足阳明胃经络穴）、血海（足太阴脾经）祛风化痰，泻热除湿；艾灸百会（督脉要穴）及心俞、肺俞、脾俞、肾俞鼓舞阳气以驱除痰湿阴邪。中药选半夏白术天麻汤加减，方中法半夏、白术、茯苓、白扁豆、陈皮健脾化湿祛痰；天麻、蝉蜕平息肝风；桔梗、杏仁、石斛宣肺化痰养阴；石菖蒲祛风湿逐痰热，兼通利九窍。诸症痊愈后，嘱注意饮食起居并服六味地黄丸、归脾丸善后固本，此乃瘥后防复之策。

案3：气血亏虚

欧阳某，男，75岁，农民，安源。2001年10月5日初诊。

1周前因过度劳累引得旧病剧发。症见形体消瘦，面色㿠白无华，少气懒言，心悸心慌，腰膝酸软，手足欠温，纳差少眠，溲清便溏，苔薄白，脉细弱。

辨证：眩晕（气血亏虚）。

治法：补益气血，健运脾胃。

方药：归脾汤加减。党参15g，黄芪30g，白术12g，当归6g，法半夏9g，陈皮6g，僵蚕9g，丹参9g，鸡血藤12g，酸枣仁9g，茯苓9g，远志9g，炙甘草6g，蔓荆子3g。7剂，每日1剂，分2次服。

针灸：足三里、三阴交、列缺毫针刺，行平补平泻法，留针10分钟；百会艾灸5分钟；心俞、肺俞、脾俞、胃俞、肾俞走罐至皮肤潮红。7次1个疗程，每日 1 次。

二诊：眩晕大减，气力见增，手足渐温，精神好转，前方加山楂 12g、山药 9g、莲肉 12g、大枣 5 枚滋补脾胃，再进 15 剂后诸症悉除。

按语：本案眩晕属气血亏虚型。《灵枢·海论》云："髓海不足，则脑转耳鸣，胫酸眩冒，目无所见，懈怠安卧。"可见气血亏虚，脑失所养，气虚则清阳不升，血虚则清窍蒙蔽，发而为眩晕。脾胃为后天之本，气血生化之源，故治当健运脾胃，补养气血，填充髓海，止息眩晕。针刺加艾灸足三里（足阳明胃经合穴）、三阴交（足太阴脾经、足厥阴肝经、足少阴肾经交会穴）补气养血，健脾益胃；列缺（手太阴肺经络穴、八脉交会穴）宣肺通络，引气上行；百会（督脉要穴）会同心俞、肺俞、脾俞、胃俞、肾俞（足太阳膀胱经）拔罐后振奋之阳气，循经络直上头颠而温通脑络。方药以归脾汤加减，方中党参、黄芪、当归补气养血；白术、茯苓健脾祛湿；法半夏、陈皮、僵蚕祛风豁痰；丹参、鸡血藤活血化瘀；酸枣仁、远志安神定志；炙甘草补气和中，调和诸药；蔓荆子清利头目，兼充引经药。患者年老体衰，愈后补益脾胃尤为重要，故二诊时依前方再加山楂、山药、莲肉、大枣等以固其本。再是，患者久病必虚，久虚必滞，滞者痰、瘀之类浊物也，故本案当是虚实夹杂之证，治虚补益气血，治实祛痰化瘀，虚实夹杂则二者兼之，临床须灵活应用。

案 4：肝肾阴虚

左某，男，64 岁，工人，株洲，2002 年 8 月 7 日初诊。

患者原在某单位从事销售工作，因眩晕证等病退在家。症见消瘦体弱，头晕目眩，腰膝酸软，胁肋胀痛，耳鸣口干，五心烦热，纳差眠少，二便尚可，舌红苔薄，脉弦细。

辨证：眩晕（肝肾阴虚）。

治法：滋养肝肾，填精补髓。

针灸：关元、命门、行间、商丘，毫针刺，行平补平泻法，留针 10 分钟后加艾灸 15 分钟；心俞、肺俞、肝俞、脾俞、胃俞、肾俞走罐至皮肤潮红。7 次 1 个疗程，每日 1 次。

方药：左归丸加减。熟地 15g，枸杞子 12g，山茱萸 12g，杜仲 9g，菟丝子 9g，石决明 12g，珍珠母 12g，知母 9g，黄柏 9g，紫菀 9g，丹参 9g，川芎

6g，白蒺藜 3g。7 剂，每日 1 剂，分 2 次服。

二诊：头晕目眩、耳鸣及五心烦热症状减轻，腰膝仍觉乏力，胸胁尚有轻微胀痛，胃口不佳，前方加香附 9g、山药 9g、砂仁 9g、佩兰 6g，再进 7 剂，针灸照前再续 1 个疗程。

三诊：饮食睡眠改善，仍觉体困力乏，前方加太子参 30g、淫羊藿 15g、巴戟天 12g，15 剂，暂停针灸。

四诊：诸症悉除，嘱服杞菊地黄丸以固疗效。

按语：本案属肝肾阴虚所引起的眩晕证，患者虚久滞顽，故采用针药合法治疗以畅通经络，补益气血，燮理阴阳。针灸并用，选取关元（任脉要穴）、命门（督脉要穴）调理阴阳；行间（足厥阴肝经荥穴）疏肝活络；商丘（足太阴脾经经穴）健运脾经；走罐诸背俞穴鼓舞阳气。方药选左归丸加减，方中熟地、枸杞子、山茱萸、杜仲、菟丝子补益肝肾；石决明、珍珠母平肝潜阳；知母、黄柏、紫菀滋阴清热化痰；丹参、川芎活血化瘀；白蒺藜祛风补虚兼引经上行。二诊时知前方已见效，唯觉气滞乏力，故加香附、山药、砂仁、佩兰行气化滞，醒脾开胃。三诊时诸症向愈，乃加太子参、淫羊藿、巴戟天温煦阳气，并嘱服杞菊地黄丸壮本健元。

【结语】

自古名医大家对于治疗眩晕证皆研习精深，各擅胜场。如对病因之说，刘河间主风火，朱丹溪主痰湿，张景岳主气血虚弱等。由此施治之方药皆效同桴鼓，究其原因是诸名医能切合实际，披沙拣金，知常达变，此乃中医"同病异治"之典范也。眩晕之病因，综而述之，与风、火、痰、瘀及气血虚弱皆有关联，这些因素常相互交织，虚实夹杂，只是有多少主次之分罢了。

本篇所选 4 则医案，若按虚实偏盛可分为"两虚"（气血亏虚、肝肾阴虚）、"两实"（风阳上扰、痰浊上蒙）。《中藏经》云"虚则补之，实则泻之"，遵此，在临床治疗中略有心得，分叙于下。

（一）虚则补之

1. 言补应注重脾胃　在"气血亏虚"案中，针灸选足阳明胃经合穴足三里，足三阴经交会穴三阴交；中药选方归脾汤加减，方中党参、白术、茯苓、炙甘草健脾益气。在"肝肾阴虚"案中，针灸选足太阴脾经经穴商丘通经健脾并走罐振奋脾俞、胃俞脾阳之气；中药选方左归丸加减，二诊、三诊时加香附、山药、砂仁、佩兰、太子参化湿醒脾，补中益气。

2. 久虚必虑及痰瘀　体虚生痰，久病必瘀。在"气血亏虚"案中，针灸取手太阴肺经络穴、八脉交会穴列缺化痰通络；中药选方归脾汤加减，方中法半夏、陈皮、僵蚕祛风化痰；丹参、鸡血藤活血化瘀。在"肝肾阴虚"案中，针灸取足太阴脾经经穴商丘健脾化痰，足厥阴肝经荥穴行间疏肝化瘀；中药选方左归丸加减，方中丹参、川芎活血化瘀，紫菀滋阴祛痰。

（二）实则泻之

1. 行泻须存护津液　因泻热降火药多属苦寒温燥之品，过量则易伤有关脏腑之津液，古人有言"留得一分津液，便有一分生机"。在"风阳上扰"案中，针灸取足三阴经交会穴三阴交调和脾、肝、肾之气血并针刺行平补平泻法；中药选天麻钩藤饮加减，方中枸杞子、山药、生地健脾且滋阴。在"痰浊上蒙"案中，针灸取太阴脾经要穴血海调理气血并行平补平泻法；中药选方半夏白术天麻汤加减，方中石斛清热化痰且滋阴。

2. 攻邪宜留予出路　在"风阳上扰"案中，针灸选足少阴肾经涌泉穴针刺后拔罐；因患者溲黄便干，二诊时加火麻仁、泽泻通利二便，与前方牛膝引药下行，驱邪外出。在"痰浊上蒙"案中，针灸取督脉与足太阳膀胱经交会穴百会，逐邪从颠顶而散发；二诊时前方加地龙、车前草、泽泻导邪从二便排出。

（三）不虚不实，以经调之

《中藏经》云："不虚不实，以经调之，此乃良医之大法也。"临床上眩晕证以"不虚不实"即"虚实夹杂"者多见，故针药合用"以经调之"正符合古贤之训导。针灸讲究穴位，中药亦有归经。二者相辅相成，共同调和经络之气血，使其"阴平阳秘，精神乃治"。《灵枢·终始》云"病在头者取之足"，针灸治眩晕，笔者认为头部以百会、风池为要穴，余者辨证循经，近部、远部随证皆可灵活运用，寓"上病下治"之意。上述凡中药虽皆有归经，但倘若无引经药则难以通达病所。笔者治疗眩晕证喜用引经药：

（1）"气血亏虚"者用蔓荆子。蔓荆子，苦、辛、平，入肝、膀胱经。《本草纲目》言其体轻而浮，上行而散，故所主者皆头面风虚之证。

（2）"肝肾阴虚"者用白蒺藜。白蒺藜，辛、苦、温，入肝经。《本草纲目》言古方补肾治风皆用刺蒺藜。

（3）"风阳上扰"者用钩藤。钩藤，甘、微寒，入肝、心包经。《本草纲目》言其治大人头旋目眩，平肝风，除心热。

（4）"痰浊上蒙"者用蝉蜕。蝉蜕，甘、寒，入肺、肝经。《本草纲目》言其治头风眩晕。

《医方集解》言"巅顶之上，惟风可到"，上列四药皆为风药，自可追逐风邪于颠顶。因风性轻扬，故风药亦须轻扬。"轻"有二义焉，一是药品加工严细，寓精兵向导，轻车熟路之意，如蔓荆子、白蒺藜、钩藤，挑选润泽、饱满干燥之净品，蝉蜕去泥土并头足；二是分量宜轻，一般不过钱，即 3g 左右，"轻可去实"，此之谓也。

十三、头痛

案1：肝阳上亢

黄某，男，45 岁，工人，芦溪，1986 年 7 月 23 日初诊。

头晕胀痛，尤以两侧为甚，已有月余。症见面红目赤，视物有些模糊，头烦易怒，腰膝酸软，心悸少寐，口苦咽干，小便黄短涩，大便秘结，已有两天未解，舌红苔厚，脉弦。体温、血压等均正常。

辨证：头痛（肝阳上亢）。

治法：平肝潜阳，滋肾养阴。

针灸：针刺风池、内关、阳陵泉，行泻法，留针 20 分钟；大敦穴点刺放血 3~5 滴；小肠俞至肺俞走罐，至皮肤出现潮红为止。5 次 1 个疗程，1 日 1 次。

方药：天麻钩藤饮加减。天麻 12g，钩藤 9g，生龙骨 15g，生牡蛎 15g，栀子 12g，黄芩 12g，柏子仁 15g，山茱萸 12g，杜仲 9g，桑寄生 9g，怀牛膝 6g。5 剂，每日 1 剂，分 2 次服。

二诊：头痛及余症稍减，唯二便依旧，舌红，苔厚少润，脉弦。针灸依前法继续 1 个疗程，1 日 1 次；中药改用小承气汤加味：大黄 12g，厚朴 9g，枳壳 6g，地龙 9g，泽泻 9g，车前子 9g，生地 12g，女贞子 9g，墨旱莲 9g，川牛膝 6g，炙甘草 3g。3 剂，每日 1 剂，分 2 次服。

三诊：二便通，头痛消失，唯头晕、目稍干涩。暂停针灸，改用杞菊地黄丸加味：枸杞子 12g，菊花 6g，夏枯草 15g，白蒺藜 12g，石决明 18g，山茱萸 15g，熟地 12g，山药 9g，牡丹皮 6g，泽泻 6g，茯苓 9g，太子参 12g。

15 剂后告愈。随访 2 年未复发。

按语：本案为肝阳上亢型头痛，初诊采用针药合治法。针刺风池（足少阳胆经与阳维脉交会穴）、内关（手厥阴心包经络穴，八脉交会穴，通阴维脉）、阳陵泉（足少阳胆经合穴，八会穴之筋会）疏肝理气；大敦（足厥阴肝经井穴）点刺放血，清泻肝火；走罐背俞诸穴，拔毒祛邪。中药以天麻钩藤饮加减，方中天麻、钩藤、生龙骨、生牡蛎平肝潜阳；栀子、黄芩、柏子仁清热宁心；山茱萸、杜仲、桑寄生、怀牛膝补肾填精。二诊时头痛与余症虽有所改善，但当下通利二便至为关键，遂改用小承气汤加味，方中大黄、厚朴、枳壳、地龙、泽泻、车前子通便导滞；生地、女贞子、墨旱莲滋阴护津；川牛膝引药下行；炙甘草调和诸药。三诊后二便通，头痛消失，余症向愈，唯头晕、目稍干涩，故停针灸，再改用杞菊地黄丸加味，方中枸杞子、菊花、夏枯草、白蒺藜、石决明平肝泻热明目；山茱萸、熟地、山药、太子参、牡丹皮、泽泻、茯苓滋阴补肾健脾。选择杞菊地黄丸加味善后，不唯为了明目，且为根治肝阳上亢所引起之头痛，在止痛后万不可忘记滋阴健脾以固先天后天之本。

■ 案 2：痰浊上扰

张某，男，45 岁，商人，上栗，2001 年 4 月 5 日初诊。

半年前因经营一家饮食店亏本歇业，忧闷不乐，该人素嗜肥甘厚味，昨日赴朋友喜宴，在享用酒肴美食后，突发头痛。症见形体肥胖，面色萎黄无华，头痛昏蒙，胸腹痞满，呕恶痰涎，纳差少寐，小便混浊，大便溏而不爽，舌红，苔浅黄腻，脉弦滑。

辨证：头痛（痰浊上扰）。

治法：平肝化痰，和中止痛。

针灸：针刺内关、期门、阳陵泉，行泻法，留针 20 分钟；针刺足三里、丰隆，行泻法，留针 10 分钟后加拔罐，留 10 分钟；艾灸中脘，施 3~5 壮（隔姜片）。7 次 1 个疗程，1 日 1 次。

方药：半夏白术天麻汤加减。姜半夏 12g，陈皮 6g，天麻 9g，白蒺藜 12g，僵蚕 6g，白术 9g，茯苓 9g，太子参 9g，大枣 3 枚，络石藤 9g，白芍 12g，炙甘草 6g，蔓荆子 3g。7 剂，每日 1 剂，分 2 次服。

二诊：头痛及余症减轻，仍觉胸脘痞满不舒，口淡黏腻，欲呕，二便依旧。暂停针灸，予以半夏泻心汤加减：法半夏 9g，黄芩 9g，黄连 9g，干姜 9g，人参 12g，大枣 3 枚，砂仁 6g，神曲 9g，瓜蒌 15g，泽泻 9g，枳实 6g，川牛膝 6g。7 剂，每日 1 剂，分 2 次服。

三诊：头痛消失，脘腹得舒，二便基本恢复正常，舌淡红，苔薄白，脉沉缓。予四君子汤加味：人参 12g，白术 12g，茯苓 9g，炙甘草 6g，佛手 9g，石斛 9g，鸡内金 9g，法半夏 9g，陈皮 6g，远志 9g，酸枣仁 12g。

5 剂后康复如常，嘱再服 15 剂以固疗效，随访 3 年未再发。

按语：患者素嗜肥甘厚味，日久在体内蕴热成痰，痰浊中阻，上蒙清窍，经络不通故头痛昏蒙。此案为针药合治，针刺内关（手厥阴心包经络穴，八脉交会穴，通阴维脉）、期门（肝之募穴，足厥阴、足太阴与阴维脉交会穴）、阳陵泉（足少阳胆经合穴，八会穴之筋会）理气止呕；针刺加拔罐足三里（足阳明胃经合穴）、丰隆（足阳明胃经络穴）化痰和中；艾灸中脘（胃之募穴，八会穴之腑会）温补脾胃。方药用半夏白术天麻汤加减，方中姜半夏、陈皮、天麻、白蒺藜、僵蚕平肝化痰；白术、茯苓、太子参、大枣祛湿健脾；络石藤、白芍、炙甘草、蔓荆子通络止痛；其中蔓荆子清热祛风兼为引经药。二诊见头痛及余症减轻，因胸脘痞闷，二便不爽，虽暂停针灸，但改用半夏泻心汤加减，方中黄芩、黄连对应法半夏、干姜，苦辛并进以散其寒热互结，补泻合施以调其虚实相兼；人参、大枣、砂仁、神曲健脾温中；瓜蒌、泽泻、枳实、川牛膝通便导滞，其中川牛膝补益肾精，兼引药下行。三诊时头痛消失，余症向愈，予四君子汤加味，方中人参、白术、茯苓、炙甘草一起健脾；佛手、石斛、鸡内金宽中养胃；法半夏、陈皮、远志、酸枣仁化滞安神。患者头痛，病位虽在上，病根却在中，即中焦脾胃失司，令湿热痰浊之邪阻滞经络，于是头部气血失养故致头痛。患者虽头痛已愈，但隐因难尽，予四君子汤加味，正是为了进一步调理与强健脾胃，治标后亟需固本，此为医之道也。

■ 案3：瘀阻脑络

朱某，女，42岁，农民，安源，1988年4月27日初诊。

2年前不慎跌倒，头部受轻伤，5日后痊愈。患者素体瘦弱，3天前外出卖菜偶染风寒。症见头部右耳后痛如刀割，痛点恰为3年前跌伤处。无汗、微恶风寒，体温37.5℃，心烦体困，纳差少寐，二便尚可。舌紫暗，有少许瘀斑，苔薄白，脉弦涩。

辨证：头痛（瘀阻脑络）。

治法：行气活血，化瘀止痛。

方药：通窍活血汤加减。当归9g，赤芍12g，川芎12g，红花6g，桃仁6g，丹参15g，益母草15g，延胡索9g，川楝子6g，白芷6g。3剂，每日1剂，分2次服。

二诊：头痛依然，得热敷稍缓，体温38℃，从她的自诉得知感冒后即服用从药店购得的板蓝根冲剂，一直到来医院前两小时。体温未降反升，病症加重，无疑为患者误服过量寒凉药品所致。遂于前方减丹参、益母草，加羌活9g、桂枝6g、细辛3g、葛根9g。5剂，每日1剂，分2次服。配针灸疗法：针刺合谷，足三里、三阴交，行平补平泻法，留针20分钟；用三棱针点刺大椎，放2~3滴血后拔罐，留15分钟。5次1个疗程，1日1次。

三诊：体温37℃，头痛完全消失，余症向愈。予补阳还五汤加减：黄芪60g，当归6g，赤芍9g，地龙12g，红花6g，桃仁6g，川芎9g，党参15g，白术12g，山药12g，山茱萸15g，补骨脂15g，石菖蒲3g。服20剂以巩固疗效，随诊3年未复发。

按语：患者2年前跌倒虽愈，但瘀积未净。3天前由于风寒之邪恰好激发旧疾而引起头痛。患者因自服板蓝根冲剂，过度饮入寒凉，故初诊所投之通窍活血汤加减方不但无效，反使体温升高，余症增重。将清原委后，仍依前方，减药性偏寒凉之丹参、益母草，加羌活、细辛、桂枝、葛根辛温升散之品，其中葛根有养胃生津之功；并添加针灸疗法，针刺合谷（手阳明大肠经原穴）、足三里（足阳明胃经合穴）、三阴交（足三阴经交会穴）行气活血；放血并拔罐大椎（督脉穴）泻热祛邪。由于辨证准确，决策果断，施治得法，故二诊后即痊愈。为巩固疗效，予补阳还五汤加减善后，方中黄芪、当归、赤芍补气活血；地龙、红花、桃仁、川芎化瘀散结；党参、白术、山药、山茱萸、补骨脂健脾强肾；石菖蒲通络开窍，兼为引经药。疗效如何，探本求因；用药之妙，存乎一心。

案4：气血虚亏

陈某，男，72岁，工人，芦溪，1987年6月16日初诊。

素体虚弱，头部无定处隐隐胀痛或刺痛已有3年。症见体温36.8℃，面色㿠白，神疲乏力，汗出气短，微恶风寒，心悸少寐，胸腹痞满，纳呆嗳气，溲浊便溏，舌淡苔薄白，脉细弱。

辨证：头痛（气血虚亏）。

治法：益气养血，清窍止痛。

方药：八珍汤加味。

党参12g，白术9g，茯苓9g，炙甘草6g，当归6g，川芎9g，白芍12g，熟地18g，黄芪30g，蔓荆子3g。5剂，每日1剂，分2次服。

二诊：头胀痛依旧，体温37.2℃。脘腹胀满，胸闷欲呕，便溏次数由一次增至两三次。改为和胃二陈煎加减：干姜15g，黄芩15g，砂仁12g，豆蔻12g，姜半夏12g，陈皮6g，白术9g，神曲9g，山楂9g，大枣5枚，淡豆豉2g。14剂，每日1剂，分2次服。

针灸：针刺足三里、气海、关元、中脘，行补法，皆留针20分钟；艾灸命门，施3~5壮；温和灸关元俞至肺俞，待皮肤出现潮红后走罐3个来回。7次1个疗程，隔日1次。

三诊：头痛大减，体温36.8℃，痞散纳增，大便已成形。暂停针灸，原方再进10剂。

四诊：头痛消失，为增强体质，再予八珍汤加味。人参12g，白术12g，茯苓9g，炙甘草6g，黄芪30g，当归6g，川芎9g，白芍12g，熟地12g，杜仲12g，山茱萸15g，酸枣仁12g。服20剂后告愈，随诊2年未复发。

按语：本案之头痛，主要由气血虚亏所引起，初诊用八珍汤加味对症治疗，不料患者不仅体温升高，还出现腹胀满、胸闷欲呕、便溏次数增加等现象，此乃"虚不受补"之状，故在二诊时改用和胃二陈煎加减，方中用辛热之干姜与苦寒之黄芩，辛开苦降，和胃消痞；姜半夏、陈皮、砂仁、豆蔻化痰止呕；白术、神曲、山楂、大枣、淡豆豉健脾除烦。针刺足三里（足阳明胃经合穴）、气海（任脉穴）、关元（任脉与足三阴经交会穴；小肠之募穴）补益气血，中脘（胃之募穴，八会穴之腑会）温中止呕；艾灸命门（督脉穴）、温和灸加走罐背俞诸穴通经振阳。针药合治，疗效显著，患者头痛大减，体温恢复正常，余症均大有改善，头痛消失后，为增强体质，再予八珍汤加味，方中人参、白术、茯苓、炙甘草补气健脾；黄芪、当归、川芎、白芍、熟地活血养血；杜仲、山茱萸、酸枣仁补肾宁心。本案初诊与末诊根据辨证施治中医传统理念，均选用八珍汤加减，方同而效不同，个中滋味颇令人深思。

【结语】

头风病因固多，但总不外乎外感与内伤二类。外感多由风邪夹寒、热、湿为患，病程较短，头痛暴起，故以实证为主；内伤多因肝、脾、肾功能失调所致，病程较长，且常反复发作，既有痰、火、瘀等实邪存在，又有阴血亏虚或阳虚气弱等正虚表现，故以虚实相兼为常见，故医者当仔细辨证而精心施治。本篇所选 4 则医案，所属类型分别是肝阳上亢、痰浊上扰、瘀阻脑络、气血虚亏。在诊疗过程中有两点心得体会：

1. 攻略有序　在"肝阳上亢"案中，初诊采用针药合治，虽已见疗效，却不是按照惯例"效不更方"，而是根据患者的症状分析后认为，当务之急乃是通利二便，驱邪外出。于是果断改进诊疗方案，即针灸依前法继续 1 个疗程，方药将天麻钩藤饮加减改为小承气汤加味，二便畅通后，气顺力增，饮食睡眠亦有所改善，心情好转，头痛即随之消失。

在"痰浊上扰"案中，初诊以半夏白术天麻汤加减，化痰平肝，虽已见疗效，肝火已平，但患者久嗜肥甘厚味，湿热痰浊余部负隅顽抗，仍在作祟，致使患者胸脘痞满，二便不爽，为加大荡邪力度，故易半夏白术天麻汤为半夏泻心汤加减，由于换帅得宜，头痛立获痊愈。

2. 改偏归正 在"瘀阻脑络"案中,初诊用通窍活血汤加减不但无效,反而使体温升高,余症病情增重,究其原因,乃患者自服板蓝根冲剂,过度饮入寒凉而损伤脾胃所致,故在原方中减去偏寒凉之丹参、益母草,加羌活、细辛、桂枝、葛根辛温升散之品,其中葛根尚兼养胃生津之职,为迅速改变局势,特增添针灸疗法,协助泻热祛邪。针药合治,疗效显著,后以补阳还五汤加减,欣告痊愈。

在"气血虚亏"案中,初诊用八珍汤加味,无奈患者年老体衰,竟然虚不受补!据症状分析,患者脾肾皆阳虚。虚久必滞,滞者,湿热痰瘀浊物之类也。经络阻塞,气血不行,初诊所投之八珍汤加减药物,无的放矢,反成累赘,造成患者出现脘腹胀满、胸闷欲呕、二便益加不爽等事与愿违之现象。经仔细斟酌,决定首先从解决滞阻痞满入手,于是选用和胃二陈煎加减,并配用针灸疏通经络、振奋阳气。由于辨证准确,决策果断,措施得力,所以立竿见影,迅速扭转了病情。破除阻滞后,再投入八珍汤加减,补益脾肾,充盈气血,使患者康复。本案成功之关键是不但及时找准并积极有效地解决了主要矛盾,即消除滞阻,先通后补,而且重新采用八珍汤加减滋补脾肾,标本兼治。

十四、中风

案 1:肝肾阴虚

刘某,女,67 岁,居民,安源,1996 年 8 月 17 日初诊。

患者 3 个月前与友人聚会后回家,突然发现肢体活动障碍,经西医诊断为脑梗死,住院治疗 1 个月。有冠心病史,血压 153/97mmHg,一直依赖西药降压药控制,出院后留下后遗症,改求中医治疗。

症见:形容憔悴、干瘦,左侧肢体轻微麻木,乏力,可扶杖缓行 20 米,说话有些含糊不清,心烦头晕,胸腹微胀,纳差少眠,二便尚可,舌质紫暗,苔薄少津,脉弦细。

辨证：中风（肝肾阴虚）。

治法：滋养肝肾，息风化滞。

针灸：针刺太冲、通里、肩髃、后溪、合谷、悬钟、环跳，行平补平泻法；艾灸足三里、膻中、丰隆，每穴 3~5 壮。头针选双侧运动区、足运感区、语言区，留针 20 分钟。电针选穴位 2~3 对，进针后做提插行针，使针感向远端扩散，然后用电针仪，采用疏波或断续波，电流刺激量逐渐加强，通电时间一次约 1 分钟，暂停后再继续 1~2 分钟，如此反复 3~4 次。7 次为 1 个疗程，每日 1 次。

方药：自拟方。黄芪 30g，当归 9g，丹参 12g，木香 6g，络石藤 9g，乳香 9g，没药 9g，穿山甲 9g，地龙 12g，路路通 6g。7 剂，每日 1 剂，分 2 次服。

二诊：头晕心烦略减，肢体感觉轻松，气力亦稍增大，余症平平，舌象脉象如前。针刺加三阴交、关元，行平补平泻法，留针 20 分钟；心俞、肺俞、肝俞、脾俞、胃俞、膈俞、肾俞行温和灸，至皮肤潮红后走罐，来回 10 余次，继续一疗程，隔日 1 次。中药改用温胆汤加减：淫羊藿 15g，杜仲 12g，枸杞子 9g，桑椹 12g，赤芍 12g，炙甘草 6g，枳实 9g，瓜蒌 9g，法半夏 12g，陈皮 6g，竹茹 9g，白蒺藜 12g，蔓荆子 3g，茯苓 9g。再进 14 剂，每日 1 剂，分 2 次服。

三诊：肢体麻木感消失，肢体气力更增，离杖可缓行 150 米左右，说话口齿较前更清楚，唯纳差少眠未见明显变化，舌质淡红，苔薄有津，脉细缓有力。前方加黄芪 60g、太子参 15g、当归 9g、山药 12g、白术 9g、远志 12g，60 剂，研末炼蜜为丸，每日 2 次，每次 10g，并用三七粉 6g、龟鹿二仙膏 10g 同服。

3 个月后随访，患者可离杖缓行 300 米左右，余症均有所改善，神色欣喜，嘱坚持再服一段时期药，注重饮食起居，愉悦心情，适当锻炼，以求进一步改善。

按语：患者素有高血压，据其自诉，此次病前已停服降压药 1 星期，由于情绪激动诱而复发，中医认为是肝阳上亢，内风旋动，气血逆乱，风痰瘀并而作祟。此病之本为肝肾阴虚，脾阳不振，病之标乃气血经络受到阻滞，冲犯脑窍。本案标急于本，故初诊以治标为主，采用针药合治之法，以疏通经络为先。针刺太冲（足厥阴肝经原穴）、通里（手少阴心经络穴）、肩髃（手阳明经与阳跷脉交会穴）、后溪（八脉交会穴）、合谷（手阳明大肠经原穴）、悬钟（八会穴之髓会）、环跳（足少阳胆经与足太阳膀胱经交会穴）畅开经脉；艾灸足三里（足阳明胃经合穴）、膻中（八会穴之气会）、丰隆（足阳明胃经络穴）行气化痰。中药用自拟方，方中黄芪、当归补益气血；丹参、木香、络石藤、乳香、没药、穿山甲、地龙、路路通疏经通络，其中路路通兼为引经药。初诊因为疏开经络，故肢体顿觉轻松。

二诊为标本同治，针刺加三阴交（足三阴经交会穴）、关元（任脉要穴）补益阴津；温和灸并拔罐背俞诸穴，振奋阳气；二者并用，起充盈气血、平衡阴阳之功效。中药用温胆汤加减，方中淫羊藿、杜仲、枸杞子、桑椹补益肝肾；赤芍、炙甘草酸甘化阴；枳实、瓜蒌、茯苓行气渗湿；法半夏、陈皮、竹茹、白蒺藜、蔓荆子化痰祛风，其中蔓荆子还清利头目兼为引经药。三诊在显效基础上暂停针灸，中药加黄芪、太子参、当归、山药、白术益气健脾，以强后天之本；远志化痰通络，安神定志，同时改汤剂为丸剂，与三七粉、龟鹿二仙膏同服，以增强疗效，并期久久为功。

案2：气虚血瘀

甘某，男，52岁，居民，湘东，2005年3月9日初诊。

患者性格平素暴烈，血压145/92mmHg，间歇性服用西药降压。1年前一次与人争吵突发疾病住院治疗，出院后留下脑梗死后遗症，自诉服西药效果欠佳，遂求治于中医。

症见：形体虚胖，面色苍白，疲惫气短，左侧肢体乏力，跛行，心悸，自汗，口角有少许流涎，纳差，少眠，二便不爽，舌体胖嫩，舌质暗紫，脉细涩。

辨证：中风（气虚血瘀）。

治法：益气活血，祛痰通络。

针灸：针刺列缺、血海、足三里，行平补平泻法，留针20分钟；艾灸百会，行温和灸10分钟；艾灸心俞、脾俞、胃俞、肾俞，各穴施3壮。7次1个疗程，每日1次。

方药：补阳还五汤加减。黄芪9g，党参6g，当归6g，川芎10g，红花10g，桃仁10g，地龙12g，全蝎10g，僵蚕10g，鸡血藤10g，酸枣仁12g，牛膝6g。7剂，每日1剂，分2次服。

二诊： 诸症平平，唯口角流涎已止，精神略见好转。前方黄芪由9g增至60g、党参由6g增至15g，加柴胡9g、白芍12g、香附10g，三七粉9g^{另包}吞服，再进14剂。针灸加刺期门、膻中，行平补平泻法，留针20分钟；艾灸关元，3~5壮，隔日1次，续一疗程。

三诊： 血压118/87mmHg，服药后心悸、自汗已止，余症好转，肢体气力有所改善，舌质转为淡红，苔白，脉细缓。暂停针灸，前方加桑椹15g、火麻仁10g，研末炼蜜为丸，进60剂，每日2次，1次服10g，并吞服三七粉9g，阿胶10g^{烊化}。随访半年后情况稳定，虽仍扶杖缓行，但见容光焕发。

按语： 患者为脑梗死后遗症，中医诊断为气虚血瘀型中风。心悸自汗为心虚，口角流涎，纳差少眠乃脾虚；左侧肢体乏力、跛行、二便不爽，均示肾虚；舌象脉象亦显气滞血瘀之态。针刺列缺（手太阴肺经络穴，八脉交会穴之一，通于任脉）、血海（足太阴脾经要穴）、足三里（足阳明胃经合穴）补益气血；艾灸百会通经振阳；心俞、脾俞、胃俞、肾俞，活络化痰。中药选补阳还五汤加减，方中黄芪、党参、当归补益气血，川芎、红花、桃仁活血化瘀；地龙、全蝎、僵蚕、鸡血藤祛风通络；酸枣仁安神定志；牛膝补肾强筋兼引药下行。二诊虽未见显效，但口涎已止，由此可知脾虚已改善；针刺加期门、膻中，艾灸加关元以疏通肝经；配合柴胡、白芍、香附以疏理气机；黄芪、党参加量及增吞服三七粉为宏其药力。三诊时已见显效，故停针灸，前方加桑椹、火麻仁，并兼服阿胶滋养阴血，再服此方丸剂以固疗效。

案3：痰瘀阻络

陈某，男，72岁，居民，安源，2001年12月6日初诊。

患者于2个月前因轻度脑梗死住院，有高血压病史（158/95mmHg），凭西药降压维持。出院留下后遗症，继服某医之补阳还五汤加减方30余剂，不但无效，反使病情现加重之势，遂求治于余。

症见： 身形消瘦，面色晦暗，语言有些断续，不连贯，手指轻微颤抖，肢体困倦乏力，可扶杖缓行，胸腹稍胀满，纳差眠少，二便尚可，舌质暗红，苔淡黄而腻，脉弦滑。

辨证： 中风（痰瘀阻络）。

治法：化痰祛瘀，息风通络。

针灸：针刺太冲、悬钟、外关、肩髃、丰隆、血海，行平补平泻法，留针20分钟；艾灸心俞、肺俞、肝俞、脾俞、胃俞、肾俞，每穴施3壮。7次1个疗程，隔日1次。

方药：半夏白术天麻汤加减。法半夏12g，胆南星9g，陈皮6g，白术9g，茯苓9g，玄参9g，天麻12g，白附子9g，全蝎9g，蜈蚣9g，地龙9g，丹参12g，石菖蒲3g。14剂，每日1剂，分2次服。

二诊：说话、手指颤抖略有改善，精神好转，余症依旧，舌质淡红，苔薄黄，脉弦细。针刺穴位加足三里、气海，艾灸加命门，仍隔日1次，继续1个疗程。中药改用补阳还五汤加减：黄芪30g，太子参15g，当归9g，川芎12g，红花9g，桃仁9g，鸡血藤9g，地龙9g，淫羊藿12g，杜仲9g，狗脊9g，丝瓜络6g，共14剂，每日1剂，分2次服用。

三诊：手指颤抖消失，说话无明显停顿，只是语速较为迟缓，肢体气力略有增加，步履较前稳健，可缓行300米左右，胸腹无胀满，由于精神好转，食欲、睡眠亦有所改善，舌象同前，脉象弦缓有力。中药效不更方，黄芪增至90g，太子参改为党参30g，再加赤芍9g、白术9g、山楂15g、神曲9g，共60剂，每日1剂，分2次服用。

3个月后随访，说话基本恢复正常，可离杖缓行500米左右，饮食、睡眠及二便均向愈，精力充沛，嘱注重起居营养，适当锻炼，以求进一步改善。

按语：患者有高血压病史，得脑梗死后遗症，因前医在经络严重阻滞的情况下不去疏理，反而过早使用补阳还五汤加减治之，重用黄芪等一类温性补益气血之品，产生内热，反助痰邪滋生而阻滞经络，事与愿违，故加重病情。本案初诊针刺太冲（足厥阴肝经原穴）、悬钟（足少阳胆经，八会穴之髓会）梳理气机；针刺外关（手少阳三焦经络穴，八脉交会穴）、肩髃（手阳明大肠经与阳跷脉交会穴）通经络；针刺丰隆、血海祛痰化滞。中药选半夏白术天麻汤加减，方中法半夏、胆南星、陈皮清热化痰；白术、茯苓、玄参滋阴健脾；天麻、白附子、全蝎、蜈蚣、地龙、丹参、石菖蒲祛风活血，通络化滞。初诊祛风化痰已见疗效，二诊时补益气血，化痰通络，故针刺穴位加足三里、气海，艾灸加命门补益气血；中药改用补阳还五汤加减，方中黄芪、太子参、当归、川芎补益气血，红花、桃仁、鸡血藤、地龙化瘀通络，淫羊藿、杜仲、狗脊补肾强筋，丝瓜络疏风通络兼为引经药。三诊时效不更方，将太子参改为党参，并加赤芍、白术、山楂、神曲增强健脾理气之功，以固后天之本。

【结语】

此篇所选3则医案均为脑梗死后遗症，中医辨证分型为气虚血瘀、痰瘀阻络、肝肾阴虚。由于方证合拍、针药合理并治、医患良好配合等因素，使得三案疗效均较为满意，现将治疗过程中的两点粗浅体会与同道分享商讨：

（一）先通后补

历代医家对中风病因、病理众说纷纭，但归纳后不外虚、火、风、痰、气逆、血瘀六端，虽同病异治，但殊途同归，各显奇妙。窃以为，中风主要病机在于脏腑气血阴阳失调，于是生风、积痰、成瘀，使气血运行阻滞，肌肤筋脉失去濡养，气血并逆，直冲犯脑，脑为元神之府，失其职守则酿成此病。既然如此，那么如何迅速有效地疏通经络之滞阻无疑当摆在第一要务，因为只有使经络畅通，方可令气血健行。

针灸对于通利经络直接而迅速，中药在对症精准度和药力持久上尤具特色。若二者结合，强强联手，相互配合，要比单军作战更具威力，本篇所选3则医案均采用针药合治即为此也。

在气虚血瘀一案中，初诊虽选用补阳还五汤加减，但其中黄芪仅用9g、党参仅6g，为更好地发挥化痰祛瘀作用而仅充当助推配角，根据本人临床经验，此方中黄芪用量须在30g以上方能见补气之显效。二诊知悉初诊已见效后，将黄芪用量增至60g，党参增至15g，并加柴胡、白芍、香附梳理气机，加三七粉增活血化瘀之力。或曰：患者有高血压病史，此举可乎？根据个人临床经验，余以为，此举不但不会升高血压，反而会改善血压，《素问·六元正纪大论》云"有故无殒，亦无殒也"。针刺亦加期门、膻中，艾灸加关元，予以密切配合。三诊时前方再加桑椹、阿胶、火麻仁等，实为滋阴护津之虑。

在痰瘀阻络案中，患者由于遵前医，将过早投入的补阳还五汤加减药物连服 30 余剂，致使病势加重。余视其方，见其中黄芪用量高达 60g，而活血化瘀之品仅留红花、桃仁二味而已，且用量各为 6g。温热燥气交凝痰瘀，经络添堵，焉能不坏病哉！据此，余初诊用半夏白术天麻汤加减，着重化痰祛瘀，并用针灸配合以纠其偏；二诊知此法见效后复用补阳还五汤加减，"变本加厉"，重用黄芪，此乃启新不避故也。同时，针刺加足三里、气海，艾灸加命门，与之呼应。三诊黄芪增至 90g、太子参改为党参，再加赤芍、白术、山楂、神曲，益气健脾以固本。众法并用，循序渐进，使滞阻排除，经络畅通，气血健运，脑窍得养，筋骨滋荣，肢节润利，诸症日趋康复。

（二）阴阳互引

本篇所选的 3 则医案皆采用针药合治，所取穴位是双者用双，单者用单，不着意分健侧和患侧。根据余多年临床经验，窃以为，针灸治疗中风不必生搬硬套，强行执行初病刺患侧、久病刺双侧，先刺健侧、后刺患侧，补健侧、泻患侧等条框规定。传统中医认为，一个病证的生成与发展是人体阴阳失去相对的平衡，导致阴阳偏胜偏衰，阴胜则阳病，阳胜则阴病等。

阴阳学说是中医传统理论的重要内容之一，五脏属阴，六腑属阳；腹为阴，背为阳，下为阴，上为阳；左为阳，右为阴。那么就肢体而言，健侧与患侧无疑亦是阴阳对应关系。阴阳之病，病因病机皆是相互影响，在一定条件下还可以相互转化的。

所谓"初病单刺患侧，久病方可刺双侧"，以及"补健侧，泻患侧"等说辞均与阴阳学说相悖，比如本篇气虚血瘀案中，针刺患肢穴位就宜用补法或平补平泻法。初病与久病，初与久何以界定？"先刺健侧，后刺患侧"，先后次序有何意义与影响？二者间隔多长？等等，这些具体问题在临床上很难真正遵守。

中风主要是脏腑气血阴阳失调，风、痰、瘀与气血并逆，直冲犯脑所致。自古针灸虽有缪刺、恢刺及"左病刺右、右病刺左"等传统手法，但主要用于胸胁、腹背、肩颈等疼痛症，病因病机是某脏腑或相应脏腑发生病变，而中风是脑部受损伤，脑为元神之府、统率指挥五脏六腑、四肢百骸，君臣有别，所以中风的治疗不可简单地与缪刺、恢刺视为等同。

十五、面瘫

案1：风寒阻络

黄某，女，26岁，居民，上栗，2004年7月17日初诊。

患者畏热，因在睡觉时将迎面而吹之空调温度定得太低，通宵未停，次日起床后发现右侧面部板滞麻木，不能做皱眉、鼓颊等动作，口角向左侧㖞斜，口唇闭合不全，漱口时嘴角漏水，露睛流泪，右侧额纹、鼻唇沟变浅。微恶风寒，无汗，体温37.8℃，头痛，四肢酸楚，不思饮食，二便尚可，舌淡苔白，脉弦细。

辨证：面瘫（风寒阻络）。

治法：祛风散寒，通络牵正。

针灸：患侧地仓透颊车，阳白透鱼腰，下关透丝竹空，弱刺激，10分钟后再刺激1次，留针共20分钟；健侧针刺风池、翳风，较强刺激，行平补平泻法，留针20分钟；大椎穴拔罐，留10分钟；针刺双侧合谷，强刺激，行平补平泻法；留针20分钟。针后患侧生理盐水热敷10分钟。7次为1个疗程，每日1次。

方药：荆防败毒散合牵正散加减。荆芥9g，防风9g，羌活9g，柴胡9g，太子参12g，川芎9g，枳壳6g，茯苓9g，白附子9g，钩藤9g，僵蚕6g，甘草6g，海风藤12g。7剂，每日1剂，分2次服。

二诊：头痛、四肢酸楚等表证已解，体温也恢复正常，食欲与睡眠有所进步，患侧肌肉较前明显松弛，露睛、流泪、漏水状态均大为改善。针灸暂停3天后，穴位依旧，手法稍微加重，透针留针期间再增加2~3次刺激，针后热敷改为红外线照射5分钟，继续1个疗程，每日1次。中药前方去荆芥、防风、羌活、柴胡，加枸杞子9g、白花蛇舌草12g，再进10剂。

后患者来电告知，5剂后康复如常，嘱注意饮食起居以防复发。

按语：患者因卫阳不固，脉络空虚，风寒之邪侵损面部筋脉，以致经络阻滞，气血失调，肌肉松弛不均而成面瘫。初诊患侧采用透针法逐风寒之邪出，因为此刻风寒之邪正稽留在表，尚未入里。透针三对穴：地仓（手阳明大肠经、足阳明胃经与阳跷脉交会穴）透颊车（足阳明胃经）、阳白（足少阳胆经、阳维脉交会穴）透鱼腰（经外奇穴）、下关（足阳明胃经、足少阳胆经交会穴）透丝竹空（手少阳三焦经）解表清热，疏经通络。健侧选风池（足少阳胆经、阳维脉交会穴）、翳风（手少阳三焦经、足少阳胆经交会穴）驱除风邪。拔罐选大椎（督脉穴）泻热祛邪。以上诸穴均取自患侧近部，而再取远部双侧合谷（手阳明大肠经原穴），彼此呼应以增强兵力也。手法虽均为平补平泻法，但患侧弱刺激，健侧稍强刺激，远部强刺激，面部针后初诊热敷，二诊时改为红外线灯照，皆为更好地促进疏通经络，畅行气血。中药选方荆防败毒散合牵正散加减，方中荆芥、防风、羌活、柴胡散寒清热解表；太子参、川芎、枳壳、茯苓行气化湿活血；白附子、钩藤、僵蚕、海风藤祛风通络牵正；甘草清热解毒，调和诸药。初诊显效，针灸穴位照常，只是手法加重，针后由热敷改为红外线灯照；由于表证已解，故遵前方去诸解表药，加枸杞子平补气血、白花蛇舌草清除余毒，因治疗及时，针药合力，遂捷奏其功。

案2：肝肾阴虚

朱某，男，67 岁，居民，浏阳，2002 年 4 月 17 日初诊。

一年前因风寒阻络曾患面瘫，经针灸、中药治疗已"痊愈"。前天与老朋友聚会，忙于应酬，疲劳过度，以致旧病复发。

症见： 右侧面部板滞麻木，不能皱眉、鼓颊，口角向左㖞斜，漱口漏水，露睛流泪，右额纹、鼻唇沟变浅，与上次面瘫状态相似，只是程度略轻，伴随出现头晕耳鸣、胸胁胀满、腰膝酸软、五心烦热、纳差失眠等肝肾阴虚症状，舌质偏红，苔薄白，脉弦细。

辨证： 面瘫（肝肾阴虚）。

治法： 滋补肝肾，疏经化滞。

针灸： 采用电针治疗。患侧主穴：地仓、翳风、下关、攒竹。配穴：太阳、迎香、颊车、阳白、水沟。上述诸穴轮流配合使用，一般一次选 3~5 穴，留针 15~20 分钟，弱刺激，以面瘫肌肉出现伸缩现象为度。健侧地仓透颊车，下关透四白；双侧合谷透劳宫，阴陵泉透阳陵泉。在所有透穴治疗中，每隔 5

分钟各刺激 1 次，留针 20 分钟。7 次为 1 个疗程，每日 1 次。

方药：自拟方。白芍 15g，炙甘草 6g，天麻 12g，海风藤 12g，胆南星 9g，丹参 9g，山萸肉 9g，菟丝子 9g，鹿角胶 12g^{烊化服用}，桑椹 9g，枸杞子 9g，菊花 3g。7 剂，每日 1 剂，分 2 次服。

二诊：面瘫诸症基本康复，饮食睡眠亦有所改善，唯仍略觉头晕乏力。舌质淡红，苔薄白有津，脉弦细。针刺加内庭、章门、足三里，行平补平泻法，留针 20 分钟；艾灸加膈俞、脾俞、肝俞、肾俞、胃俞，每穴各施 3 壮。暂停 3 日后，继续 1 个疗程，每日 1 次。中药依前方加黄芪 30g、当归 6g、白术 9g、防风 6g、木瓜 9g、薏苡仁 12g，10 剂。

三诊：面瘫诸症消失，头晕大为改善，气力增加，精神振奋。暂停针灸，上方再进 15 剂，另加服六味地黄丸，嘱注重饮食起居，劳逸结合，适当锻炼以增强体质，以免再次反复。

半年后随访，安康如常。

按语：此案旧病复发，属肝肾阴虚型面瘫，予针药合治。初诊，面部采用电针疗法。患侧主穴：地仓（手阳明大肠经、足阳明胃经与阳跷脉交会穴）、翳风（手少阳三焦经、足少阳胆经交会穴）、下关（足阳明胃经、足少阳胆经交会穴）、攒竹（足太阳膀胱经腧穴）；配穴：太阳（经外奇穴）、迎香（手阳明大肠经）、颊车（足阳明胃经）、阳白（足少阳胆经、阳维脉交会穴）、水沟（督脉穴）。远部双侧取合谷（手阳明大肠经原穴）透劳宫（手厥阴心包经），阴陵泉（足太阴脾经合穴）透阳陵泉（足少阳胆经穴、八会穴之筋会），诸穴合奏祛风活血、疏经通络之功。中药选自拟方，方中白芍、炙甘草、天麻、海风藤养肝息风；胆南星、丹参化痰祛瘀；山萸肉、菟丝子、鹿角胶滋肾填精；桑椹、枸杞子、菊花平补肝肾，其中菊花兼为引经药。

二诊时知初诊显效，故加内庭（足阳明胃经荥穴）、章门（脾之募穴，八会穴之脏会，足厥阴肝经、足少阳胆经交会穴）、足三里（足阳明胃经合穴）扩疏经气；中药加黄芪、当归、白术、防风、木瓜、薏苡仁养肝滋肾，益气健脾。三诊时面瘫已愈，嘱遵前方再进 15 剂，并服六味地黄丸以巩固疗效。

【结语】

本篇面瘫选医案两则，一为风寒阻络型，患者年轻初患；二为肝肾阴虚型，患者年老再患。二者面瘫症状相似，但由于病因、病机之差别，所以疗法亦有所不同，虽然均采用针药合治，但同中有异，异中有同。比如针灸，二者取穴与治疗手法强弱、针刺深浅均分患侧与健侧、近部与远部，彼此相互配合，远近呼应。初起患者均主张用弱刺激，如在风寒阻络案中患侧采用透针法；在肝肾阴虚案中采用断续波或疏密波以瘫痪肌肉出现伸缩为度；健侧则采用中强刺激或强刺激以通经活络，健运气血。

二案均采用透针法，但风寒阻络案中邪尚稽留在表；而肝肾阴虚案是旧病重发，此次由于过度疲劳所引起，致病因素在里，故较为复杂。颜面上用透针法，浅而轻，肢体上用透针法，深而重，名同实不同！

在中药组方用药上，风寒阻络案选用荆防败毒散合牵正散加减，意在祛风散寒，通络牵正。二诊知前方显效后，针灸手法加重，针后热敷改用红外线照射；由于表证已解，故去诸解表药加枸杞子、白花蛇舌草平补气血，清除余毒。

肝肾阴虚案中，二诊知悉前方显效后，针刺加内庭、章门、足三里为补气血，加艾灸背俞诸穴，寓阳中求阴之义；中药加黄芪、当归、白术、防风、木瓜、薏苡仁补肝滋肾，益气健脾。三诊时除嘱再进15剂外，还加服六味地黄丸巩固疗效，以防复发。

关于面瘫一病，特别是风寒阻络型，在一般情况下单纯用针灸治疗效果也很显著，如能针药合治，当然更为理想，因为可以兼治他症，正本清源。在选用祛风药方面，窃以为不宜过早用全蝎、蜈蚣之类搜风剔络之品，是否可考虑先用些祛风寒湿邪之诸如海风藤、络石藤、钩藤之类药物，因为刻下风寒之邪尚稽留在表，如力过病所，恐有伤及脾胃之虞。

十六、癫狂病

案1：火盛伤阴

王某，女，34岁，农民，安源，2003年4月6日初诊。

患者 2 年前因一场经济纠纷官司落败，精神严重受挫，曾被某西医院诊断为精神分裂症，在家属劝说陪伴下反复住院数次，目前以氯丙嗪等西药维持，虽病情尚未进一步恶化，但精神状态疲惫，忧闷焦虑，遂求助于中医。

症见：形体消瘦，两颧暗红无华，头晕耳鸣，心烦易怒，多言善惊，口干，时有盗汗，纳差乏力，少眠多梦，溲黄便结，月经不定期，量少色暗，时夹瘀块，舌暗红，苔薄，脉细数。

辨证：狂病（火盛伤阴）。

治法：滋阴降火，安神定志。

针灸：毫针刺神门、阳池、阳谷、气海，行平补平泻法，留针 20 分钟；阴陵泉、阳陵泉用透针法，留针 20 分钟；命门穴隔姜灸 3 壮。7 次 1 个疗程，每日 1 次。

方药：黄连阿胶汤加减。黄连 6g，黄芩 6g，栀子 9g，赤芍 9g，玉竹 9g，炙甘草 6g，太子参 12g，阿胶 12g^{烊化吞服}，酸枣仁 9g，夜交藤 9g，丹参 9g，地骨皮 9g，淡竹叶 3g。7 剂，每日 1 剂，分 2 次服。

二诊：头晕耳鸣、口干、盗汗、心烦及饮食睡眠均有所改善，情绪安静。虑及久病多有痰瘀阻滞，从症象亦可测知，故改服自拟方。太子参 15g，黄芪 30g，当归 6g，山楂 9g，鸡内金 9g，佛手 6g，胆南星 9g，浙贝母 9g，益母草 12g，泽兰 6g，酸枣仁 9g，远志 9g，地骨皮 9g，淡竹叶 3g。14 剂，每日 1 剂，分 2 次服。针灸改为隔日 1 次，延续 1 个疗程。

三诊：睡眠、饮食状态及月经基本恢复正常，头晕、耳鸣、口干、盗汗症状消失，为通利二便，加泽泻 9g、苦参 9g、火麻仁 12g，再进 30 剂，每日 1 剂，分 2 次服。

四诊：诸症向愈，情绪稳定，舌淡红，苔薄，脉细，据患者说配合服用的西药剂量已减至三分之一，嘱继续中西药并用，保持乐观向上的良好心态。

按语：患者罹病反复医治已有 2 年之久，气耗体衰，症见一派火盛伤阴之象，故采用针药合治法以加强疗效。针刺神门（手少阴心经原穴）、阳池（手少阳三焦经原穴）、阳谷（手太阳小肠经经穴）、气海（任脉要穴）滋阴降火，安神定志；透针刺阴陵泉（足太阴脾经合穴）、阳陵泉（足少阳胆经合穴）行气活血；艾灸命门（督脉要穴）扶立正气，寓阳中求阴之意。中药选用黄连阿胶汤加减，方中黄连、黄芩、栀子、赤芍、玉竹滋阴降火；炙甘草、太子参、阿胶、丹参、地骨皮益气活血清热；酸枣仁、夜交藤、淡竹叶安神定志宁心，其中淡竹叶兼为引经药。二诊时知悉前方已见效，虑及病久多有痰瘀阻滞，故改用自拟方，方中太子参、黄芪、当归补益气血；山楂、鸡内金、佛手、胆南星、浙贝母、益母草、泽兰健脾化滞；酸枣仁、远志、地骨皮、淡竹叶宁心安神。针药合治，诸药协力，共竟全功。

案2：痰火上扰

谭某，男，13岁，学生，安源，1977年8月16日初诊。

家居城郊农村，与祖父相依为命，生活清贫。患者是当地有名的熊孩子，在校爱欺负弱小同学，常逃学，校方警告多次但不服管教。三天前放学后，他用砖头将停在路旁的一辆崭新高级轿车的挡风玻璃砸烂，被车主狠揍一顿并索赔，幸被过路众人劝阻才得以逃脱。谭某不敢回家，遂躲入附近一间废弃厂房过夜。次日他家人寻到他后，发现他已精神失常，只见他正骑在一堵废墙上引吭高歌，一边哭笑，一边乱抛砖石，好不容易将其强行捉住，即送至医院。

症见： 面污目赤，性情暴躁，骂詈叫号，丧失理智，不避亲疏，不食不眠，舌质红绛，苔黄腻，脉弦大滑数。

辨证： 狂病（痰火上扰）。

治法： 泻火涤痰，醒神开窍。

针灸： 三棱针点刺大敦、曲池，各放血3~5滴；毫针刺大椎、膻中，行平补平泻法，留针20分钟；梅花针叩刺心俞、膈俞、脾俞、胆俞、肝俞、胃俞，待皮肤潮红、出现微小血珠时，来回走罐3次，后搽上少许药膏以防感染。5次1个疗程，每日1次。

方药： 礞石滚痰汤加减。礞石15g，天竺黄9g，柴胡9g，郁金9g，大黄12g，黄芩6g，栀子6g，沉香6g，川牛膝6g，甘草3g，石菖蒲3g。5剂，每日1剂，分2次服。

二诊： 性情变缓，仍喜叫骂，时哭时笑，只是声音稍低，能识亲人，但不言语，手足无措，少食少眠，据家人讲，昨已换下被稀粪沾污之内裤。前方减大黄，加山楂12g、麦芽9g，进10剂，针灸改为隔日1次，继续1个疗程。

三诊： 表情平静，不乱言语，饮食睡眠有所改善，舌质暗、尖稍红，苔薄黄，脉细数。改用天王补心丹加减：太子参12g，丹参9g，茯神19g，五味子

6g，当归 9g，川芎 6g，赤芍 6g，生地 9g，天冬 6g，麦冬 6g，酸枣仁 9g，柏子仁 9g，淡竹叶 3g，30 剂，研末炼蜜为丸，每日早晚各服 10g。并嘱学校及亲友多做心理开导使其积极向上，健康成长。

按语：患者年少，顽劣成性，缺乏教养，惹招祸殃，挨揍受辱，恨怒伤肝，肝火暴张，引生痰火，上扰神明，蒙蔽清窍，故狂乱无知，骂詈不避亲疏，面红目赤；心伤及脾，脾失健运，则少食少眠，脾主四肢，脾阳亢盛，则四肢实满，实满令登高逾上借高歌骂詈以宣泄；舌绛苔黄腻、脉大滑数均属痰火壅盛之象，火属阳，阳主动，故发病急剧也。点刺放血大敦（足厥阴肝经井穴）、曲池（手阳明大肠经合穴）解郁祛邪；针刺大椎（督脉与手足三阳之会穴）、膻中（八会穴之气会）行气泻热；梅花针叩刺加走罐诸背俞穴，调理气血，平衡阴阳。中药选礞石滚痰汤加减，方中礞石、天竺黄、柴胡、郁金疏肝涤痰开窍；大黄、黄芩、栀子、沉香、川牛膝泻热解郁化滞；甘草调和诸药，石菖蒲开窍兼做引经药。二诊减大黄，加山楂、麦芽增运脾开胃之力。三诊改用天王补心丹加减，研末炼蜜为丸，补心安神，缓缓图之，并嘱注重心理引导，以葆安康。

■ 案 3：痰气郁结

吴某，女，43 岁，个体户，安源，1977 年 3 月 14 日初诊。

患者经营一家小商铺，1 年前被当地工商管理部门查处一批由她自己加工的农产品，被罚款 10 余万元。患者认为虽然无证，但绝非假冒伪劣产品而有害顾客健康，何况尚未售出，货物全部被没收并予重罚，觉得实在冤枉，想不通，从此精神抑郁，常独自蹲墙角或地僻处，指天画地，喃喃自语，哭笑无常，被西医院诊断为精神分裂症。曾住院两次，都是短暂安静，不久即复发，家人无奈下求助中医。

症见：面色萎黄，表情淡漠，神志痴呆，语无伦次，声调时高时低，茶饭不思，慵散少眠，舌苔腻，脉弦滑。

辨证：癫病（痰气郁结）。

治法：理气解郁，化痰开窍。

针灸：点刺大敦，放血 1~2 滴；毫针刺神门、丰隆，行泻法，留针 20 分钟；艾灸心俞、膈俞、肝俞、脾俞，温和灸 10 分钟后加拔罐，留 15 分钟。7

次 1 个疗程，每日 1 次。

方药：顺气导痰汤加减。陈皮 6g，茯苓 9g，法半夏 9g，胆南星 9g，香橼 6g，沉香 6g，郁金 9g，红花 6g，乳香 9g，没药 9g，石菖蒲 3g，甘草 3g。7 剂，每日 1 剂，分 2 次服。

二诊：情绪略见改善，似有饥饿感，每餐可食半碗米饭，夜间不再突然外出、大声哭笑，可安静睡两三个钟头。效不更方，再进 20 剂，暂停针灸。

三诊：情绪基本平稳，面部略有表情，小有光泽，偶尔会向人点头或简短应答，但仍喜独处，长久发呆或自语。昨天有人发现她寻水喝，想必有些口干咽燥，据此依前方加玄参 9g、生地 12g、麦冬 9g、竹茹 9g 滋阴清热，配酸枣仁 9g、远志 9g 安神定志，服 20 剂，针灸继续 2 个疗程。

四诊：诸症告平，精神大为好转，以上方 30 剂研末炼蜜为丸，每丸 10g，每次 1 丸，每日服 2 次，并嘱其家人加强患者心理安慰，引导其要勇于面对现实，逐渐建立积极向上的乐观心态。半年后随访，情况稳定，一如常人。

按语：患者自觉深受委屈，未去申诉而积怨致郁，使肝失疏泄，脾气不升，气郁痰结，阻蔽神明，故出现神志痴呆、表情淡漠、哭笑无常等精神异常症候，痰浊中阻故不思饮食，舌苔腻，脉弦滑。采用针药合治疗法，点刺放血大敦（足厥阴肝经井穴）疏肝泻热；针刺神门（手少阴心经原穴）养心安神、丰隆（足阳明胃经络穴）和胃化痰；艾灸加拔罐心俞、膈俞、肝俞、脾俞解郁开窍。中药选顺气导痰汤加减，方中陈皮、茯苓、法半夏、胆南星理气化痰；香橼、沉香芳香开窍；红花、乳香、没药、石菖蒲散结解郁，其中石菖蒲兼充引经药，甘草调和诸药。二诊时知前方已见效，遂守方 20 剂，经络已打通，故暂停针灸。三诊时症状大为改善，唯口渴思饮，虑及辛温芳香之品燥湿太过，故以玄参、生地、麦冬、竹茹滋阴泻热，酸枣仁、远志安神定志。四诊时诸症向愈，医嘱除服丸剂外，还须配合精神治疗以免复发。

案 4：心脾两虚

崔某，女，32 岁，居民，湘东，1987 年 7 月 10 日初诊。

患者癫病已 3 年，病因是失恋。症见神志恍惚，面色萎黄无华，哭笑无常，喜独处暗室或僻处喃喃自语，不思茶饭，困倦乏力，常自捶胸背，步履不稳，舌灰暗、尖红，苔薄黄腻，脉弦细。

辨证： 癫病（心脾两虚）。

治法： 养心健脾，益气安神。

针灸： 毫针刺神门、丰隆、内关，行泻法，留针20分钟；针刺足三里、三阴交，行平补平泻法，留针10分钟后加艾温和灸10分钟；心俞、肝俞、膈俞、脾俞用梅花针叩刺，见出血点后走罐来回5次。7次1个疗程，每日1次。

方药： 归脾汤加减。黄芪30g，党参15g，当归9g，龙眼肉12g，白术9g，木香6g，茯神9g，酸枣仁12g，天竺黄9g，胆南星9g，郁金9g，竹茹3g。7剂，每日1剂，分2次服。

二诊： 精神好转，步履较前更有力，饮食略有进步，不再独守暗室，改蹲庭前墙边，有时干咳几声，自捶胸胁，似有不舒。前方加丹参12g、红花9g、桃仁9g、川芎9g，进15剂；针刺穴位加膻中、血海，行平补平泻法，留针20分钟，再续2个疗程。

三诊： 患者情绪稳定，面部始有表情，目光也较前亮活，与人可简做应答，考虑其纳差、眠少、二便不爽，依上方加瓜蒌9g、薤白9g、芦荟12g、地龙9g、麦芽15g，7剂，暂停针灸。

四诊： 据患者家人反映，特别是自二便畅通后，病情日益见好，目前已正常融入家庭生活氛围，举家尽欢。上方去芦荟改为火麻仁15g，60剂研末炼蜜为丸，每丸10g，每次1丸，日服2次，以巩固疗效。并嘱家人注重在她精神上多予以安慰鼓舞，生活上也尽力关照，逐渐使她树立起正确"三观"，勇敢面对现实，活出精彩人生。

随访1年半，精神状态稳定。

按语： 患者因失恋得癫病3年，心血亏耗，心神失养，故见神志恍惚，面色萎黄无华，哭笑无常，独处暗室喃喃自语，不思茶饭等症；血少气衰，脾失健运，"脾主四肢"，故困倦乏力，步履不稳；至于常自捶胸胁及背部，此乃胁痛不舒之态；舌灰暗、尖红，苔薄黄腻，脉弦细，表示有内热痰瘀作祟。针刺神门（手少阴心经原穴）、丰隆（足阳明胃经络穴）、内关（手厥阴心包经、八脉交会穴）祛痰安神，足三里（足阳明胃经合穴）、三阴交（足三阴经交会穴）益气健脾；走罐心俞、肝俞、膈俞、脾俞扶正振阳。中药选归脾汤加减，黄芪、党参补气健脾；当归、龙眼肉养血和营；白术、木香健脾理气；茯神、酸枣仁养心安神；天竺黄、胆南星、郁金、竹茹豁痰解郁，其中竹茹兼为引经药。二诊时知前方已见效，因患病日久，从症状与舌象、脉象推测内有痰瘀及余热，故中药依前方加丹参、红花、桃仁、川芎，针刺加膻中（八会穴之气会）、血海（足太阴脾经要穴）以行气、活血、祛瘀、清热。三诊时加瓜蒌、薤白、芦荟、地龙、麦芽下气、散结、通利二便。四诊时诸症向愈，为巩固疗效，特改汤剂为丸剂，并嘱其家人在患者服药同时，注重加强精神疗法以防复发。

【结语】

本篇选癫病与狂病医案各2则，疗效均较为满意，略述心得：

1. 针灸疗法擅长疏通经络，故对于治疗癫、狂二病能屡获奇效，但因为患者精神错乱，难以顺从配合治疗，所以亟须医者与患者亲友千方百计营造妥善的治疗环境。《灵枢》对于针灸治疗癫狂病，列述甚详，特别提出了"与背输以手按之立快"，故医者选穴要少而精，进针宜快且准，并控制时间，如急症不妨采用井穴或特效穴，点刺放血驱邪以开窍，当然一切尽其所能，万不可勉强。

2. 处方内凡泻火涤痰、活血化瘀、安神定志一类中药，不少是芳香、辛温、燥烈之品，在配伍中宜注意滋阴保津，而于滋阴养血一类中药亦当间以行气，以消腻滞。再是要注意通利汗液与二便，以确保从孔窍逐邪之顺畅。

3. 癫狂病自古一直被视为疑难杂症，特别是对病情危重或久治难愈者，要有充分的思想准备，在战略上藐视，在战术上重视。在病情持续稳定的状况下，对一些有效方剂可改变剂型，如将汤剂改为丸剂或散剂以便患者服用，一则巩固疗效，二则久久为功。本篇"心脾两虚""痰火上扰"两则医案中均是将汤剂改为丸剂，患者服后皆称满意。在"火盛伤阴"案中，四诊时患者告知配合西药用量已减至三分之一，笔者特嘱患者绝不可贸然骤停西药，宜继续遵前法服用，在允许的情况下，可将目前治疗效果告诉主管西医大夫，中西结合，相辅相成，增强疗效。

4. 在治疗过程中，医患（包括患者亲友）良好配合十分重要，不可忽视。在病愈或病情和缓期间，应树立起中医传统"治未病"

的观念，即"无病要防，有病早治，既病防变，瘥后防复"。

尽可能改善患者的工作和生活环境，使患者享受到周围人对其的关爱与温暖，更重要的是教育患者珍惜身心健康，养成良好的习惯，保持豁达愉悦的心态去勇敢地面对现实和未来。

十七、不寐

■ 案1：气郁化火

张某，男，52岁，农民，芦溪，1998年7月8日初诊。

患者生性爱打抱不平，半年前代人打赢一场有关经济纠纷的官司，竟遭输家百般拖欠，拒不执行法院判决，争吵多次未果，于是只好与朋友聚商对策，饮酒解闷，近半月来彻夜失眠。曾服西药，量小无效，量稍大则头晕异常，全身难受，无奈之下，求助中医治疗。

症见： 形体肥胖，精神憔悴，面色晦暗无华，纳差厌食，头晕乏力，腰膝酸软，胸腹胀满，溲黄便干，舌红，苔黄腻，脉弦数。

辨证： 不寐（气郁化火）。

治法： 解郁化滞，清心安神。

针灸： 神门、期门、三阴交针刺，行泻法，留针20分钟；艾灸心俞、肝俞、脾俞、肾俞、胃俞，每穴各施3壮。7次为1个疗程，1日1次。

方药： 柴胡疏肝散加减。柴胡9g，郁金9g，香附6g，白芍12g，炙甘草6g，黄连9g，麦冬6g，远志12g，柏子仁15g，瓜蒌12g，莲子心3g。7剂，每日1剂，分2次服。

二诊： 头晕减轻，已能睡3小时左右，多梦易醒，食欲稍进，胸腹仍不舒。针刺加中脘、足三里，依前法继续一疗程。方药改为半夏泻心汤合枳术丸加减：法半夏9g，陈皮6g，黄芩9g，栀子9g，干姜12g，人参9g，神曲6g，山楂9g，白术12g，枳实6g，炙甘草6g。7剂，每日1剂，分2次服。

三诊： 睡眠状况又有改善，可睡5小时左右，胸胁胀痛消除，饮食基本如常，唯二便依旧。暂停针灸，前方加大黄12g、泽泻9g、茯苓9g、牛膝6g。5剂后二便通畅，食眠恢复正常，余症消失。

按语：本案不寐为肝气郁结引起，气郁积而化火，火性上炎，扰乱心神，故头晕失眠；肝气横逆而犯胃，胃火煎痰而令纳差厌食，胸腹痞满；肝主疏泄，气机不利，水道亦滞，故二便异常，舌象、脉象皆显气滞化火之征。初诊：针刺神门（手少阴心经原穴）、期门（肝之募穴，足厥阴肝经、足太阴脾经与阴维脉交会穴）、三阴交（足三阴经交会穴），配合艾灸背俞诸穴，清热理气，安神定志。方用柴胡疏肝散加减，方中柴胡、郁金、香附、白芍、炙甘草舒肝解郁；黄连、麦冬、远志、柏子仁、瓜蒌、莲子心清心安神。二诊见已效，针刺加中脘（胃之募穴，八会穴之腑会）、足三里（足阳明胃经合穴）和胃健中。方药改为半夏泻心汤合枳术丸加减，方中法半夏、陈皮、黄芩、栀子、干姜祛痰消痞；人参、神曲、山楂、白术、枳实健脾化滞；炙甘草解毒和中，调和诸药。三诊依前方加大黄、泽泻、茯苓、牛膝，通利二便，邪去卧自安。

案 2：脾肾气虚

汪某，女，68 岁，农民，安福，2001 年 4 月 6 日初诊。

失眠多梦已 3 年，面色苍白，心悸健忘，头晕目眩，困倦乏力，少气懒言，不思饮食，口淡少味，夜尿 3~4 次，大便溏稀，舌淡，苔薄脉弱。

辨证：不寐（脾肾气虚）。

治法：补脾益肾，养血安神。

针灸：神门、三阴交针刺，行补法，留针 20 分钟；艾灸足三里、气海、关元，每穴施 3 壮。7 次 1 个疗程，1 日 1 次。

方药：自拟方。党参 15g，白术 12g，茯神 12g，炙甘草 6g，山茱萸 12g，熟地 12g，砂仁 6g，法半夏 9g，陈皮 6g，鸡血藤 12g，丹参 9g，酸枣仁 12g，远志 9g，合欢花 3g，鹿角胶 10g^{烊化后服}。7 剂，每日 1 剂，分 2 次服。

二诊：头晕目眩消失，食欲增进，睡眠状态有所改善，每晚可睡 3~4 小时，夜尿减至 1~2 次，大便已成形，舌淡苔薄，脉细有力。针灸：加温和灸命门、带脉，均至皮肤潮红，带脉随后走罐 3 周，继续 1 个疗程，改为隔日 1 次。方药：效不更方，再进 30 剂，研末炼蜜为丸，每次 10g，与鹿角胶 10g 同服，每日 2 次。

2 个月后电告痊愈，随访 3 年未复发。

按语： 从症状与舌象、脉象分析，属于脾肾气虚型。初诊针刺神门（手少阴心经原穴）、三阴交（足三阴经交会穴）养阴安神；艾灸足三里（足阳明胃经合穴）、气海（任脉）、关元（任脉）补气培元。方药用自拟方，方中党参、白术、茯神、炙甘草健脾益气；山茱萸、熟地、砂仁、鹿角胶补肾通阳；法半夏、陈皮祛痰化滞；鸡血藤、丹参、酸枣仁、远志、合欢花养血安神，其中合欢花兼为引经药。二诊为增强疗效，加灸命门以鼓舞阳气；灸后走罐带脉，通利经络、调理气血，燮和阴阳，针药合治，乃获痊愈。

【结语】

不寐，今称失眠，多由五志过极、劳逸失调、禀赋不足或病后体虚及饮食不节所引起。病缘阴阳失交，正如《类证治裁》中云："阳气自动而之静则寐，阴气自静而之动则寤。不寐者，病在阳不交阴也。"临床上将不寐分为虚实两大类，虚者为心失所养，实者为邪扰心神。故张景岳云："寐本乎阴，神其主也，神安则寐，神不安则不寐；其所以不安者，一由邪气之扰，一由营气之不足耳。"

本篇所选医案，虚实各一则。实者为气郁化火案，患者先是由于肝气郁积，"怒则气上"，气扰令心神不安，继而肝气横逆犯胃，胃火煎痰，滞阻中焦。"胃不和则卧不安"，故初诊以柴胡疏肝散加减，疏肝解郁，清心安神；二诊再以半夏泻心汤合枳术丸，清泻热邪，理气化痰；三诊加大黄、泽泻、茯苓、牛膝，导邪从二便排出。虚者为脾肾气虚案，初诊用自拟方，补益脾肾之气，因患者有三年病史，久病多虚，气虚血亦虚，气血亏虚则令经络滞阻，阴阳失衡，故用二陈汤、鸡血藤等涤除痰瘀，以丹参、酸枣仁、远志、合欢花养血安神。

不寐之本在于心。心藏神，心者君主之官，故较之其他病，对于脏腑、经络、气血之阴阳平衡更为敏感与重要。本篇两案因均采用了针药合治，其功能尤长于此，特别是启用了带脉，统调诸经，燮和阴阳，无疑增添了疗效。

十八、消渴

案 1：肺胃热盛

赵某，男，52 岁，工人，安源，1997 年 8 月 19 日初诊。

半年前因烦渴多饮、易饥、多尿，经查空腹血糖 11.5mmol/L 等，西医诊断为 2 型糖尿病，因西医治疗效果不佳，故转求治于中医。症见形体消瘦，面色黯滞无华，气短乏力，烦渴多饮，少腹胀满，头晕少眠，小便频数，大便干结，舌红绛，苔少浅黄，脉数而有力。

辨证：消渴（肺胃热盛）。

治法：清肺泻胃，养阴生津。

针灸：毫针刺足三里、三阴交、中府，行平补平泻法，留针 20 分钟；梅花针叩刺肺俞、脾俞、胃俞，待出现潮红后拔罐，留 15 分钟。每日 1 次，10 次为一疗程。

方药：自拟方。黄连 9g，黄柏 9g，知母 9g，天花粉 15g，葛根 15g，石斛 12g，白术 9g，山药 9g，银柴胡 6g，地骨皮 6g，甘草 6g，桔梗 3g。10 剂，每日 1 剂，分 2 次服用。

二诊：自觉烦闷体乏，易饥多尿，症状有所改善，口仍干渴，恐上方苦寒之品过甚伤耗胃气，故减黄连、黄柏、知母，改用栀子 10g、黄芪 12g、生地 10g；针灸穴位加阳池、三焦俞针刺，行平补平泻法，留针 20 分钟。中药续服 20 剂，针灸改为隔日 1 次，2 个疗程。

三诊：诸症基本恢复正常，血糖检测空腹 5.7mmol/L，舌淡红，苔白，脉缓。上方续服 60 余剂，其间血糖保持在正常值范围内，余症亦未见反复。

按语：患者自诉素嗜肥甘厚味，蕴热耗气，肺主气，肺热而伤津，故口干舌燥，烦渴多饮；肺伤致治节失职，水不化津，直趋于下，故尿频量多；胃火炽盛，腐熟水谷力猛，故多食易饥；阳明热盛，耗伤津血，肌肤失养，故形体消瘦而疲困；胃津不足，大肠失其濡润，故大便干结，舌脉均为肺胃热盛之象。针刺中府、足三里配拔罐肺俞、脾俞、胃俞，针刺三阴交，并行平补平泻法，滋肺胃之阴。中药用自拟方，方中黄连、黄柏、知母清肺泻胃；天花粉、葛根、石斛养阴生津；白术、山药健脾补气；银柴胡、地骨皮清泻虚热；甘草调和诸药，桔梗宣通肺气兼为引经药。二诊时减黄连、黄柏、知母，因虑及多用苦寒之品易伤耗胃气，故改用能泻三焦火邪之栀子；加黄芪助益肺胃之气；加生地增养肺胃之阴；针灸穴位加阳池、三焦俞以疏开三焦脏腑经络水液代谢之通道，针药并治，收获良效。

案2：气阴两虚

王某，男，67岁，农民，芦溪，1995年5月19日初诊。

患者2年前被某西医院诊断为2型糖尿病，曾服用一段时期西药，效果不佳，于是自行停止服药，只是平时控制饮食。1周前自觉身体状态甚为不舒，于是求治于中医。症见形体消瘦，经查空腹血糖19.5mmol/L，面色灰暗无华，短气少力，举步艰难，腰膝酸软，头晕疲惫，少腹胀满，心烦易怒，口渴思饮，嘈杂嗳气，小便短频色浊，大便干结不爽，舌胖，边有两处浅色斑，苔灰白少津，脉弦细。

辨证：消渴（气阴两虚）。

治法：健脾滋肾，益气生津。

针灸：针刺照海、石门、三阴交、天枢，平补平泻法，留针20分钟；艾灸关元、命门、肺俞、脾俞、胃俞、肾俞，施3~5壮。7次1个疗程，每日1次。

方药：自拟方。党参15g，白术12g，茯苓9g，山药9g，佛手9g，熟地12g，山萸肉9g，菟丝子9g，天花粉12g，麦冬9g，女贞子9g，桔梗3g。7剂，每日1剂，分2次服。

二诊：查空腹血糖15.8mmol/L，口渴减轻，小便次数减少，食欲稍增，仍感胃脘部不舒。依前方加生鸡内金9g^{晒干研末吞服}、香橼9g，共20剂，每日1剂；针灸隔日1次，继续3个疗程。

三诊：查空腹血糖9.2mmol/L，已无口渴，食欲大增，步履较前有力，小便次数大减，颜色清，大便变润欠爽，唯胃脘部及少腹时有轻微胀痛。苔薄白有津，脉弦细。针灸暂停，中药依上方加黄芪30g、当归9g、威灵仙9g、僵蚕9g、牛膝6g，共14剂。

四诊：查空腹血糖5.3mmol/L，诸症基本恢复正常，精神愉悦，嘱注意饮食起居。依上方除鸡内金再进50剂，研末为丸，每日2次，每次10g（生鸡内金晒干研末，每次5g，与丸同服）。随访半年，不但血糖检测正常，其他症状亦未见复发。

按语：此案为脾肾气阴两虚型消渴证。脾主运化，胃主受纳。脾气虚则无力正常输布水谷精微；脾阴虚则胃热盛，令津不上承，故口渴思饮；食欲虽以多餐善饥者众，但亦有因此而生厌食者，本案患者即是，而表现为嘈杂嗳气，少腹胀满，可见中焦已受阻滞矣。肾主水，脾主运化，二者气阴两虚，以致清浊泌别与气化固摄失司，精微下注而流失，故令人形体消瘦，气短乏力，腰膝酸软，头晕疲惫。针刺照海（足少阴肾经、八脉交会穴）、石门（三焦募穴）、三阴交（足三阴经交会穴）、天枢（足阳明胃经，大肠之募穴）；艾灸命门（督脉穴）、关元（任脉与足三阴经交会穴、小肠之募穴）及肺俞、脾俞、肾俞、胃俞（足太阳膀胱经穴），针灸合用，俞募相配，共奏健脾滋肾、益气通络之功。中药用自拟方，方中党参、白术、茯苓、山药、佛手、熟地、山萸肉、菟丝子健脾补肾；天花粉、麦冬、女贞子滋阴生津；桔梗宣通肺气，兼行舟楫之使，行达水之上源。二诊效不更方，加生鸡内金、香橼以助健脾之力。三诊时虑及久虚多生痰瘀，故加威灵仙、僵蚕并增黄芪、当归补益气血；更添牛膝补肾强筋，引导诸药下行，与桔梗上下呼应，遂令三焦经络、水道俱通。四诊践行治未病之中医理念，守方守心，谨防复发。

案3：肾阳虚衰

王某，男，75岁，农民，湘东，1997年4月25日初诊。

形体虚胖，畏寒肢冷，查空腹血糖13.5mmol/L，腰膝酸软，气短乏力，口渴思热饮，寐差少眠，小便频数，清长不畅，大便溏稀，舌嫩，有齿痕，苔灰白稍腻，脉沉细。

辨证：消渴（肾阳虚衰）。

治法：温补肾阳，滋阴生津。

针灸：针刺阴谷、关元、石门，行补法，留针20分钟；艾灸太溪，施3壮。7次为1个疗程，每日1次。

方药：自拟方。附子15g，肉桂9g，淫羊藿12g，熟地9g，山萸肉12g，茯苓9g，山药9g，牡丹皮6g，石斛12g，天花粉12g，葛根12g，桔梗3g。7剂，每日1剂，分2次服。

二诊： 查空腹血糖 8.7mmol/L，口渴，畏寒症状减轻，小便量及次数减少，大便成形。针刺穴位加足三里、太渊；艾灸穴位加肺俞、脾俞、胃俞、肾俞、三焦俞，每穴施 3 壮。前方附片由 15g 加至 30g，加太子参 12g、黄芪 15g、黄精 12g、鸡内金 12g、麦芽 9g，再进 14 剂；针灸改为隔日 1 次，继续一疗程。

三诊： 查血糖 5.1mmol/L，食欲及气力增强，肢端复温，二便基本恢复正常，精神振奋。暂停针灸，上方进 30 剂，研末为丸，日服 2 次，每次 10g，以巩固疗效。随访 3 个月，情况一直稳定。

按语： 肾阳虚令畏寒肢冷，腰膝酸软，气短乏力，肾阳虚衰不能蒸精化液，以致口渴思热饮，分清别浊功能失司，故饮食及二便异常。针刺阴谷、关元、石门，行补法；艾灸太溪（足少阴肾经原穴），温利肾阳，通利三焦。中药用自拟方，方中附片、肉桂、淫羊藿、熟地、山萸肉、茯苓、山药、牡丹皮温补肾气；石斛、天花粉、葛根滋阴生津；桔梗宣通肺气，兼作三焦水道舟楫之使。二诊时为力疏三焦气血水液传输之经络通道，特增针刺足三里（足阳明胃经合穴）、太渊（手太阴肺经原穴），艾灸足太阳膀胱经背部有关诸穴；中药方中将附片增至 30g，并加太子参、黄芪、黄精及鸡内金、麦芽，以宏扩雄壮三焦之正气，针药合力，故获显效。

案 4：阴虚夹瘀

邱某，女，34 岁，居民，安源，2003 年 4 月 8 日初诊。

3 年前曾被某西医院诊断为 2 型糖尿病，西药治疗效果不佳，故自行停药转求治于中医。症见形体消瘦，倦困乏力，查空腹血糖 9.8mmol/L，心烦易怒，善太息，双目干涩，口苦咽干，喜冷饮，多食易饥，眠少多梦，小便频仍，大便干结，月经提前，量少，夹瘀块。舌质红少津，舌苔灰暗，少布瘀斑，脉沉弦涩。

辨证： 消渴（阴虚夹瘀）。

治法： 疏肝清胃，祛瘀增津。

针灸： 针刺期门、梁丘、石门、中脘，行泻法，留针 20 分钟；艾灸肝俞、脾俞、胃俞、三焦俞，每穴 3 壮。7 次为 1 个疗程，每日 1 次。

方药： 自拟方。柴胡 9g，赤白芍各 9g，炙甘草 6g，鸡内金 9g，山楂 9g，佛手 6g，丹参 12g，鸡血藤 9g，天花粉 15g，葛根 15g，桔梗 3g。7 剂，每日

1剂，分2次服。

二诊：空腹血糖7.4mmol/L，诸症均有改善，精神好转，小便次数较前明显减少，大便稍润，仍不爽，舌质红津润，苔灰，瘀斑变淡，脉弦细。穴取血海、气海，针刺行泻法，留针15分钟后加拔罐，留10分钟，继续1个疗程，隔日1次。中药依前方加泽兰12g、延胡索9g、生地10g、麦冬10g，再进14剂。

三诊：诸症大为减轻，空腹血糖5.6mmol/L，月经已来，色暗红，无瘀块，量增多，二便基本恢复正常，舌淡红，瘀斑消失，苔薄白，脉沉细有力，精神愉悦。嘱暂停针灸，继续服上方30剂，注重饮食起居。随访半年，血糖控制平稳。

按语：患2型糖尿病3年，据中医辨证为消渴证，属肝胃阴虚夹瘀型。肝气郁结故善太息，气滞化火，肝火上炎，故心烦易怒，眠少多梦；肝开窍于目，故双眼干涩；气机升降与脾胃运化功能失司，令多食易饥；因经络阻滞，三焦布输水谷精微及分清别浊功能出现障碍，致使二便排泄异常或月经错乱；久病多瘀，故舌象、脉象皆有显示。针刺期门（肝之募穴、足厥阴肝经、足太阴脾经与阴维脉交会穴）、梁丘（足阳明胃经郄穴）疏肝清胃；针刺石门（三焦募穴）、中脘（胃之募穴），艾灸脾俞、肝俞、胃俞、三焦俞，俞募配合共奏通络化滞之功。中药用自拟方，方中柴胡、赤芍、白芍、炙甘草、鸡内金、山楂、佛手疏肝理气，健脾清胃；其中赤白芍与炙甘草酸甘化阴；丹参、鸡血藤活血祛瘀；天花粉、葛根生津止渴，桔梗宣通肺气，兼作交通三焦水道舟楫之使。二诊时针灸穴位加血海、气海并行拔罐，中药加泽兰、延胡索，意在增强补气通络、活血化瘀的作用；加生地、麦冬令阴充津旺而止消渴。

【结语】

自古以来，历代中医学家将以多饮、多食、多尿，身体消瘦或尿有甜味为特征的一类病症，称为消渴病。消渴之病理，主要为燥热偏盛，阴津亏耗，而以阴虚为本，燥热为标，二者又往往互为因果；病变的脏腑主要在肺、胃、肾。历代医家依主要症状将此病分为上、中、下三消，因临床上患者症状十分复杂，往往彼此相兼，故难以三消论治，虽应当有所侧重，但分而不执。消渴病若细分则类型颇多，本篇仅选4则医案：肺胃热盛型、阴虚夹瘀型、肾阳虚衰型、气阴两虚型。余在治疗消渴病的临床实践中略有两点心得：

（一）通利三焦，至为重要

在肺胃热盛案中，二诊时发现患者赵某诸症均有所改善，独口仍干渴，虽方中有天花粉、葛根、石斛等滋阴生津之品，为何服后无效？经仔细思索，找出原因后，在针灸穴位中加手少阳三焦经原穴阳池，足太阳膀胱经三焦俞，原俞相配，进一步加强开疏三焦经络通道之力；中药去黄连、黄柏、知母，改用栀子以纠苦寒过甚易伤损阴津之虞，再加黄芪补气助力，以桔梗宣通肺气，沟通上焦水液之源，诸法合用，效果显然。三诊时查空腹血糖5.7mmol/L，口渴症状消失，余症向愈，精神振奋，舌象、脉象也基本恢复正常。同样，在阴虚夹瘀、肾阳虚衰、气阴两虚3则医案中，无论针灸选穴还是方剂择药，均特别注意三焦经络及脏腑气血与水液代谢之畅通，故能均获良效。

《医学心悟·三消》云："治上消者宜润其肺，兼清其胃……治中消者宜清其胃，兼滋其肾……治下消者宜滋其肾，兼补其肺。"可谓得其要旨，窃以为，与其说三消之治，还不如说三焦之治。故《中藏经》云："三焦者……总领五脏六腑，荣卫经络，内外左右上下之气也。三焦通，则内外左右上下皆通也。"消渴病实为担负水谷精微消化、吸收、输布与水液代谢、平衡之肺、脾、肾在治节、气化、固摄功能上失司所致，而三焦于中起了重要作用。故《难经·三十一难》云："三焦者，水谷之道路。"《素问·灵兰秘典论》亦云："三焦者，决渎之官，水道出焉。"

值得一提的是，针灸对于疏通经络与协调脏腑的功能有其独特功效，本篇所选4则医案均为针药合治，缘于此也。再是，引经药的应用不容小觑，4则医案中均用桔梗宣通肺气，兼充当舟楫之使，行达水之上源。在气阴两虚案中，三诊时特加牛膝，补肾强筋，兼导引药力下行，与桔梗上下呼应，健运三焦。

（二）衷中参西，守正创新

消渴病名始见于《素问·奇病论》，自古历代医家对此病之病因、病机、分类论治等研究颇为深广，名医辈出，有关医家医论、经方、时方、验方，精彩纷呈，洋洋大观。

所有这些均值得余等后辈之子努力发掘，积极继承与弘扬。西医所称的糖尿病或尿崩症，包括精神性多饮多尿症等，均可按消渴病治疗。在科技飞速发展之当下，余等应与时俱进，故本篇所选 4 则医案均采用血糖指标作为疗效之参考。当然，中医处方用药仍遵循辨证论治，这是根本原则，不可动摇，但是某些疗效确实之西药或某种疗法在适当的情况下也可以选择性结合，洋为中用，未尝不可。特别是当糖尿病进入并发症期，即消渴病之消瘅期，这种结合很有必要。

另外，消渴病还须注意饮食疗法与精神疗法，关于这些，医患双方均应有清醒之认识，因为消渴病自古以来一直被列为难治之病。清代名医高鼓峰在《医宗己任编》中曾感慨三消之中，上中可治，下消最难治，饮一溲一犹可治，饮一溲二不可治。由此可见，先贤治未病思想是何等正确，未病先防，既病防变，瘥后防复。消渴病虽然当下难治，但应相信岐黄有志之子，薪火相传，努力奋发，守正创新，攻坚克难，定能成功。

十九、汗证

■ 案 1：自汗（营卫不和）

陈某，男，57 岁，干部，安源，1987 年 9 月 29 日初诊。

素体虚弱，因随朋友郊游时脱衣受凉，傍晚头胀痛，体温 37.8℃，微恶风寒，鼻塞流涕，周身冒汗，疲困乏力，纳差少眠，溲黄便干，舌淡苔白，脉浮。

辨证：自汗（营卫不和）。

治法：调和营卫，固表止汗。

方药：桂枝汤加味。桂枝 12g，白芍 12g，炙甘草 6g，葛根 9g，防风 6g，神曲 9g，浮小麦 9g，五味子 6g，泽泻 9g，火麻仁 15g，酸枣仁 12g，枳壳 6g。5 剂，每日 1 剂，分 2 次服。

敷贴：用五倍子、白扁豆按 2∶1 研末，矮地茶煎浓汁调制成饼状，睡前贴于脐（神阙）上，胶布固定，晨起取下。配料 5 剂，自理。

二诊： 汗止，体温恢复正常，因患者素体虚弱，容易感冒，故依前方加黄芪 60g、太子参 15g、白术 12g、当归 9g 再进 20 剂以固疗效。随访半年未复发。

按语： 本案自汗属营卫不和型，初诊方药用桂枝汤加味，方中桂枝、白芍、葛根、防风调和营卫；神曲健脾温中；浮小麦、五味子固涩止汗；泽泻、火麻仁、酸枣仁、枳壳通便安神。配敷脐疗法，药物组成：五倍子（清热敛汗）、白扁豆（化湿和中）、矮地茶（宣肺祛痰），合理气敛汗之功。方证符合，5 剂即汗止体复，因虑及患者平素虚弱，容易感冒，故仿玉屏风散与当归补血汤之意，补益气血以固营卫。

案 2：盗汗（阴虚火旺）

周某，女，40 岁，农民，安源，1986 年 9 月 17 日初诊。

素体虚弱，面色黯滞，潮热盗汗，已近 3 年。心悸少寐，纳差神疲，溲黄便干，月经延后一星期至半个月，量少夹瘀块，舌暗红少苔，脉细数。

辨证： 盗汗（阴虚火旺）。

治法： 滋阴降火，固表止汗。

方药： 当归六黄汤加味。当归 6g，生地黄 20g，熟地黄 15g，黄连 9g，黄芩 9g，黄柏 9g，黄芪 45g，白术 12g，防风 9g，桑椹 12g，五味子 9g，乌梅 6g，炙甘草 6g。5 剂，每日 1 剂，分 2 次服。

敷贴： 五倍子、夜交藤等量研末，用陈醋调制成饼状，睡前贴于脐（神阙）上，胶布固定，晨起取下。配料 15 剂，自理。

二诊： 潮热退，汗量减至皮肤仅有湿润感，食欲减，脘腹隐痛不舒，口微渴，但不思饮，依前方将黄连、黄芩、黄柏均减至 3g，加西洋参 15g、山药 12g、枸杞子 12g，继续服 10 剂，每日 1 剂，分 2 次服。

三诊： 盗汗消失，二便状况好转，月经色量正常，只延后 2 天，饮食、睡眠状况均有所改善。上方服 30 剂后告愈，随访 8 个月未复发。

按语： 本案为阴虚火旺之盗汗。初诊用当归六黄汤加味，方中黄连、黄芩、黄柏泻火清热；黄芪、当归、生地、熟地、桑椹养血补阴；黄芪、白术、防风、五味子、乌梅、炙甘草一起和营、固表止汗；炙甘草调和诸药。配敷贴疗法，药物组成：五倍子（清热敛汗）、夜交藤（养心安神）、陈醋（软坚散结），合具活血敛汗之能。二诊时汗大减，潮热虽退但余邪犹在，故减"三黄"用量并配以西洋参、山药、枸杞子续歼穷寇，10 剂后果竟全功。

案 3：黄汗（湿热蕴积）

杨某，男，36 岁，教师，湘东，1988 年 8 月 9 日初诊。

患者系某校体育教师，自幼喜爱运动，尤擅篮球，近两年来有一心烦之事，运动比以往更易出汗，汗有异味，色黄染衣，汗渍皮肤尤以腋下、裆部为甚。症见形体壮实，肤黑颧红，心烦易怒，口苦咽干，胁肋胀痛，纳差少寐，踝部有微肿，小便浊、涩而短，大便干结，舌红，苔黄腻，脉弦滑。

辨证：黄汗（湿热蕴积）。

治法：清热利湿，和营退黄。

方药：茵陈五苓汤加味。茵陈 9g，栀子 9g，猪苓 12g，茯苓 12g，虎杖 9g，桂枝 6g，白术 9g，白芍 12g，泽泻 15g，炙甘草 3g，生姜 3 片。5 剂，每日 1 剂，分 2 次服。

二诊：汗量微减，色转淡，小便变清，量不多，大便干结，已两日未解。前方加大黄 12g，枳壳 6g，滑石 18g，车前子 12g，5 剂，每日 1 剂，分 2 次服。

敷贴：用五倍子、苍术、牵牛子等份研末，淡盐水调制成饼状，睡前贴于脐（神阙），胶布固定，晨起取下。配料 5 剂，自理。

三诊：二便通畅，踝部消肿，汗出及余症均已恢复正常，嘱服六味地黄丸以固疗效。

按语：患者之黄汗乃因肝胆蕴积之湿热外渍皮肤所致。初诊治以茵陈五苓汤加味，方中茵陈、栀子、猪苓、茯苓、虎杖清热利湿，桂枝、白芍、白术调和营卫，泽泻、甘草、生姜利水消肿，仅取微效，只因水道滞涩之故。于是二诊时依前方加大黄、枳壳、车前子、滑石通利二便，逐邪外出。配敷脐疗法，药物组成：五倍子（清热敛汗）、苍术（燥湿健脾）、牵牛子（利水消肿），共合通经化滞之力。三诊时由于诸药协力，湿热浊毒终被驱除，致使汗敛黄退，清正之气复满。

【结语】

汗证在临床上一般分为自汗、盗汗、黄汗及危证出现的战汗和脱汗。《素问·阴阳别论》云"阳加于阴谓之汗"，汗证之病因总不外乎内外因素令脏腑阴阳失调，营卫不固，腠理开阖有误而引起津液非正常外泄。

本篇所选 3 则医案，分别属自汗、盗汗和黄汗，由于各有其具体病因，故治法亦有所不同。在自汗案中，病因病机是风寒袭表引起营卫不和，初诊选用桂枝汤加味治之，配用敷脐疗法，由于方证合拍，故见效显著，自汗并余症悉平。气为血之帅，血为气之母，汗血同源，虑及患者年近古稀，素体虚弱，故在二诊时，依前方增加黄芪、太子参、白术、当归补益气血，固护营卫而善后。

在盗汗一案中，初诊以当归六黄汤加味，虽有些见效，但因方中有性味苦寒之"三黄"并用，患者自诉其胃素畏寒凉，以症测之，应是多少伤及脾胃，但权衡战况，不思换将，故将"三黄"均减至3g，并添加西洋参、山药、枸杞子以助阵。数剂后盗汗止，余症向愈，果获全胜。

谈及此，顺便提一下初诊所选用的当归六黄汤，当归六黄汤出自《兰室秘藏》，"当归、生地黄、熟地黄、黄柏、黄芩、黄连以上各等分，黄芪加一倍"。窃以为当归六黄汤之功用应当是"滋阴降火、补血止汗"，方中黄芪与当归配合，则气旺血生，血充气固，虚汗自退。方中"黄芪加一倍"与当归补血汤中黄芪用量5倍于当归其义庶几近焉。虞抟在《医学正传》中云生地黄生血、熟地黄补血，由此可知，当归六黄汤中"六黄"是"三补三清"，即三补气血：生地黄、熟地黄、黄芪合当归；三清血热：黄柏、黄芩、黄连。由此不禁惊叹东垣先生苦心孤诣竟如此哉！二诊谨遵东垣先生方中本义，依前方坚持"三黄"不换将，仅轻其辎乘而援其精锐以歼穷寇，后来果得捷报。

汗虽为心之液，但与五脏皆有密切关系，《古今名医方论》中言："其出入关乎肝肺，营分开合肝司之，卫分开合肺司之，顾营卫各有所虚，则各有所汗，阳虚汗责在卫，阴虚汗责在营。"本案属阴虚火旺之盗汗，次责在卫，主责在营，所以黄芪在当归六黄汤中主责是配合当归滋补营血，兼协同诸药祛邪而护卫。

在黄汗案中，初诊用茵陈五苓散加味，清热利湿，和营退黄，见效后乘胜而上，依前方加大黄、枳壳、车前子、滑石通利二便，将湿热浊毒荡净逐出。古贤医家有道是"治湿不利小便，非其治也"，其实通利大便亦同样重要，治湿与治汗义理一也！

在 3 则医案中均配合有敷脐疗法，汗为心之液，心乃君主之官，既然"脐朝百脉"，故自当其任，责无旁贷矣！三案所配敷脐之药，虽用料各不相同，但目标一致，即密切辅助方药通经活络，平衡阴阳。阴平阳秘，津液定能自守，则汗病从何而来？！

二十、郁病

■ 案1：肝胃气郁

曾某，女，38 岁，居民，浏阳，2002 年 7 月 23 日初诊。

患者去年经商被骗，从此郁闷不乐，上星期打麻将又与人争吵，一气之下闭门不出，近三天情绪不宁，心烦意乱。症见胸胁胀满，脘腹不舒，嗳气干呕，纳差少眠，溲黄便溏，月经半年来前后愆期，量少色暗，舌苔薄腻，脉弦。

辨证： 郁病（肝胃气郁）。

治法： 疏肝和胃，理气解郁。

针灸： 毫针刺太冲、膻中、神门、中脘、内关，行平补平泻法，留针 20 分钟。7 次为 1 个疗程，每日 1 次。

方药： 逍遥散加减。柴胡 9g，当归 9g，川芎 9g，茯苓 9g，白术 9g，佛手 6g，生姜 3g，薄荷 3g，白芍 12g，炙甘草 6g。7 剂，每日 1 剂，分 2 次服。

二诊： 胸胁胀满减轻，余症平平。前方加法半夏 9g、丹参 9g、郁金 9g，7 剂；针灸穴位加丰隆、地机，行平补平泻法，留针 20 分钟，继续 1 个疗程。

三诊： 脘腹舒，嗳气干呕止，饮食、睡眠及二便状态均有所好转，苔薄白，脉细。前方加党参 9g、酸枣仁 12g、鸡内金 9g、麦芽 6g，再进 20 剂以巩固疗效，暂停针灸。1 个月后，患者电话告知月经已正常，诸症消失。

按语： 本案患者情志屡次受伤，肝失条达，故精神抑郁，情绪不宁，足厥阴肝经循少腹，挟胃，布于胸胁，因肝气郁滞，气机不畅，肝络失和，故见脘腹胀满不舒，以及月经失调；肝气犯胃，胃失和降，故嗳气干呕，纳差少眠，二便不爽，舌苔薄腻、脉弦均为肝胃失和之象。针刺太冲（足厥阴肝经原穴）、膻中（心包之募穴，八会穴之气会）疏肝理气，神门（手少阴心经原穴）安神定志、中脘（胃之募穴，八会穴之腑会）、内关（手厥阴心包经络穴，八脉交会穴）平胃止呕，均行平补平泻法，刚柔并济。中药逍遥散加减，方中柴胡、当归、川芎疏肝解郁；白芍、炙甘草酸甘化阴，柔肝止痛；茯苓、白术补中益气；佛手、生姜和胃止呕，薄荷清热疏肝兼为引经药。二诊时知初方已见效，因患者抑郁日久，故在前方加法半夏、丹参、郁金祛痰化瘀以畅经络，针灸穴位选丰隆（足阳明胃经络穴）、地机（足太阴脾经郄穴）襄助一臂之力。三诊时依前方加党参、酸枣仁、鸡内金、麦芽开胃醒脾，补气安神。

案2：气郁化火

黎某，男，48岁，工人，湘东，1988年5月6日初诊。

性情一贯急躁易怒，曾在一家公司当搬运工，半月前因与顾客发生争斗，被老板责令停工在家，因心烦意乱、志忑难受前来就医。症见身高体胖，肤色暗红，精神憔悴，胸胁胀满，目赤耳鸣，嘈杂吞酸，口苦咽干，头晕失眠，溲黄便干，舌质红，苔黄，脉弦数。

辨证：郁病（气郁化火）。

治法：清肝泻火，和胃解郁。

针灸：针刺膻中、行间、期门，行泻法，留针20分钟；点刺尺泽、大椎、足三里，加拔罐留20分钟；艾灸心俞、肺俞、脾俞、肝俞、胃俞，每穴3~5壮。7次为1个疗程，每日1次。

方药：丹栀逍遥散合左金丸加减。牡丹皮12g，栀子12g，大黄9g，生地9g，玉竹9g，香附6g，柴胡9g，枳壳6g，黄连12g，吴茱萸3g，炙甘草6g。7剂，每日1剂，分2次服。

二诊：胸胁胀满、目赤耳鸣、口苦咽干、嘈杂吞酸等症大为改善，小便变清，大便已通。前方去黄连、吴茱萸、大黄，加太子参12g、山药9g、酸枣仁12g、莲子心2g，再进20剂，暂停针灸。

三诊：诸症消失，精神振奋，舌质淡红，苔薄白，脉缓。嘱服柏子养心丸以善后。

按语：本案患者性情一贯急躁易怒，气郁化火，火性炎上循肝脉上行，故胸胁胀满，头晕耳鸣目赤，肝火犯胃，胃肠有热，故口苦咽干，嘈杂吞酸，头晕，失眠，溲黄便干，舌质红，苔黄，脉弦数，均为肝火升腾之象。针刺膻中（心包之募穴，八会穴之气会）、行间（足厥阴肝经荥穴）、期门（肝之募穴）疏肝解郁，点刺加拔罐尺泽（手太阴肺经合穴）、大椎（手足三阳、督脉之会穴）、足三里（足阳明胃经合穴）平胃降气，泻火解毒，艾灸背俞诸穴为热因热用，调和阴阳。中药选丹栀逍遥散合左金丸加减，方中牡丹皮、栀子、大黄、生地、玉竹泻火存阴；香附、柴胡、枳壳疏肝解郁；黄连、吴茱萸一苦一辛，一寒一热，和胃止呕；炙甘草调和诸药。二诊时知诸症显效，故在前方中去黄连、吴茱萸、大黄防苦寒过甚，加太子参、山药健脾益胃，加酸枣仁、莲子心祛滞安神，其中莲子心兼作引经之药。

案 3：心脾两虚

赵某，女，46 岁，职员，上栗，2004 年 3 月 17 日初诊。

任公司业务部门经理多年，常疲于应酬各方关系。近日因一笔货款纠纷致心力交瘁不堪。症见形容憔悴，面色萎黄无华，心慌意乱，健忘失眠，头晕乏力，食欲不振，胸脘胀满，小便短黄，大便溏稀不爽，停经半年，舌淡，苔薄白，脉细弱。

辨证：郁病（心脾两虚）。

治法：养心健脾，益气补血。

针灸：毫针刺太冲、丰隆、神门，行平补平泻法，留针 20 分钟；针刺公孙、足三里、三阴交，行补法后，艾灸每穴 3~5 壮。7 次 1 个疗程，每日 1 次。

方药：归脾汤加减。党参 12g，白术 9g，茯苓 9g，炙甘草 6g，黄芪 15g，当归 6g，鸡血藤 9g，益母草 9g，木香 6g，酸枣仁 9g，远志 9g，郁金 6g，淡竹叶 3g。7 剂，每日 1 剂，分 2 次服。

二诊：胸脘胀满消除，心慌状况大为减轻，食欲有所增加，小便清，大便成形，精神好转。前方加山楂 12g、神曲 9g、鸡内金 9g，再进 20 剂，针灸继续一疗程。

三诊：诸症消失，月经正常，精神愉悦，舌淡红，苔薄白，脉和缓有力。

嘱服柏子养心丸以巩固疗效。

按语： 患者因长期过于劳累，疲惫不堪，以致心脾两虚。心失所养，故心慌意乱，健忘失眠，头晕乏力，情绪不宁，心损及脾，脾为气血生化之源，因脾失健运，气血虚弱，故食欲不振，胸脘胀满，二便及月经失常，以及出现舌淡、脉细弱等象。针刺太冲（足厥阴肝经原穴）、丰隆（足阳明胃经络穴）、神门（手少阴心经原穴）化滞散瘀，宁心安神；针刺加艾灸公孙（足太阴脾经络穴）、足三里（足阳明胃经合穴）、三阴交（足三阴经交会穴）补脾益胃，行气养血。中药选归脾汤加减，方中党参、白术、茯苓、炙甘草健脾益气；黄芪、当归、鸡血藤、益母草、木香补血活血；酸枣仁、远志、郁金安神解郁；淡竹叶，《本草纲目》载其去烦热、利小便、清心，兼充引经药。见效后，二诊于前方加山楂、神曲、鸡内金，开胃健脾，以助气血生化之力。三诊时舌象、脉象恢复正常，再嘱服柏子养心丸以旺神明。

案4：忧郁伤神

董某，女，47岁，教师，安源，2003年8月19日初诊。

近两三年来因家境不顺，加上教学任务繁忙，所以终日苦闷不乐。症见面色苍白无华，精神恍惚，心神不定，悲忧喜哭，时作欠伸，头晕，疲困，纳差乏力，健忘失眠，月经不定期，量少色淡，舌质淡，苔薄白，脉弦细。

辨证： 郁病（忧郁伤神）。

治法： 养心安神，理气开郁。

针灸： 针刺神门、内关、照海、阴谷，行平补平泻法，留20分钟；艾灸三阴交、足三里、心俞、膈俞，每穴3~5壮。7次为1个疗程，每日1次。

方药： 甘麦大枣汤加减。白芍15g，炙甘草9g，浮小麦15g，大枣6枚，太子参12g，茯神9g，白术9g，莲肉9g，沉香6g，姜半夏9g，丹参9g，石菖蒲3g。7剂，每日1剂，分2次服。

二诊： 心情好转，心慌症状消失，头晕减轻，饮食及睡眠状态有所改善，仍感气力不济及稍有口干咽燥。前方加生地12g、麦冬9g、百合15g，进14剂，针灸继续2个疗程。

三诊： 诸症向愈，取上方30剂，研末炼蜜为丸，日服2次，每次10g，暂停针灸。此病除服药外还需劳逸结合，开阔心境，乐观豁达，以免复发。

按语：此案患者因忧郁伤神，以致精神恍惚，心宁不安，悲忧喜哭，时作欠伸等症，属《金匮要略》中所谓脏躁之病也。忧郁不解，心气耗伤，营血亏虚，不能奉养心神，心神不宁，故头晕疲困，健忘失眠，纳差乏力，月经失调，舌质淡、苔薄白、脉弦细均属气郁血虚之象。针刺神门（手少阴心经原穴）、内关（手厥阴心包经络穴，八脉交会穴），艾灸心俞、膈俞，宁心安神；针刺照海（足少阴肾经要穴，八脉交会穴）、阴谷（足少阴肾经合穴），艾灸三阴交（足三阴经交会穴）、足三里（足阳明胃经合穴），补脾益肾，滋水抑火。中药选甘麦大枣汤加减。方中炙甘草、浮小麦、大枣养心润燥；白芍与炙甘草相配，酸甘化阴，缓急开郁；太子参、茯神，白术、莲肉补脾益气；沉香、姜半夏、丹参化滞散结；石菖蒲，《重庆堂随笔》载："石菖蒲舒心气，畅心神，怡心情，益心智，妙药也……清解药用之赖以祛痰秽之浊而卫宫城；滋养药用之，借以宣心思之结而通神明。"味辛、苦，性温，入心、胃经，有开窍、宁心、和胃之功，在方中兼为引经之使。二诊时知初诊之方已见显效，故仍遵其义，针对气力不济、口干咽燥，前方加生地、麦冬、百合再进 14 剂，并继续针灸 2 个疗程。三诊时诸症向愈，故再进 30 剂，研末炼蜜为丸以巩固疗效，同时嘱患者愉悦心情，瘥后防复。

案 5：阴虚火旺

荣某，女，42 岁，居民，上栗，1988 年 7 月 16 日初诊。

性格爽直急躁，喜争强好胜，离异，独居五年。症见面色晦滞，目赤颧红，心烦易怒，头晕耳鸣，胁腹胀满，腰膝酸软，口苦咽干，失眠盗汗，溲黄便干，不思饮食，月经先期，量少色暗，夹有瘀块，舌质红，脉弦细而数。

辨证：郁病（阴虚火旺）。

治法：滋阴泻火，理气解郁。

针灸：毫针刺阴谷、地机、三阴交、神门、内关，行泻法；心俞、肝俞、脾俞、肾俞拔罐，均留 20 分钟。7 次 1 个疗程，每日 1 次。

方药：知柏地黄汤加减。知母 12g，黄柏 9g，生地 9g，山药 9g，山茱萸 9g，茯苓 9g，牡丹皮 9g，泽泻 9g，柴胡 6g，香附 6g，益母草 9g，泽兰 3g。7 剂，每日 1 剂，分两次服。

二诊：头晕心烦、口苦咽干稍减，仍胁肋隐痛，目赤耳鸣，纳差少眠，二便不利。前方加磁石20g、寒水石15g、何首乌9g再进7剂。针灸：前方加列缺、期门针刺，行平补平泻法，留针20分钟；艾灸百会10分钟行温针灸。7次为1个疗程，每日1次。

三诊： 心绪平和，胸胁胀痛消失，考虑患者腹胀满，小便短赤，大便秘结，已有3日未解，改用调胃承气汤加减。大黄12g，玄明粉10g^{冲服}，厚朴9g，枳壳6g，炙甘草6g，白茅根12g，牛膝9g，玉竹9g。3剂，每日1剂，分2次服。暂停针灸。

四诊： 二便通畅，饮食、睡眠有所改善，改用血府逐瘀汤合二陈汤加减。红花9g，桃仁9g，当归6g，生地9g，川芎6g，赤芍6g，炙甘草6g，法半夏9g，陈皮6g，太子参9g，枸杞子9g，泽兰3g。

五诊： 月经正常，心情愉悦，精神焕发。唯仍感困倦乏力，舌淡红，苔薄白，脉细但有力。溯源治本，予肾气丸加减。生熟地各12g，山药9g，山茱萸9g，泽泻6g，牡丹皮6g，茯苓9g，桂枝6g，菟丝子9g，杜仲9g，酸枣仁9g，远志6g，神曲9g，佛手6g，桑椹3g。再进30剂，告愈。

按语： 患者性情急躁，离异独居五年，郁积化火，火灼脏阴，致心血耗损，虚热扰神，令心烦易怒，胁肋胀痛，口苦咽干，汗为心之液，故盗汗；肝肾阴不足，虚阳上浮，故目赤颧红。腰为肾之府，故腰膝酸软，头晕耳鸣，心肾不交则失眠；脾虚不适，故纳差。肝肾亏虚，冲任滞阻，导致月经紊乱，舌红、脉弦细而数，均为阴虚火旺之象。针刺阴谷（足少阴肾经合穴）、三阴交（足三阴经交会穴）、地机（足太阴脾经郄穴）滋阴降火，调气理血，神门（手少阴心经原穴）、内关（手厥阴心包经络穴，八脉交会穴）安神解郁；心俞、脾俞、肝俞、肾俞行拔罐法调理阴阳。中药选知柏地黄汤加减，方中知母、黄柏滋阴降火；柴胡、香附、益母草、泽兰化滞解郁；地黄、山茱萸、山药补肝健脾滋肾；茯苓、牡丹皮、泽泻渗湿润燥泻火。所谓"三补三泻"，补益不留滞，祛邪不伤正，补中有泻，泻中寓补，通补开合，相辅相成。

二诊时虽已收微效，但症状显示火势仍炽，故加磁石、寒水石以重镇，何首乌佐济之。《素问》云"木郁达之"，凡郁病，必先气病，气得疏通，郁于何有？因此，艾灸手足三阳、督脉之会穴百会，针刺手太阴肺经络穴列缺、肝之募穴期门，由上而下疏通经络之气道，开达脏腑之郁滞。三诊用调胃承气汤加味通利二便，只开3剂，寓急则治其标之义。四诊时虑及久病多痰瘀，故用血府逐瘀汤合二陈汤加减治之，使月经归于正常，气通血和，诸症向愈。五诊时以肾气丸加减，壮肾培元，兼补肝健脾，解郁安神。本方之所以选择桑椹为引经药，是因为桑椹味甘性寒，归肝肾经，有补肝肾之阴，补血、生津、润肠等功效，《本草经疏》言其为凉血补血益阴之药，《随息居饮食谱》言其滋肝肾、充血液。

案 6：气滞血瘀

汤某，女，37 岁，商人，茶陵，1986 年 9 月 17 日初诊。

素体瘦弱，急躁易怒，头晕乏力，胸胁胀满，纳差少眠，咽中常感不适，觉有异物梗阻，人称"梅核气"，每逢月经来时尤为明显。月经不定期，量时多时少，颜色暗黑、夹有瘀块，并伴有痛经，少腹牵引刺痛或胀痛，甚为不舒，此现象已有 3 年之久。溲黄便结，舌暗红，有瘀斑，苔薄，脉弦细。

辨证：郁病（气滞血瘀）。

治法：行气解郁，和血祛瘀。

方药：半夏厚朴汤加减。法半夏 12g，厚朴 12g，茯苓 9g，陈皮 6g，佛手 12g，香附 9g，枳壳 6g，桑白皮 12g，紫苏子 6g，桔梗 3g。5 剂，每日 1 剂，分 2 次服。

二诊：疗效不明显，改用少腹逐瘀汤加减。小茴香 9g，干姜 9g，延胡索 9g，川楝子 9g，当归 9g，川芎 6g，桂枝 9g，赤芍 12g，蒲黄 6g，五灵脂 9g，泽泻 9g，大黄 12g，枳壳 6g，牛膝 6g。5 剂，每日 1 剂，分 2 次服。

针灸：针刺膻中、期门、三阴交、足三里，行平补平泻法，留针 20 分钟；温和灸带脉，绕身 3 周；走罐小肠俞至肺俞，待皮肤潮红为止。5 次 1 个疗程，1 日 1 次。

三诊：二便通畅，月经如期，色深红未见瘀块，量适中，胸胁尚略有微胀，咽中异物感只是偶尔出现，持续时间只几分钟。精神大为好转，舌红，瘀斑变淡，苔薄白，脉细缓。暂停针灸，中药改为逍遥散加减：柴胡 12g，白芍 12g，当归 9g，丹参 9g，白术 9g，茯苓 9g，炙甘草 6g，大枣 3 枚，香附 6g，瓜蒌 9g，生姜 3 片，牛蒡子 2g。

15 剂后痊愈，嘱保持心情愉悦。随访 3 年，未复发。

按语：梅核气，因其咽喉之中有类似梅核之异物，时上时下，而细察并无实体存在之现象，西医称梅核气为"咽异感症"，临床治疗颇为棘手。传统中医治疗此病，亦多以"祛痰散结"为大法，所言之痰，即指无形之痰——梅核气。本案初诊，亦是袭此思路立法处方用药，但未见效果，二诊时遂改用少腹逐瘀汤加减，方中小茴香、干姜、桂枝、延胡索、川楝子温经止痛；当归、川芎、赤芍、蒲黄、五灵脂活血祛瘀；泽泻、大黄、枳壳、牛膝通便导滞，其中牛膝引药下行。为增强疗效，特配合加用针灸疗法。针刺膻中（心包之募穴，八会穴之气会）、期门（肝之募穴，足厥阴肝经、足太阴脾经与阴维脉交会穴）、三阴交（足三阴经交会穴）、足三里（足阳明胃经合穴）行气解郁，消滞散结；艾灸带脉，走罐背俞诸穴，通经活络，平衡阴阳。针药合治，果获显效，梅核气基本消失，余症均大有改善，暂停针灸，中药改为逍遥散加减，方中柴胡、白芍、当归、丹参疏肝养血；白术、茯苓、炙甘草、大枣益气健脾；香附、瓜蒌、生姜和胃宽中；牛蒡子清热祛风、利咽散结，兼为引经药。

需要补充说明的是，本案初诊之所以未见疗效，究其原因，窃以为患者罹此病 3 年未愈，病久必虚，虚则经络滞阻，因滞阻于冲任，故见痛经、愆期，经血异状且夹瘀块，又因滞阻于咽间，故生成梅核气而作祟。所谓滞阻之物乃湿热痰瘀胶结所形成之浊毒也。初诊选用半夏厚朴汤加减之，虽有祛除痰邪之功，但无撼动浊毒之力，所以只能有心杀贼、无力回天，故二诊时改用少腹逐瘀汤加减针对浊毒，还配用针灸疗法，协力合治乃获成功。

【结语】

本篇所选医案均属情志不舒、气机郁滞以致脏腑功能失调所引起的一类病证。关于郁病，前人有"气、湿、痰、火、血、食"所谓"六郁"之说，其中以气郁为先。《医方论》云："凡郁病必先气病，气得疏通，郁于何有？"《证治汇补》亦云："郁病虽多，皆因气不周流，法当顺气为先。"故疏通气机为郁病总的治则。肝主疏泄，在五行中属木，《素问》云"木郁达之"，何为达之？达之，即使气机通畅，脏腑气血阴阳及功能恢复正常。下面略谈笔者数十年来在临床上有关郁病治疗的肤浅心得体会：

1. 郁病贵辨虚实　郁病初起多为实证，日久转虚或虚实夹杂。初期一般以气、血、湿、痰、火、食六郁为主，日久伤正气，导致心、脾、肝之气血或阴精亏虚。郁病初期常以疏肝理气、解郁为治则。若病情发展，六郁杂见，或迁延日久虚实兼杂者，除用此法外，还需配合行血、利湿、化痰、清热、消食等法。属虚者应佐以养心安神、滋养心肾或补益心脾等治疗手段。在疏通气机过程中，如虚证只疏不补，极易伤正；实证妄补不疏，则会添堵。总之，应遵"虚则补之""实则泻之""补泻宜之"之旨，勿犯"虚虚实实"之戒。

2. 针药最宜合用 经络是输送气血，联络脏腑肢节，沟通表里上下，调节体内组织功能活动的通路。正如《灵枢》云："经脉者，所以行血气而营阴阳，濡筋骨，利关节者也。"又云："泻其有余，补其不足，阴阳平复。"所以郁病之源乃是经络阻滞不通，而针灸之长正是疏通经络，中药诚然均有归经，用药目的亦是畅通并利用经络，"行血气而营阴阳，濡筋骨，利关节"。故针灸与中药可谓殊途同归。倘若二者配合得当，各尽所能，相辅相成，岂不妙哉！因此，笔者认为在临床上医患双方如能达成共识，相互理解，密切配合，针药应用往往能事半功倍，屡获奇效，本篇所选6则医案皆是如此。

3. 治标更须治本 如在上述"肝胃气郁"一案中，患者曾某初诊服逍遥散加减7剂与针灸1个疗程后，胸胁胀满减轻，余症平平。这说明脘腹不舒、嗳气干呕、纳差少眠、二便及月经不调等脾胃气滞症状依然存在，故在前方加法半夏、丹参、郁金；针灸加丰隆、地机祛痰化瘀。因为方证合拍，所以见效显著。初诊主要是疏肝理气，而未能顾及因为气滞已使脾胃虚弱而产生了痰瘀，痰瘀又使脾失健运，胃损受纳，气血更为亏虚，于是形成了如此恶性循环、因果互易之局面，故须标本同治，二诊显效，即为此理。三诊时依法再进，故诸症俱消，舌象、脉象均恢复正常，前方加党参、酸枣仁、鸡内金、麦芽，续服20剂，以求固本。

4. 医患密切配合 华岫云在叶天士《临证指南医案》中有一段关于郁病的按语，的确是切中肯綮，耐人寻味："今所辑者，七情之郁居多，如思伤脾、怒伤肝之类是也，其原总由于心。因情志不遂，则郁而成病矣……情志之郁，由于隐情曲意不伸，故气之升降开阖枢机不利……全在病者能移情易性，医者构思灵巧。不重在攻补，而在乎用苦泄热而不损胃，用辛理气而不破气，用滑润濡燥涩而不滋腻气机，用宣通而不揠苗助长，庶几或有幸成。"按语简要道出了郁病的病因、病机和在治疗中必须注意之用药原则。

　　本篇6则医案，在患者病愈后特别嘱咐，在服药固本同时必须改正以往不良性习，敬业乐群，逐渐形成并保持乐观向上、豁达开朗的愉悦心态。据患者反馈，效果良好，复发率极低，真可谓"心药还须心药医也"。

　　在临床治疗中，无论针灸选穴择法，还是中药定方配药，均以"三辨"为要领：首辨六郁主次，继辨病性虚实，再辨病变脏腑；在分证论治中，不轻言攻补，但力求灵巧。如在"气郁化火"案中，中药选丹栀逍遥散合左金丸加减，方中用栀子、大黄、黄连苦寒泻热而佐以生地、玉竹、炙甘草滋阴护胃。在"阴虚火旺"案三诊时为急通二便，改用大黄、玄明粉、厚朴、枳壳为主，辅以炙甘草、白茅根、玉竹、牛膝，使祛邪而不伤正。郁病自古以来一直被医家认为是颇为棘手之病，因为病因广泛而复杂，六淫七情皆可致之。欲得痊愈并不复发，按华岫云之论："全在病者能移情易性，医者构思灵巧。"诚哉斯言！

二十一、中暑

案1：阳暑

张某，男，48岁，农民，安源，1975年7月15日初诊。

田间劳动，午后未休息，烈日暴晒而中暑。症见面色黧黑，颧红目赤，胸闷烦渴，大汗淋漓，恶心欲呕，大便尚可，小便短黄，体温38.7℃，血压115/78mmHg，舌红，苔黄，脉洪大。

辨证：中暑（阳暑）。

治法：泻热清暑，化湿滋阴。

针灸：针刺合谷、内关、足三里，行平补平泻法，留针20分钟；三棱针点刺大椎，放血 1~2 滴后拔罐 10 分钟。

方药： 白虎汤加减。生石膏 60g，知母 9g，葛根 12g，红参须 9g，山药 9g，白扁豆 9g，土茯苓 15g，滑石 15g，车前子 9g，炙甘草 6g，淡竹叶 2g。3 剂，每日 1 剂，分 2 次服。

二诊： 服 1 次后体温降至 37.5℃，2 次后体温恢复正常，烦渴已解，小便亦清长，唯胃脘略感不舒，舌红，苔浅黄，脉弦滑。予自拟方：太子参 18g，白术 12g，茯苓 9g，炙甘草 12g，山楂 12g，神曲 9g，瓜蒌 12g，陈皮 6g，生地 12g，玉竹 9g，石斛 12g。进 3 剂，告愈。

按语： 本案为阳暑，叶天士提出夏暑发自阳明，症见"四大"（大热、大汗、大烦渴、脉洪大），针灸合谷（手阳明大肠经原穴）、内关（手厥阴心包经络穴、八脉交会穴之一、通阴维脉）、足三里（足阳明经合穴）化湿祛暑；点刺拔罐大椎（督脉穴）泻热解毒。方药以白虎汤加减，方中生石膏、知母泻热解暑；葛根、红参须益气生津止渴；山药、白扁豆健中和胃；土茯苓、滑石、车前子、甘草、淡竹叶利尿逐邪，其中淡竹叶清心胃之火兼为引经药。二诊，针药合治，立见显效，体温恢复正常，唯胃脘略感不舒，故改用自拟方。方中太子参、白术、茯苓、炙甘草益气健脾；山楂、神曲、瓜蒌、陈皮行气宽中；生地、玉竹、石斛滋阴保津。3 剂后体健如常。

■ 案 2：阴暑

吴某，女，32 岁，职员，湘东，2002 年 7 月 18 日初诊。

连续高温，近 1 个月未雨，患者不耐闷热而中暑。症见形体肥胖，面色㿠白，肢体困倦，头昏嗜睡，胸闷不舒，微恶风寒，汗出肢冷，嗳气欲呕，口干不思饮，体温 37.8℃。

辨证： 中暑（阴暑）。

治法： 解暑清热，化湿和中。

方药： 十味香薷饮加减。香薷 9g，豆蔻 9g，高良姜 6g，木瓜 6g，党参 9g，黄芪 12g，白术 9g，白扁豆 6g，陈皮 6g，石斛 9g，麦冬 6g，淡竹叶 2g。5 剂，每日 1 剂，分 2 次服。

敷贴： 苍术、丁香等份研末，用浓茶汁调制成饼状，睡前敷贴于脐（神阙），晨起取下。配 5 剂料，自理。

二诊：3剂后体温恢复正常，5剂后诸症若失，唯觉力乏，嘱服补中益气丸（中成药）以善后。

按语：湿盛阳遏是为阴暑。湿为阴邪，非温不解。初诊方药选用十味香薷饮加减，方中香薷、豆蔻、高良姜、木瓜芳香辛温，化湿解暑；党参、黄芪、白术、白扁豆、陈皮益气补中；石斛、麦冬滋阴保津；淡竹叶导湿热下行。配以敷脐疗法，其敷料组成：苍术（燥湿健脾）、丁香（温中止呕）、浓茶汁（清热解毒），合化滞通络之功。两法并用，暑湿俱消，嘱服中成药补中益气丸以建中强营。

【结语】

暑与风、寒、湿、燥、火一样，皆为六淫之邪。暑病在临床上分为阴暑、阳暑、暑厥、暑风4种。暑热病邪，里传迅猛，气热不解易深入心营，化火成痰，生风，甚至出现闭厥、动风之症；暑热多夹湿为患，故脉症复杂；暑性升散，易耗气伤阴，故治疗暑病以清暑泻热、益气保津为大法。本篇选阴暑、阳暑案各1则，在治疗中有3点心得：

1. 白虎汤中粳米之去留　在阳暑案中，因患者"四大"（大热、大汗、大烦渴、脉洪大）俱全，故用白虎汤加减。白虎汤出自《伤寒论》，其组成与剂量是生石膏一斤，知母六两，粳米六合，炙甘草二两。方中粳米与炙甘草益胃护津，使大寒之剂而无败胃之虞，共为佐使，药虽只4味，但相辅相成。临床上"粳米"常易被人忽视，而有意或无意将其舍弃。当然，亦允许以他药代替，并不是非粳米不可；不过切勿忘记"粳米"在白虎汤中的意义。在本篇所选阳暑案中，因药房一时缺货，故以山药、白扁豆代之，其疗效仍能尚称满意。

2. 阴暑保津用药须适度　湿盛阳遏，是为阴暑，湿为阴邪，非温不解。在阴暑案中，初诊选用十味香薷饮加减，方中以香薷、豆蔻、高良姜、木瓜芳香辛温，化湿解暑，采用石斛、麦冬二味滋阴保津，其效良好。滋阴之药多性腻滞而碍祛邪，虽可佐以行气活血之品，但对于阴盛阳遏之阴暑而言，还是慎用更宜。

3. 祛邪始终须中气实足　在阴暑案中，初诊用十味香薷饮加减，方中用党参、黄芪、白术、白扁豆、陈皮益气补中，于是患者体温迅速恢复正常，脾胃气虚等症状亦得到了改善。临床上治疗暑病以清暑泻热、益气保津为大法，湿性重浊、黏滞，故大法中心应以益气为首要。驱邪，非正气充沛不可；而正气充沛，非强健脾胃不可！故在治疗阴暑案末特嘱患者再服补中益气丸善后，即为此意。

二十二、血证

■ 案1：尿血（心火亢盛）

郭某，男，31岁，工人，芦溪，1991年12月11日初诊。

近两月来，常加班加点，劳逸失衡，身心疲惫，面赤颊红，心烦口渴，少腹胀满，小便短涩，有热感，但无痛，尿检红细胞（++），CT检查排除结石，舌尖边红，苔薄黄，脉数。

辨证： 尿血（心火亢盛）。

治法： 清心泻火，凉血止血。

方药： 小蓟饮子加减。小蓟12g，蒲黄9g，侧柏炭9g，生地12g，黄连6g，栀子9g，滑石12g，泽泻6g，甘草6g，淡竹叶3g。5剂，每日1剂，分2次服。

敷贴： 用干地龙研末，调陈醋制成饼状，敷于中极穴，用胶布绷带固定，24小时后取下，1日1次。

二诊： 小便清长，尿检正常，余症向愈，唯觉小腹微胀，睡眠欠佳。改用天王补心丹加减：生地12g，丹参12g，当归9g，台乌6g，大腹皮6g，天冬9g，麦冬6g，远志9g，柏子仁9g，酸枣仁12g，枸杞子9g，山茱萸12g，莲子心3g。5剂，每日1剂，分2次服。

三诊： 小腹胀满消失，睡眠状态大为改善，精神饱满，予归脾丸2盒善后。随访一年半，未复发。

按语：《景岳全书》认为："而血动之由，惟火惟气耳。故察火者，但察其有火无火；察气者，但察其气虚气实。"此案尿血为劳累过度，气血亏损而扰乱心神，"心与小肠相表里"，心火下移于小肠，令膀胱失司，络脉伤损而尿血。初诊方药用小蓟饮子加减，方中小蓟、蒲黄、侧柏炭、生地凉血止血；黄连、山栀、滑石、甘草、泽泻清心泻火，利水逐邪；淡竹叶泻热利水兼为引经药。干地龙味咸、性寒，归肝、肺、膀胱经，研末调醋（有止血化瘀功效）为饼敷于中极（任脉与足三阴经交会穴，膀胱之募穴）有清热利水之特效。二诊改用天王补心丹加减，方中生地、丹参、当归、台乌、大腹皮养血行气；天冬、麦冬清热滋阴；远志、柏子仁、酸枣仁安神定志；山茱萸、枸杞子滋补肾精；莲子心清心泻热兼为引经药。痊愈后，嘱服归脾丸益气养血、健脾宁心而固本。

案 2：便血（胃肠积热）

王某，男，48 岁，农民，湘东，1993 年 8 月 24 日初诊。

两天前亲戚家办喜事，前去帮忙，回家后突觉大便不畅，便中带血，色暗红量少，去西医院做纤维肠镜等检查，排除痔疮、息肉及肿瘤等异常。症见形容憔悴，口苦咽干，嘈杂烦渴，脘腹痞胀，纳差少眠，体温 37.8℃，溲黄便干，舌红苔黄燥，脉洪数。

辨证：便血（胃肠积热）。

治法：清热泻火，凉血止血。

方药：清热泻脾散加减。生石膏 30g，黄芩 9g，黄连 9g，甘草 6g，生地 12g，金银花 15g，仙鹤草 15g，白及 9g，台乌 9g，青木香 6g。3 剂，每日 1 剂，分 2 次服。

外治：商阳点刺放血 2~3 滴；用栀子研末调陈醋成饼，敷于天枢、中府，以胶布固定，保留 24 小时，备 3 天料回家自敷。

二诊：便中血止，仅夹杂少许淡红黏液，便排出不爽。前方加大黄 12g、芒硝 9g、枳实 6g、牛膝 6g，2 剂，每日 1 剂，分 2 次服。

三诊：大便通爽，已不夹杂血及黏液，胃脘略有不舒，疑苦寒燥湿过甚，予麦门冬汤加减。麦冬 12g，黄精 12g，生地 12g，麦芽 9g，丹参 15g，佛手 6g，茯苓 9g，山药 15g，大枣 5g。3 剂，每日 1 剂，分 2 次服。

四诊：诸症消失，精神焕发，上方再进 3 剂而告愈。

按语：此案为胃肠积热型便血，初诊以清热泻脾散加减。方中生石膏、黄芩、黄连清热泻火；生地、金银花、仙鹤草、白及凉血止血；台乌、青木香行气除胀；甘草清热解毒，调和诸药。二诊便血止，因大便不爽，故加大黄、芒硝、枳实、牛膝荡涤余毒以推陈致新。三诊时大便已通畅，唯胃脘不舒，故改用麦门冬汤加减，方中麦冬、丹参、黄精、生地滋阴活血；黄精、山药、佛手、麦芽、大枣、茯苓益肾健脾。初诊时点刺商阳（手阳明大肠经井穴）放血泻热祛邪；用栀子（泻三焦之火）研末调陈醋（止血祛瘀）敷于天枢（大肠之募穴）、中府（肺之募穴，手足太阴经交会穴）宣气通腑，祛邪止血。里病外治，下病上治，共奏功成！

【结语】

　　血证之病因，《景岳全书》云："动者多由于火，火盛则逼血妄行；损者多由于气，气伤则血无以存。"又云："血者水谷之精也，源源而来，而实生化于脾。"脾为气血生化之源，主运化，主统血，为后天之本；肾为先天之本，肾藏精，精育髓，髓生血。又《素问·金匮真言论》云："北方黑色，入通于肾，开窍于二阴。"尿血和便血均属二阴之病。承上所述，尿血和便血与脾、肾之关系尤为密切。

　　在治疗过程中，二案均注重于此：尿血案初诊、二诊中用生地、天冬、麦冬、枸杞子、山茱萸，三诊时嘱服归脾丸善后；便血案初诊、二诊、三诊中用生地、麦冬、山药、黄精、佛手、麦芽、大枣、茯苓等益气健脾、补肾填精。治血无非"止血、祛瘀、宁血、补虚"四法也，治血先通经络，治血必理气机，只有正气盈畅，方可驱逐邪浊，召血归经，邪去则正安。

二十三、淋证

案1：石淋（湿热滞阻）

张某，男，37岁，工人，安源，1987年8月12日初诊。

昨天值夜班突感下腹左侧阵发性绞痛，伴轻度呕吐，体温37.8℃，微汗，肾区有叩击痛，尿短涩不畅，舌红苔薄黄稍腻，脉弦数。尿检：蛋白（＋），红细胞（＋＋）。血检：白细胞$13.5×10^9$/L。腹部X线平片：左侧输尿管中段狭窄处有 0.4cm×0.2cm 阴影。

诊断： 左侧输尿管结石。

辨证： 石淋（湿热滞阻）。

治法： 清热利湿，排石通淋。

针灸： 阴陵泉、中极、三阴交毫针刺，行泻法，留针 20 分钟；艾灸脾俞、胃俞、膀胱俞，每穴施 3 壮。3 次 1 个疗程，1 日 1 次。耳针：输尿管、胃、肾用王不留行籽贴压，然后用胶布固定，每日不定期自行揿按。

方药： 自拟方。金钱草 30g，石韦 9g，鸡内金 12g，伸筋草 12g，延胡索 6g，川楝子 6g，青皮 6g，太子参 12g，小蓟 12g，海金沙 12g，滑石 10g，甘草 3g。3 剂，每日 1 剂，分 2 次服。

二诊： 绞痛转为胀痛，发作更频但可忍受，小便量增多、仍不畅，体温 38.2℃，针灸继续 1 个疗程，1 日 1 次。方药依前方易太子参为人参 12g，加黄芪 30g、威灵仙 15g、石菖蒲 9g，3 剂。

三诊： 服 2 剂后自觉疼痛下移，下午 2 时许小便时，从尿道冲出一条状瘀块，顿觉轻松无比，傍晚体温 37℃，X 线平片检查示阴影消失。再进 3 剂巩固疗效，嘱服人参健脾丸以善后。

按语： 本案用针灸通经活络开路，针刺阴陵泉（足太阴脾经合穴）、中极（任脉与足三阴经交会穴，膀胱之募穴）、三阴交（足三阴经交会穴）清热利湿，排石通淋；艾灸背俞穴及耳针疗法之按压穴位均起配合加强之作用，亦不可小觑。方药用自拟方，方中金钱草、石韦、伸筋草、鸡内金清热排石；延胡索、川楝子、青皮、太子参行气止痛；小蓟、海金沙、滑石、甘草化瘀利尿。二诊体温由 37.8℃反升至 38.2℃，以及绞痛转为胀痛，说明结石在针药双重攻击之下在松动阵脚，故针灸依前法继续 1 个疗程，方药亦依前易太子参为人参 12g，并加黄芪、威灵仙、石菖蒲增强气势，果然，在服 2 剂后结石随尿排出，体温亦恢复正常。三诊再进 3 剂巩固疗效，并嘱服人参健脾丸善后。石淋属急诊痛证，不宜多开方药剂数，唯此，则有利于医者及时掌握病情与疗效，以不辜负患者之信赖焉！此为经验之谈。

■ 案 2：劳淋（脾肾气虚）

赵某，女，51 岁，干部，上栗，1990 年 6 月 7 日初诊。

近两个月，天气闷热异常，空调室内与外界温差大，因连日加班进出频繁而染感冒。症见形体瘦弱，微恶风寒，体温37.5℃，无汗，腰膝酸软，纳呆乏力，大便尚可，小便浑浊，短涩不畅，常伴有小腹胀满，舌淡苔薄，脉弱。尿检及CT各项检查未发现异常。自诉每逢过度劳累即发，此现象已有两年。

辨证：劳淋（脾肾气虚）。

治法：健脾补肾，利水通淋。

针灸：合谷、曲池、大椎毫针刺，行泻法，留针20分钟。温和灸心俞、肺俞、肝俞、肾俞、脾俞及带脉，待皮肤潮红止。3次1个疗程，1日1次。

方药：自拟方。党参15g，山药12g，白术9g，山茱萸12g，杜仲9g，菟丝子9g，巴戟天9g，台乌6g，金樱子9g，芡实9g，茯苓9g，泽泻6g，甘草6g。3剂，每日1剂，分2次服。

二诊：尿液由浊转清，量增多，但点滴难尽，体温37.2℃。暂停针灸，前方加黄芪30g、桑椹15g，进3剂，每日1剂，分2次服。

三诊：体温37℃，排尿顺畅，小便清长，诸症向愈，精神焕发，舌淡苔薄，脉细。嘱服金匮肾气丸与补中益气丸以固本。

按语：劳淋常因劳累过度，脾肾亏虚，感染外邪所诱发，有阳虚、阴虚之别，本案偏阳虚。初诊针刺合谷（手阳明大肠经原穴）、曲池（手阳明大肠经合穴）、大椎（督脉穴）清热解表；艾灸背俞诸穴与带脉，通经振阳。方药用自拟方，方中党参、山药、白术、山茱萸、杜仲、菟丝子、巴戟天健脾补肾；台乌、金樱子、芡实行气固摄；茯苓、泽泻、甘草利水通淋。前方见效，故二诊加黄芪、桑椹以助力补气滋阴，3剂后痊愈。值得一提的是，本案初诊针灸重在清热解表，疏通经络，振奋阳气；方药专力健脾补肾，行气固摄，利水通淋。针药合治，分工而协力，相辅相成。

▨ 案3：血淋（湿热下注）

易某，男，48岁，工人，湘东，1986年9月4日初诊。

患者为长途货车老司机，因连日冒炎暑赶路，回旅馆发现小便时尿道口有轻微灼烧感、刺痛，淋沥不尽，尿色浑浊略带暗红，即奔急诊。症见面色憔悴，周身沉重，心烦少眠，稍恶风寒、微汗，小腹微胀，体温38℃，尿检红细胞（++），腹部X线平片未发现任何异物。舌红，苔黄腻，脉弦数。

辨证：血淋（湿热下注）。

治法：清热祛湿，止血通淋。

针灸：曲池，针刺行泻法，留针 20 分钟；大椎，三棱针点刺放血 1~2 滴后拔罐，留 20 分钟；针刺中极、三阴交、足三里，行泻法，留针 20 分钟。3 次 1 个疗程，每日 1 次。

方药：自拟方。知母 6g，黄柏 6g，小蓟 9g，侧柏炭 12g，生地 12g，仙鹤草 12g，太子参 12g，木香 6g，白术 9g，茯苓 9g，滑石 15g，甘草 3g。3 剂，每日 1 剂，分 2 次服。

二诊：体温 37℃，尿检红细胞（－），前方减小蓟、侧柏炭，加女贞子、墨旱莲、枸杞子，再进 3 剂以固疗效。

按语：本案患者由于外邪夹湿热下注于膀胱，蕴郁成火，络伤血溢，瘀阻尿道，令小便热涩刺痛，余沥不净，尿中带血，称为"血淋"。治当清热祛湿，止血通淋。初诊毫针刺曲池（手阳明大肠经合穴），三棱针点刺放血加拔罐大椎（督脉）泻热祛邪；针刺中极（任脉与足三阴脉交会穴，膀胱之募穴）、三阴交（足三阴经交会穴）、足三里（足阳明胃经合穴）利水通淋。方药用自拟方，方中知母、黄柏泻热滋阴；小蓟、侧柏炭、生地、仙鹤草止血散瘀；太子参、木香、白术、茯苓、滑石、甘草利尿通淋。二诊体温及尿检正常，余症消失，加女贞子、墨旱莲、枸杞子滋阴补肾。此案患者就医及时，方证合拍，所以疗效较为满意。

【结语】

淋病有石淋、气淋、血淋、膏淋、劳淋等，初起主要病因是湿热之邪蕴结于下焦，致使小便阻滞，余沥不净，日久湿热化火，熬成痰瘀，加重病情，故《丹溪心法》云："淋有五，皆属乎热。"每种有虚实之别，均以清利湿热而通淋为治则。淋病之治，古有"忌汗"之说，窃以为是指淋病之发热与表证之发热在病机与状况上均不相同，切不可妄用辛散之剂，以免劫耗膀胱之阴液。又有"忌补"之议，当专针对实热证而言，否则倘若遇上中气下陷或肾元不固之患者，此时非补脾益气、补肾固涩不可，当然另当别论。

本篇石淋案以传统针灸与耳针疗法疏通经络，充当先锋，配合方药效果显著；劳淋案采取针灸力驱表邪，方药专扶脾肾之正气，分工协力；血淋亦如此，针灸既祛表邪，又开通水道，针药合治，共奏其功。

二十四、精浊（湿热蕴结）

邱某，男，42 岁，农民，上栗，1998 年 7 月 29 日初诊。

3 天前患者去菜地施肥忙活一上午，午饭后休息片刻又匆匆骑上三轮摩托进城送菜，傍晚回家时突然发觉身体不舒，发热，微恶风寒，尿频、尿急、尿痛，排尿有灼热感，尿末尿道口流出少许白浊物，惊恐不已，于是次日就诊。

症见：体态虚胖，痛苦面容，体温 38.5℃，腰骶酸楚，体困乏力，睾丸胀痛，不思饮食，小便短而黄浊，大便干结，已有两日未解，舌质红，苔黄腻，脉滑数。

辨证：精浊（湿热蕴结）。

治法：利湿化浊，通腑泻热。

针灸：针刺腰阳关、关元、天枢、中极，行泻法，留针 20 分钟；艾灸命门、大肠俞、膀胱俞，各穴施 3 壮。7 次 1 个疗程，每日 1 次。

方药：八正散加减。栀子 12g，瞿麦 9g，车前子 9g，滑石 18g，甘草 6g，虎杖 12g，丹参 9g，延胡索 9g，川楝子 6g，川牛膝 6g，大黄 9g，生地 12g。7剂，每日 1 剂，分 2 次服。

二诊：体温 37℃，尿频、尿急、尿痛基本向愈，二便亦已通畅，唯腰骶微胀痛，体困乏力，稍劳后时有少许白浊物溢出。舌质浅红，苔淡黄，脉弦细。针刺加气海、足三里、三阴交，行平补平泻法，留针 10 分钟后加艾灸 3穴，各施 3 壮，继续 1 个疗程，隔日 1 次。中药：自拟方。西洋参 15g，黄芪30g，山药 12g，山萸肉 12g，杜仲 12g，淫羊藿 9g，枸杞子 9g，沙苑子 9g，芡实 12g，莲子心 3g。

14 剂后告愈，嘱注意劳逸相宜，预防复发。

按语：患者冒炎暑而过度劳累，湿热蕴结于下焦，扰及膀胱，气化不利，故尿频、尿急、尿痛，排尿有灼热感，尿色黄浊；湿热侵入精室，迫精浊外泄，故尿末尿道口有白浊物溢出；湿热蕴结，阻隔经络，凝滞气血，故腰骶酸楚，体困乏力，睾丸胀痛，中焦湿困，脾失健运，故不思饮食，二便不利；患者正值壮年，虽体质不甚强健，尚敢战邪，正邪相搏，故发热而微恶风寒，舌质红、苔黄腻、脉滑数均为湿热蕴结之象。本案初诊针刺腰阳关（督脉穴）、关元（任脉穴），艾灸命门（督脉穴）调和经气；针刺天枢（大肠之募穴）、中极（膀胱之募穴），艾灸大肠俞、膀胱俞，募俞配合，通腑泻热。中药选用八正散加减，方中栀子、瞿麦、车前子、滑石、甘草清热利湿通淋；虎杖、丹参、延胡索、川楝子、川牛膝行气活血止痛；大黄、生地通腑泻热护阴。其中甘草可调和诸药，川牛膝兼引药力下行。二诊时知悉前法已收显效，结合舌象、脉象综合分析，认为患者刻下病机已转为肾阳虚为主，治宜温肾固精。故针刺加气海（任脉穴）、足三里（足阳明胃经合穴）、三阴交（足三阴经交会穴），并针后再施艾灸以增疗效。中药起用自拟方，方中西洋参、黄芪、山药补中益气；山萸肉、杜仲、淫羊藿、枸杞子温补肝肾；沙苑子、芡实、莲子心固精宁神，其中莲子心交通心肾兼为引经药。由于辨证准确，施治机变，针药并用，故收良效。

二十五、阳痿（湿热下注）

曾某，男，27岁，工人，1988年7月7日初诊。

患者系某厂翻砂车间工人，形体清瘦，因连日加班，汗流浃背，未及时更衣，吹风扇受凉，两天后回家行房事时发现阳事不举，小腹及下肢酸胀，倦困少寐，微恶风寒，无汗，体温37.5℃，小便短赤，大便黏滞，舌红，苔黄腻，脉滑数。

辨证：阳痿（湿热下注）。

治法：清热利湿，振阳起痿。

方药：龙胆泻肝汤加减。龙胆草9g，黄芩12g，黄柏12g，柴胡9g，桂枝6g，赤芍9g，苍术12g，车前子9g，生地12g，薏苡仁12g，山药9g，淡竹叶3g。3剂，每日1剂，分2次服。

二诊：细汗出，体温37℃，小腹及下肢酸胀消失，口微渴，仍体倦乏力，二便略好，舌红，苔黄厚，脉细数，易苍术为白术12g、车前子为茯苓9g，去龙胆草、黄柏，黄芩12g减至6g，加玄参9g、麦冬9g。5剂。

三诊：口不渴，精神好转，惜房事举而不坚，依前方加附片12g、干姜

6g，5剂。针灸：中极、三阴交针刺，行平补平泻法，留针20分钟；带脉温和灸，至皮肤潮红后走罐3周；命门、关元针刺，行补法，留针10分钟后艾灸10分钟；心俞至小肠俞走罐，待皮肤潮红止。5次1个疗程，1日1次。

四诊：诸症齐除，阳事如故，精神抖擞。暂停针灸，嘱再进上方10剂以壮肾元。

按语：阳痿病因有命门火衰、心脾两虚、惊恐伤肾多种，临床上类似本案由于湿热下注而致阳痿者鲜矣，故《景岳全书》云"火衰者十居七八，而火盛者仅有之耳"。本案为湿热下注，郁而化火，火伤宗筋所致，由于足厥阴肝经绕络阴器，所以初诊方药选龙胆泻肝汤加减，清化湿热，因方中龙胆草、黄芩、黄柏、柴胡、苍术均为苦寒之品，势必在清热燥湿同时，亦消耗大量阴液，故症见口渴、体倦乏力等，于是在二诊中易苍术为白术，去龙胆草、黄柏，黄芩由12g减至6g，加玄参、麦冬以滋阴生津。三诊乘胜递进，依前方加附片、干姜以壮肾阳，并增加针灸疗法，针刺中极（任脉与足三阴经交会穴，膀胱之募穴）、三阴交（足三阴经交会穴）利水祛邪；针后艾灸命门（督脉穴）、关元（任脉穴），走罐背俞诸穴温补肾元；灸罐并用激励带脉调和阴阳。由于辨证准确，攻略有序，步步为营，故终获成功。

二十六、遗精（梦遗）

万某，男，24岁，无业，南昌，1977年8月3日初诊。

梦遗每周3次以上，心悸失眠，头晕目眩，精神萎靡，腰膝酸软，胁肋胀痛，纳呆乏力，小便短黄，大便干结，舌质红，苔薄，脉细数。经某西医院男科检查，未发现异常。

辨证：遗精（梦遗）。

治法：滋阴降火，安神固精。

方药：知柏地黄丸加味。黄柏9g，栀子12g，知母6g，山药12g，山茱萸9g，牡丹皮6g，泽泻6g，茯苓9g，生地12g，金樱子9g，芡实9g，生龙骨12g，生牡蛎12g，炙甘草6g。7剂，每日1剂，分2次服。

二诊：疗效明显，梦遗减至1星期1次并即时惊醒，余症亦有所改善，精神好转。前方减栀子，加大黄9g、枳实6g、白茅根9g、牛膝6g，再进20剂。

并添针灸疗法：关元、大赫、志室、神门、内关针刺，行平补平泻法，留针20分钟；艾灸心俞、肾俞、命门，各施3壮。7次1个疗程，1日1次。

三诊：一月后患者欣告已无梦遗现象，余症向愈，嘱服金匮肾气丸与归脾丸善后，尤其注意精神因素，改正不良习惯。随访3年未复发。

按语：遗精是肾气不固或郁扰精室所致，分梦遗与滑遗两种。本案之梦遗属阴虚火旺型。初诊方药用知柏地黄丸加味，方中黄柏、栀子、知母、山药、山茱萸、牡丹皮、泽泻、茯苓、生地滋阴降火；金樱子、芡实、生龙骨、生牡蛎固精安神；炙甘草温中兼调和诸药。二诊知悉疗效明显，故依前方减栀子之寒凉而加大黄、枳实、白茅根通利二便，牛膝引药下行以祛邪排出；并配合针灸疗法：针刺关元（任脉穴）、大赫（足少阴肾经与冲脉交会穴）、志室（足太阳膀胱经穴）补肾固精，针刺神门（手少阴心经原穴）、内关（手厥阴心包经络穴，八脉交会穴之一，通阴维脉）清心宁志，艾灸心俞、肾俞、命门通络振阳。三诊告悉此病已痊愈，在嘱患者继续服金匮肾气丸与归脾丸巩固疗效的同时，并给患者以温馨警示：青春发育期妄作易惹发相火妄动而致病，一旦酿成恶习则难改矣！药物治疗仅是一个方面，更重要的是要树立正确的"三观"理念，正视与加强有关性生理知识与养生保健方面的学习，严格规范自己的生活习惯与行为以防瘥后复发。

二十七、颈肩痛

案1：风湿寒凝

王某，女，36岁，干部，安源，1999年11月8日初诊。

10天前患风寒感冒，自购中成药治疗后，发热、咳嗽、鼻塞流涕等症状虽已消失，但总觉颈肩疼痛不舒，后经X线检查未发现异常，故来院诊治。症见身姿肥胖，肢冷喜温，无汗，两侧肩颈肌肉紧张酸胀，重按右侧有一处明显痛点，纳差，二便尚可，舌质暗红，苔薄白，脉弦细。

辨证：颈肩痛（风湿寒凝）。

治法：疏经活络，通痹止痛。

针灸：针刺肩井、肩髃、肩贞、阿是穴，行平补平泻法，留针20分钟；

艾灸风池、大椎、列缺，各穴施 3 壮；阳陵泉透阴陵泉，留针 20 分钟，每 5 分钟捻针刺激 1 次，行平补平泻法。7 次 1 个疗程，每日 1 次。

方药：桂枝加葛根汤加减。桂枝 12g，白芍 9g，炙甘草 6g，生姜 3 片，大枣 3 枚，葛根 12g，延胡索 9g，天南星 9g，威灵仙 9g，淫羊藿 9g，玉竹 9g，降香 3g。7 剂，每日 1 剂，分 2 次服。

二诊：颈肩肌肉略有松弛，余症依然，重按右侧疼痛点痛势稍微减轻。针灸加针刺足三里，针灸后颈肩部用红外线灯照射 5 分钟，继续 1 个疗程；中药依前方加麻黄 9g、西洋参 9g、紫苏梗 6g，进 7 剂。

三诊：据患者反映，自服上药后汗出人爽，颈肩部肌肉日见松弛，重按原痛点已消失，5 剂后完全康复。随访 3 月未复发。

按语：此案为风寒感冒所引起之颈肩痛。感冒主症虽已消除，但风寒湿残余之邪尚滞留于颈肩部流窜作祟，令人痛胀不舒，甚至重按出现固定压痛点。针刺肩井（手少阳三焦经、足少阳胆经与阳维脉交会穴）、肩髃（手阳明大肠经、阳跷脉交会穴）、肩贞（手少阳小肠经穴）行气通经活络；艾灸风池（足少阳胆经与阳维脉交会穴）、大椎（督脉穴）、列缺（手太阴肺经络穴，八脉交会穴）祛风清热化痰；阳陵泉（足少阳胆经合穴、八会穴之筋会）透阴陵泉（足太阴脾经合穴）调和阴阳之经气。中药选桂枝加葛根汤加减，方中桂枝、白芍、炙甘草、生姜、大枣解肌和营；葛根、延胡索通络止痛；天南星、威灵仙化痰祛瘀；淫羊藿、玉竹补肾护阴；降香行气止痛兼为引经药。初诊方证虽称对路，但逐邪尚觉乏力，故二诊时加麻黄、紫苏梗逐邪随汗排出，并以西洋参益气保津；针灸加多气多血之足阳明胃经合穴足三里，并在针灸后于颈肩部用红外线灯照射 5 分钟以促进经络气血之健行。由于针药协力，配合得宜，故能快速取效，医患皆大欢喜。

案 2：落枕

王某，女，37 岁，居民，安福，2004 年 3 月 19 日初诊。

来萍乡亲戚家做客，适逢天气骤冷，严寒数日，居室窗户紧闭，昨日转暖，于是睡觉时将窗户打开寸余小缝，不料晨起忽觉左侧颈肩肌肉板滞强痛，不可俯仰顾盼，故急来求医。患者自述素体虚弱，极易感冒，睡眠喜自制的柔软适中之高枕，住亲戚家客随主便，只好用衣物垫高将就。症见形色憔悴，左侧颈肩肌肉板滞，俯仰顾盼不利，有一处压痛点，皮肤外表无红肿现象。体温 37.8℃，无汗，微咳少痰，流清涕，头稍胀痛，其他无异常症状，舌淡苔薄白，脉浮。

辨证：颈肩痛（落枕）。

治法：温经散寒，舒筋通络。

针灸：针刺肩井、阿是穴，行泻法后加拔罐，留 20 分钟；艾灸风池，施温和灸 10 分钟；针刺液门，行平补平泻法，留针 20 分钟。5 次 1 个疗程，每日 1 次。

方药：九味羌活汤加减。羌活 12g，防风 9g，白术 9g，细辛 3g，川芎 6g，白芷 6g，法半夏 9g，陈皮 6g，黄芩 9g，葛根 9g，西洋参 9g，炙甘草 3g。5 剂，每日 1 剂，分 2 次服。

二诊：针灸 1 次即见显效，头项可缓慢俯仰顾盼，只有微痛，压痛点消失；服中药 1 剂后微汗出，热退，体温恢复正常，咳嗽、流涕、头痛大有改善，3 剂后痊愈。针灸 5 次后暂停，中药剩下 2 剂，嘱加生姜 2 片、大枣 3 枚续服之，并开中成药玉屏风散 1 盒。

按语：落枕，主要是由于睡眠姿势失当或局部受寒，以致项部经气阻滞而发生。本案之落枕为患者风寒感冒症状之一，故采用针药合治之法。针刺加拔罐肩井（手少阳三焦经、足少阳胆经与阳维脉交会穴）、阿是穴，针刺液门（手少阳三焦经荥穴）舒筋活络；温和灸风池（足少阳胆经与阳维脉交会穴）温经散寒。运用了针刺、艾灸、拔罐等法，三者相辅相成，选穴采取近部与远部呼应配合、上病下治等方法，疗效良好。中药选用九味羌活汤加减，方中羌活、防风、细辛、白芷祛风散寒；川芎、黄芩、葛根清热活血；法半夏、陈皮止咳化痰；西洋参、白术、炙甘草益气健脾。二诊时知针灸与中药均收显效，剩下 2 剂嘱患者加姜枣同煎并服用玉屏风散增强体质以治未病。落枕一般采用针灸治疗，因为针灸有见效快、疗程短、无副作用、简便等优点，但如果落枕只是风寒感冒之兼症，比如本案患者禀赋虚弱，容易感冒，用中药可对证开方，标本同治，故窃以为此类患者针药并施似更为恰当。

案 3：脾肾阳虚

张某，男，69 岁，居民，安源，1998 年 7 月 22 日初诊。

3 年前因颈椎骨质增生手术，出院后病情一直反复，经中西医诊治，效果仍不理想，近 1 周来症状加重，遂来院治疗。症见身体虚胖，面色㿠白，颈项酸胀，左右手臂时有麻木沉重之感，头晕目眩，腰膝酸软，容易汗出，气短困乏，纳差嗳气，心烦易怒，失眠多梦，尿涩便溏，舌暗红胖嫩，苔薄白微黄，脉弦细。

辨证：颈肩痛（脾肾阳虚）。

治法：补脾滋肾，疏经通络。

针灸：针刺章门、中脘、天枢，行平补平泻法，留针 20 分钟；艾灸脾俞、胃俞、大肠俞，各穴施 3~5 壮。7 次 1 个疗程，每日 1 次。

方药：补中益气汤加减。黄芪 30g，党参 15g，白术 12g，炙甘草 9g，柴胡 9g，升麻 9g，当归 9g，陈皮 6g，麦冬 6g，五味子 6g，桔梗 3g。7 剂，每日 1 剂，分 2 次服。

二诊：头晕减轻，食欲增强，腹胀消失，大便成形，精神好转，余症平平，针灸穴位加气海、足三里二穴，针刺行补法，10 分钟后加艾灸 2 壮，继续 1 个疗程，每日 1 次。中药依前方加山楂 15g、山药 12g、大枣 3 枚，再进 7 剂。

三诊：食欲已恢复正常，头晕及睡眠状况改善，二便已调平，自汗止，颈肩肌肉痛势缓和，双臂仍时有酸麻感。针灸改为针刺肩井、天宗、阿是穴，行平补平泻法，留针 20 分钟；针刺大椎、丰隆、阳陵泉、血海，行平补平泻法，留针 10 分钟后加拔罐，留 10 分钟，7 次为 1 个疗程，隔日 1 次。中药用身痛逐瘀汤加减：秦艽 9g，羌活 12g，地龙 9g，僵蚕 9g，当归 9g，川芎 9g，红花 6g，桃仁 6g，乳香 6g，没药 6g，五灵脂 6g，络石藤 6g，14 剂。

四诊：颈肩及双臂肌肉酸痛、麻木、酸胀感基本消失，但仍觉乏力，不耐久举，睡眠状态虽大有改善，但依然多梦易醒，四肢末端尚欠温。针灸加关元，针刺行补法，留针 20 分钟；加艾灸命门、膈俞、脾俞、肾俞，各穴施 2~3 壮，继续 1 个疗程，隔日 1 次。中药改为八珍汤加味：党参 15g，白术 12g，茯苓 9g，炙甘草 6g，当归 9g，川芎 9g，赤芍 6g，生地 9g，菟丝子 12g，杜仲 12g，远志 9g，桑枝 6g，14 剂。

1 个月后从电话得知诸症已愈，嘱注重饮食起居，特别是颈肩切勿受凉。随访半年未复发。

按语： 颈肩病多由风、寒、湿、热等外邪入侵致使经络阻滞，气血运行不畅所引起，故首当祛除外邪，疏通经络，只有经络畅通，气血方能健运；气血健运，脏腑始能平安，正所谓"通则不痛，痛则不通"。从症状及舌象、脉象可知，本案患者属脾肾阳虚型，而其中尤以脾阳虚为甚。脾阳虚则运化失权，故何以谈活血化瘀、通经活络？因心有余而力不足也。为此，初诊治则为健脾益气。

针灸选募俞相配3对穴：章门（脾之募穴、足厥阴肝经与足少阳胆经交会穴、八会穴之脏会）、脾俞；中脘（胃之募穴、八会穴之腑会）、胃俞；天枢（大肠之募穴）、大肠俞。中药选补中益气汤加减，方中黄芪、党参、白术、炙甘草健脾益气；柴胡、升麻升阳举陷；当归、陈皮理气养血；麦冬、五味子滋阴敛汗；桔梗补肺气兼引经。初诊已收显效，二诊时依前方之意，针灸加气海（任脉穴）、足三里（足阳明胃经合穴），中药加山楂、山药、大枣以增添补脾益气之力。

三诊时在脾肾阳虚症状已获得较大改善的基础上及时转向活血化瘀，疏经通络。针刺肩井（手少阳三焦经、足少阳胆经交会穴）、天宗（手太阳小肠经），针刺加拔罐大椎（督脉穴）、丰隆（足阳明胃经络穴）、阳陵泉（足少阳胆经合穴、八会穴之筋会）、血海（足太阴脾经穴），近部穴位与远部穴位、本经与他经相结合，利用八会穴、合穴、络穴等具有特殊作用之穴位。中药改用身痛逐瘀汤加减，方中秦艽、羌活、地龙、僵蚕祛瘀化痰；当归、川芎、红花、桃仁养血活血；乳香、没药、五灵脂行气散结；络石藤通经活络兼为引经药。经络通，气血行，颈肩痛基本康复，余症显示肾阳虽得到滋补，但尚有不足，故在四诊时针刺加关元，艾灸加命门、膈俞、脾俞、肾俞，诸穴合力，既能滋补肾元，又能调和阴阳。中药改为八珍汤加味，方中党参、白术、茯苓、炙甘草益气健脾；当归、川芎、赤芍、生地养血活血；菟丝子、杜仲补肾强筋；远志、桑枝化瘀宁心，通经活络。攻补有序，终获良效。

【结语】

此篇颈肩痛选有3则医案，分别为风湿寒凝型、痹阻经络型、脾肾阳虚型。

在风湿寒凝案中，患者由于误服感冒药而坐失良机，致使风、寒、湿残余之邪滞留于颈肩经络作祟，初诊虽用桂枝加葛根汤加减，针灸亦对证选穴，但效果不佳；二诊时，针灸及中药均果断加大祛邪力度，针灸加足三里并患部采用红外线照射，中药加麻黄、西洋参、紫苏梗奋力祛邪，使之随汗而解，邪去诸症立即自减矣。

在落枕案中，此病多是单纯针灸治疗，但本案患者较为特殊，因素体虚弱，极易感冒，此次落枕即为感冒症状之一，故针药并施，标本同治，疗效堪称满意。

而治疗脾肾阳虚案之所以能获良效，主要是因为辨证准确，找对了治病的主要矛盾（脾肾阳虚）及矛盾的主要方面（脾阳虚），于是立即采取了重点突破——健脾益气。初诊和二诊均以此为主要目标，因患者年迈体衰，阳虚则不能化气，气不足难以化滞通络，故扶正应为第一要务。三诊始趁脾阳振奋，气血充盈，针药协力，祛瘀通络，果获大胜。四诊则乘胜前进，针灸关元、命门等调和阴阳；中药用八珍汤加味补血益气，壮肾复元。经过精心制定攻略，步步为营，稳扎稳打，方告功成。

颈肩痛在当下已逐渐成为慢性顽症，即使手术也很难达到十分理想的效果，这与长期伏案的工作性质及快节奏生活有关，同时也警示医者不但要力求辨证精准，而且施治亦要灵活机变。

二十八、腰痛

案 1：寒湿凝滞

王某，女，43 岁，居民，上栗，2001 年 4 月 9 日初诊。

连日阴雨，患者外出不慎感受风寒，当晚腰痛难忍，次日就医。症见形色憔悴，微恶风寒，体温 37.5℃，头晕乏力，口淡纳差，手足欠温，腰酸背痛，转侧不利，二便尚可，舌淡红，苔白腻，脉细弦。

辨证： 腰痛（寒湿凝滞）。

治法： 散寒祛湿，温经活络。

针灸： 针刺列缺、风府、委中、阿是，行泻法，留针 20 分钟；艾灸腰阳关、肺俞、膈俞、脾俞、肾俞，每穴施 3 壮；环绕带脉走罐数周至皮肤出现潮红。7 次 1 个疗程，每日 1 次。

方药： 甘姜苓术汤加减。干姜 12g，桂枝 9g，白芍 6g，甘草 3g，杜仲 12g，独活 9g，桑寄生 9g，千年健 9g，茯苓 9g，白术 9g，薏苡仁 12g，紫苏梗 3g。7 剂，每日 1 剂，分 2 次服。

二诊： 体温 37℃，腰痛减轻，转侧时仅微痛，食眠渐佳，唯手足仍觉发凉，舌淡红，苔白，脉细。针灸续一疗程，改为隔日 1 次。中药依前方加丹参 9g、川芎 9g，再进 14 剂。

本方服后，诸症均已消失。2 个月后随访，腰痛未复发。

按语： 寒湿之邪，侵袭腰部，阻塞经络，令气血不畅；寒性凝滞，湿性重着黏滞，故使腰痛且转侧不利；寒湿侵犯中焦，致使脾阳不足，失却健运，故口淡纳差，手足欠温，苔白腻、脉细弦皆寒湿之象。针刺列缺（手太阴肺经络穴）、风府（督脉与阳维脉交会穴）、委中（足太阳膀胱经合穴）祛风散寒，阿是穴通络止痛；艾灸腰阳关（督脉要穴）、肺俞、膈俞、脾俞、肾俞与走罐带脉，以调和阴阳经络之气。中药选甘姜苓术汤加减，方中干姜、桂枝、白芍、甘草散寒暖中，缓急止痛；《素问·脉要精微论》云"腰者肾之府，转摇不能，肾将惫矣"，故用杜仲、独活、桑寄生、千年健补肾壮腰，防微杜渐；茯苓、白术、薏苡仁健脾祛湿；紫苏梗散寒行气，兼为引经药。二诊时不但体温恢复正常，余症亦均有所改善，针灸继续一疗程，中药依前方再加丹参、川芎以增强活血化瘀之力，诸法合用，病得痊愈。

案 2：肾阳虚弱

彭某，男，72 岁，农民，湘东，2004 年 3 月 2 日初诊。

患者素体虚弱，面色㿠白，畏寒喜暖，手足发凉，腰痛酸软，腿膝乏力，不耐久坐，纳差少眠，心悸多梦，小便频涩，大便不爽，舌淡，苔薄白，脉沉细。

辨证： 腰痛（肾阳虚弱）。

治法： 补肾壮阳，通经止痛。

针灸： 针刺腰阳关、阿是穴，行补法，留针 20 分钟；艾灸命门、志室、太溪、足三里、气海，各穴施 3 壮；温和灸带脉数周至皮肤出现潮红。7 次为

1 个疗程，每日 1 次。

方药：右归丸加减。附片 15g，肉桂 6g，鹿角胶 9g^{烊化后服}，熟地 12g，砂仁 6g，山萸肉 9g，枸杞子 9g，杜仲 9g，菟丝子 9g，补骨脂 9g，延胡索 9g，川楝子 6g，蚕沙 3g。7 剂，每日 1 剂，分 2 次服。

二诊：腰痛减轻，腿膝较前有力，肢凉渐温，食眠及二便状态亦有所改善。针灸隔日 1 次，继续一疗程；前方加山药 9g、神曲 9g、酸枣仁 12g、川芎 9g，共 14 剂。

一月后患者腰痛及其余诸症基本康复，嘱此方继续服用并注意饮食起居，适当锻炼，以免复发。

按语：腰为肾之府，肾主骨生髓，骨髓不充，故腰酸软而腿膝乏力；阳虚不能温煦四肢，故手足欠温，肾阳虚令肾水不能上济心火，心肾不交故心悸多梦、纳差少眠；肾阳虚衰，气化失司，传导无力。《景岳全书》云："肾为胃关，开窍于二阴，所以二便之开闭皆肾脏之所主。"舌淡、苔白、脉细，均显肾虚弱之象。初诊针刺腰阳关（督脉穴）、阿是穴通经活络；艾灸命门（督脉穴）、志室、太溪、足三里、气海补益气血，温煦肾阳；温和灸带脉以调和阴阳之经气。中药选用右归丸加减，方中附片、肉桂、鹿角胶滋补肾阳；熟地、砂仁、山萸肉、枸杞子滋肾补阴；杜仲、菟丝子、补骨脂强腰益精；延胡索、川楝子行气止痛，蚕沙燥湿祛风，兼为引经药。二诊效不更方，加山药、神曲健脾，酸枣仁宁心，川芎活血，再进 14 剂痊愈。

案 3：湿热蕴积

李某，男，28 岁，工人，湘东，1997 年 7 月 18 日初诊。

患者为某厂翻砂车间工人，加班时无外因突然腰痛难忍，前来就医。症见形色憔悴，热汗黏腻，腰部刺痛，转侧不利，头晕心烦，胸腹胀闷，口苦微渴，纳差少眠，小便短赤，大便不爽，舌暗红，苔黄腻，脉濡数。

辨证：腰痛（湿热蕴积）。

治法：清热利湿，舒筋止痛。

针灸：针刺腰阳关、阿是穴，行泻法，留针 20 分钟；艾灸三阴交，3 壮；膈俞、脾俞、肾俞，用梅花针叩刺，待现潮红后拔罐，留 20 分钟；委中用三棱针点刺放血 2~3 滴；环绕带脉走罐数周，至皮肤出现潮红为止。7 次为 1 个疗程，每日1次。

方药：二妙散加味。黄柏9g，苍术9g，防己9g，木瓜9g，丹参12g，乳香9g，没药9g，菟丝子12g，杜仲12g，狗脊9g，地龙9g，忍冬藤12g，白茅根9g，丝瓜络3g。7剂，每日1剂，分2次服。

二诊：腰痛、头晕、心烦症状减轻，精神好转，小便色淡黄、量增，大便已成形，唯胃纳差，口淡乏味。前方改苍术为白术9g，加茯苓9g、薏苡仁12g、桑椹12g，共7剂，每日1剂，分2次服，暂停针灸。

诸症消失，康复如常，随访一月，未见复发。

按语：患者湿热壅积于腰部，使经络受阻，气血不通，故令腰痛，转侧不利，头晕心烦。湿邪犯中，故口苦，胸腹胀满不舒，纳差，二便异常；舌黄腻，脉濡数，皆为湿热壅滞之象。针刺腰阳关（督脉穴）、阿是穴舒筋止痛；艾灸三阴交（足三阴经交会穴）活血滋阴，拔罐背俞诸穴、委中放血，清热泻火；带脉走罐以调和经络阴阳之气。中药为二妙散加味，方中黄柏、苍术、防己、木瓜清热祛湿；丹参、乳香、没药行气活血；菟丝子、杜仲、狗脊补肾填精；地龙、忍冬藤、白茅根通经利尿，丝瓜络兼为引经药。二诊知前方见效，依原方易苍术为白术，加茯苓、薏苡仁、桑椹，健脾益肾以固本。

案4：瘀血阻络

戴某，女，60岁，居民，安源，2005年8月9日初诊。

患者半月前在家打扫卫生时，被一硬物撞伤右侧腰部，当时未见明显皮外伤，几分钟后微痛即止，不料当晚2点左右突觉撞伤处肌肉组织有针刺样疼痛，于是次日急去附近诊所推拿按摩，服止痛片，3天后痛势复发，转剧，遂来医院治疗。症见痛苦面容，右侧腰部有一处明显压痛点，咳嗽时有牵拉疼痛，无外伤痕迹，不耐久坐久行，转侧有障碍，头晕乏力，纳差少眠，二便尚可，舌质紫暗，苔白，脉弦涩。

辨证：腰痛（瘀血阻络）。

治法：活血化瘀，通络止痛。

针灸：针刺腰阳关、阿是穴、委中、血海，行平补平泻法，留针20分钟；艾灸肺俞、膈俞、肾俞，各穴施3~5壮，带脉走罐数周至皮肤潮红，7次1个疗程，每日1次。

方药： 桃红四物汤加味。当归 12g，川芎 9g，赤芍 9g，生地 9g，桃仁 6g，红花 6g，茜草 6g，络石藤 12g，独活 9g，威灵仙 9g，秦艽 6g，刀豆壳 3g。7 剂，每日 1 剂，分 2 次服。

二诊： 腰痛大为减轻，虽重按仍有少许隐痛，但尚能忍受，精神好转。针刺加足三里、太溪，行补法，留针 20 分钟；艾灸关元、命门，每穴施 3 壮，继续一疗程，隔日 1 次。

方药： 改用自拟方。黄芪 30g，党参 15g，白术 12g，山药 9g，当归 9g，川芎 12g，牛膝 9g，女贞子 9g，墨旱莲 9g，杜仲 12g，续断 9g，沉香 3g。再进 30 剂，每日 1 剂，分 2 次服用。

一月后随访获悉患者诸症消失，已恢复健康。

按语： 患者被硬物撞伤腰部，当晚突发腰痛，此乃瘀血已阻滞经络所致。后虽经推拿按摩、口服止痛片等，因瘀阻不除，气血不通则痛，舌象脉象均显瘀血内滞之征。针刺腰阳关（督脉穴）、阿是穴、委中（足太阳膀胱经合穴）通经活络；针刺血海（足太阴脾经穴），艾灸脾俞、膈俞、肾俞，活血化瘀；带脉走罐调和经络阴阳之气。中药选桃红四物汤加味，方中当归、川芎、赤芍、生地养血活血；茜草、络石藤、桃仁、红花化瘀通络；独活、威灵仙、秦艽祛风胜湿，刀豆壳行气兼引经。初诊显效后，二诊针刺足三里、太溪，艾灸加关元、命门，补益气血；并改用自拟方，方中黄芪、党参、白术、山药、当归、川芎补气养血，怀牛膝、杜仲、续断壮腰填精；女贞子、墨旱莲滋益肾阴；沉香理气、温中、暖肾兼引经。患者虽年已花甲，但正气犹宏，趁瘀血新生率先祛邪，然后扶正，宜也。

【结语】

腰痛一般以肾虚为本，感受外邪或跌仆损伤为标，如《证治准绳》所云："有风，有湿，有寒，有热，有挫闪，有瘀血，有滞气，有痰积，皆标也，肾虚，其本也。"本篇共有 4 则医案，分别是寒湿凝滞、肾阳虚弱、湿热蕴积、瘀血阻络，皆为针药合治，疗效较好。余在治疗过程中略有体会：

在针灸方面，可根据患者各自的病因病机，分别采用祛风寒、湿、热、痰、瘀之邪，通经活络，补肾健腰为治则。在施行上除选取相应穴位与手法之外，尚需考虑带脉调和阴阳经气的特殊功效，带脉为人体奇经八脉之一，因未有具体穴位，故往往易被医者所忽视。个人临床经验，可酌情采用梅花针叩刺、温和灸或走罐方式，在本篇所选医案中均有运用，可供参考。

在用药方面，因为腰痛是以肾虚为本，他因为标，故在治疗过程中务必补益气血。此时值得注意的是，要掌握补益时机，切忌一味蛮补。因为补益药大多温热或性腻之品，如经络阻滞，极易蕴积化热与痰瘀互结而作祟。所以本人经验是除体质特殊、弱者外，余者皆应先通后补。

二十九、腰腿痛（经络痹阻）

欧阳某，男，53岁，职员，宜春，1998年12月3日初诊。

患者为工地负责人，半月前得风寒感冒，曾服用自购感冒灵等中药，无效，待病情加重方来我院就诊。症见形体虚胖，体温38.5℃，微恶风寒，无汗，周身酸楚，尤以左侧臀部坐骨神经处为甚，重按有固定痛点，痛势如刀割，直达足趾，但经B超检查未见腰椎及其他异常。头晕乏力，胃脘部得热稍舒，双下肢发凉，二便尚可，舌质淡，苔薄浅黄，稍腻，脉弦滑。

辨证：腰腿痛（经络痹阻）。

治法：散寒清热，疏通经络。

针灸：针刺曲池、腰阳关，行泻法；环跳、阿是穴针刺后加拔罐；内关透外关，均留置20分钟。7次为1个疗程，每日1次。

方药：蒿芩清胆汤加减。青蒿9g，黄芩12g，柴胡9g，葛根12g，桂枝9g，白芍9g，竹茹6g，法半夏9g，枳壳6g，陈皮6g，甘草3g。3剂，每日1剂，分2次服。

二诊：汗未出，体温38.2℃，周身仍酸楚，压痛由胀反增针刺感，胃纳情况有所改善，双下肢仍发凉，以踝关节为甚。针灸同上，继续一疗程；方药改为乌梅丸加减：附片12g，细辛6g，干姜6g，桂枝9g，乌梅9g，白芍9g，炙甘草6g，黄连3g，黄柏6g，鸡血藤9g，伸筋草9g，佛手9g，竹茹3g，7剂，每日1剂，分2次服用。

三诊：汗出热退，体温 37℃，周身酸楚消失，左侧臀部压痛点疼痛大为减轻，余症均有所改善，唯下肢欠温，足趾发凉，未见明显进步，舌质淡红，苔薄浅黄，脉弦细。针灸穴位加针刺关元、足三里，行泻法，留针 20 分钟；艾灸命门、膈俞、脾俞、肾俞，各施 3~5 壮，继续 1 个疗程，每日 1 次。中药改为独活寄生汤加减：独活 12g，桑寄生 9g，杜仲 9g，巴戟天 9g，黄芪 30g，当归 9g，川芎 9g，党参 12g，白术 9g，桂枝 6g，远志 9g，怀牛膝 9g，补骨脂 9g，共 30 剂。

四诊：据患者来电获悉，服 15 剂后诸症痊愈，精神焕发，已恢复正常工作。嘱继续服剩下 15 剂，并酌情再进龟鹿二仙膏以巩固疗效。

按语：此案腰腿痛因风寒湿邪合而为痹，侵里化热作祟，滞阻经络，影响气血运行所致。症状特点是上热下寒，虚实夹杂，压痛点明显，痛势往下放射，如电击刀割，世称坐骨神经痛。采用针药合治之法，针刺曲池、腰阳关散寒泻热，针刺并拔罐环跳、阿是穴通经活络，内关、外关，二穴采用透针法调经络，平衡阴阳。因该患者误治而错失治疗良机，待就诊时，以症测之，可知风寒湿邪大都已入里化热，凝痰，成瘀，致使经络气血受阻，以胆经、膀胱经为最。故针灸选穴以此为据，中药选蒿芩清胆汤加减，方中青蒿、黄芩清热利湿，柴胡、葛根、桂枝、白芍解肌和营；竹茹、法半夏、枳壳、陈皮温中化痰，甘草调和诸药。

初诊针灸通经活络已见反应，痛状貌似加剧，实则照用无妨。《素问·六元正纪大论》云"有故无殒，亦无殒也"，其医理通焉；中药清理少阳亦收到成效，从胃纳状况有所改善而测知。用药如用兵，深思熟虑，制定策略，循序渐进，于是在二诊时采用乌梅丸加减。方中附片、细辛、干姜补肾暖脾，温经散寒；黄连、黄柏清热燥湿；桂枝、佛手、竹茹宽气温中；鸡血藤、伸筋草养血活血；乌梅、白芍、炙甘草酸甘化阴，缓急止痛。三诊时前法已奏效，故针刺关元（任脉穴）、足三里（足阳明胃经合穴），艾灸命门（督脉穴）及膈俞、脾俞、肾俞，以加持助力；前方选用蒿芩清胆汤加减与乌梅丸加减，祛邪通痹，疏理经络，可谓初战告捷，将上部湿热诸邪基本清除，至于下肢欠温，此关系到患者个人禀赋等因素，故再改用祛风湿、止痛痹，又补肝肾、益气血之独活寄生汤加减。方中独活、桑寄生、杜仲、巴戟天祛风化湿，温补肝肾；黄芪、当归、川芎、党参、白术养血活血，补气健脾；桂枝、远志通络宁心；

怀牛膝、补骨脂强筋，兼引诸药下行。愈后嘱酌情服龟鹿二仙膏，此为固本之计。

三十、痹证

案1：行痹（风邪偏盛）

赵某，男，48岁，工人，安源，1976年3月17日初诊。

1天前受凉引发肩、颈及肢体关节出现游走性疼痛。无红肿现象，微恶风寒，体温37.2℃，头晕困倦，间咳、少痰，苔薄白，脉浮紧。

辨证： 行痹（风邪偏盛）。

治法： 祛风通络，散寒除湿。

方药： 柴葛解肌汤加减。柴胡6g，葛根6g，黄芩6g，羌活6g，白芷6g，白芍6g，延胡索3g，桔梗3g，紫苏梗3g，双钩藤6g，甘草3g。5剂，每日1剂，分2次服。

针灸： 行间、肩井、阴谷、列缺、曲池针刺，行泻法，留针10分钟后加艾灸10分钟。5次为1个疗程，每日1次。

二诊： 体温37℃，外感症状消失，肩、颈及上肢关节疼痛大减，唯下肢关节仍然有胀痛，行走不便，上方改黄芩为黄柏6g，加苍术3g、牛膝9g、泽泻6g、茯苓6g，以导湿热之邪从小便排出，7剂后告愈。

按语： 本案患者病症表现肩、颈及肢体关节呈游走性疼痛和微恶风寒、体温略高及舌脉表现，正如《素问·痹论》中云："风寒湿三气杂至，合而为痹也。其风气胜者为行痹。"所谓"风气胜者"最突出的表现是这种疼痛呈游走性而窜行于各关节。由于患者表证伊始，战机难得，针对风"善行数变"之特性，果断采用针药合击以御风携众邪侵袭于里。方选柴葛解肌汤加减：柴胡、葛根、黄芩解肌清热；羌活、白芷、延胡索祛风散寒；白芍、甘草酸甘化阴，和营止痛；桔梗宣肺化痰；紫苏梗、双钩藤祛风通络且为引经之药。针刺穴位选行间（足厥阴肝经荥穴）疏理肝气；肩井（足少阳胆经要穴，手足少阳经与阳维脉交会穴）通经活络、止痛，阴谷（足少阴肾经合穴）主治膝关节酸痛，通利水道；列缺（手太阴肺经络穴、八脉交会穴）开宣肺气，曲池（手阳明大肠经合穴）清泻湿热，针刺后加艾灸以激发卫阳，透邪外出。针药合击，兵贵神速，故能奏凯。

■ 案2：痛痹（寒邪偏盛）

黄某，男，28岁，农民，湘东，1976年12月4日初诊。

患者素体强健，半月前感受风寒以致左膝及踝关节疼痛，服止痛片无效，3天前因天气骤冷，痛势加剧，无红肿，但局部有热感。症见面色萎黄，倦困乏力，体温37.2℃，无汗，纳差少寐，二便尚可，苔薄白，脉弦紧。

辨证： 痛痹（寒邪偏盛）。

治法： 散寒祛湿，通络止痛。

方药： 自拟方。附子6g，干姜6g，麻黄9g，黄芪12g，防风6g，威灵仙9g，广木香6g，牛膝6g，木瓜6g，海风藤9g，赤芍6g，炙甘草3g。5剂，每日1剂，分2次服。

针灸： 关元、气海针刺，行泻法，留针20分钟；命门、肾俞、膈俞灸至潮红后加拔罐，留15分钟。5次1个疗程，每日1次。

二诊： 痛势略减，余症依然，照前方将附子增至15g，进5剂。

三诊： 疼痛大为减轻，精神好转，上方去麻黄，将附子用量增至60g（注意须先煎）。干姜用量增至12g，加白术9g、茯苓6g、山药6g、山楂9g、麦芽6g以益气健脾，再进7剂。

四诊： 疼痛全无，食欲已开，胃气和而卧自安也。去附子、干姜，加当归9g、川芎9g、山茱萸12g、生地9g，续服15剂以巩固疗效。

按语： 《素问·痹论》云"寒气胜者为痛痹"，本案正为"寒气胜者"之痛痹，治当以驱除寒邪而止痛。故初诊以针灸疏通经络，自拟中药方，以附子、干姜、麻黄温经散寒；黄芪、防风益气固表；威灵仙、广木香行气活血；牛膝、木瓜、海风藤通经活络，祛风除湿；赤芍、甘草酸甘化阴止痛且调和诸药。虽疗效略微，但已初见起色，故在二诊时敢将附子用量增至15g，窃以为非矢不中的，乃力不及鹄也。三诊果然显效，于是乘势在续方中去麻黄，将附子用量再增至60g，干姜用量从6g增至12g，同时加白术、茯苓、山药、山楂、麦芽益气健脾。四诊时疼痛止、胃气和，故去附子、干姜，再加当归、川芎、生地、山茱萸调理气血而善后。

案 3：着痹（湿邪偏盛）

曾某，女，76 岁，农民，湘东，1988 年 3 月 15 日初诊。

素体虚弱，肩、肘、膝关节虽无红肿发热，但患处酸胀，疼痛不移，近日来逢连绵阴雨，气温骤降，致使痛势加剧而就诊。症见倦怠乏力，手足沉重麻木，纳差少寐，溲黄便干，舌胖嫩，苔白腻，脉濡数。

辨证：着痹（湿邪偏盛）。

治法：祛湿化痰，通络止痛。

方药：自拟方。葛根 12g，桂枝 9g，苍术 12g，白术 12g，茯苓 9g，千年健 9g，杜仲 12g，法半夏 9g，胆南星 9g，蜈蚣 6g，全蝎 6g，络石藤 12g。7 剂，每日 1 剂，分 2 次服。

针灸：足三里、犊鼻、丰隆、肩髎、商丘、阳陵泉，均针刺行平补平泻之法，留针 15 分钟后加艾灸 15 分钟。5 次 1 个疗程，每日 1 次。

二诊：关节麻木消失，痛势见减，仍感倦怠，饮食、二便状态依然。照上方加黄芪 30g、党参 15g、当归 9g、川芎 9g，10 剂。

三诊：诸痛消失，精神好转。上方加生地 9g、桑椹 12g、柏子仁 9g、泽泻 6g、火麻仁 9g，10 剂。

以此方调理 3 个月，痊愈，随访 2 年未复发。

按语：湿痹当以祛湿为首要。风湿之邪入里化热，相煎为痰，阻滞经络，流注关节，致使气血不通则痛。疗法采用针药合治，针灸选穴：足三里（足阳明胃经合穴）调理气血；犊鼻（足阳明胃经穴）通利屈伸；丰隆（足阳明胃经络穴）泻热祛痰；肩髎（手少阳三焦经要穴）擅治肩痹；商丘（足太阴脾经经穴）健脾化湿；阳陵泉（足少阳胆经合穴）舒筋活络。方药用自拟方，方中葛根、桂枝温经散寒；苍术、白术、茯苓健脾化湿；千年健、杜仲补益肝肾；法半夏、胆南星、蜈蚣、全蝎、络石藤祛风豁痰，搜剔窜透以除深藏之伏邪。因方证合拍，初诊显效后二诊再以黄芪、党参、当归、川芎补益气血雄壮正能，因虑及服温燥之品难免有损津液，故三诊时加生地、桑椹以滋阴，继加柏子仁、火麻仁、泽泻润通二便而导邪外出。

案4：热痹（热邪偏盛）

彭某，女，78岁，居民，上栗，1990年7月20日初诊。

3天前外出时半途淋雨感冒，引发右膝关节红肿灼痛，不可触及。症见发热，体温38.8℃，恶风微汗，心烦不安，口渴思饮，纳差眠少，二便尚可，舌红苔黄燥，脉滑数。

辨证：热痹（热邪偏盛）。

治法：清热利湿，宣痹通络。

方药：白虎加桂枝汤加减。生石膏60g，知母15g，桂枝9g，紫苏叶6g，赤芍9g，茯苓9g，白术12g，薏苡仁12g，忍冬藤12g，白茅根12g，地龙9g。7剂，每日1剂，分2次服。

针灸：足三里、三阴交、大椎针刺，行泻法，大椎针刺后加拔火罐留20分钟；大敦三棱针刺，放1~2滴血，不留针。7次为1个疗程，每日1次。

二诊：体温38.7℃，膝关节红、肿、热痛症状略有改善，可触但按之仍有刺痛，不再恶风畏冷，汗已止，口不渴，精神好转。针刺足三里、三阴交、大椎，手法改为补法，不拔罐，取消大敦穴点刺放血，针后加艾灸20分钟，针灸继续一疗程，每日1次；中药照前方加丹参12g、威灵仙9g、防己9g以活血化瘀，进7剂，每日1剂，分2次口服。

三诊：体温37℃，膝关节红退肿消，重按尚有轻微胀痛，唯屈伸不甚灵便，疲软无力。前方加黄芪30g、党参15g滋补气血，狗脊9g、杜仲9g强壮筋骨，女贞子9g、墨旱莲9g育阴泻热，继服7剂；针刺犊鼻、膝关、血海，行平补平泻法，刺后留针10分钟，再加艾灸10分钟，7次为1个疗程，每日1次。

四诊：诸症痊愈，膝关节活动自如，嘱服人参养荣丸善后。

按语：本案疗法采用针药合治，针刺足三里（足阳明胃经合穴）、三阴交（足太阴脾经、足少阴肾经、足厥阴肝经交会穴）、大椎（督脉要穴）祛脾胃之湿热；点刺放血大敦（足厥阴肝经井穴）泻肝胆之热。中药选用白虎加桂枝汤加减，方中石膏、知母清热养阴；桂枝、紫苏叶、赤芍、茯苓解肌和营；白术、薏苡仁健脾化湿；忍冬藤、白茅根、地龙通络止痛、祛湿泻热。初诊7剂后，患者体温为何下降艰难？究其原因，窃以为主要是由于患者年迈体衰，气血亏虚，今针药协同作战，纵有精兵良将，炮火虽猛，但无奈城中守军瘦弱，粮草策应不济，故二诊时针刺手法由泻改为补并加艾灸，"热因热用"，其旨为擂鼓助威，配合擅于活血化瘀之丹参、威灵仙、防己，诸劲旅同仇敌忾使体温降至正常并令诸症向善。三诊时修整扩充兵力装备，加黄芪、党参补益气血；狗脊、杜仲强壮筋骨；女贞子、墨旱莲滋阴泻热，众法合力，扶正祛邪，终竟其功。

■ 案 5：虚痹（气血亏虚）

贺某，男，58 岁，干部，安源，2001 年 4 月 17 日初诊。

素体瘦弱，因腰膝酸软疼痛，步履艰难，经中西医迭治罔效，故提前病退。上月其由于感受风寒，连服阿胶等保健品，后不但引病发作，反而引起腹胀便溏与低热等症，不胜烦恼，无奈求医。症见面色萎黄，头晕乏力，体温37.2℃，腰膝酸楚，小便频、色黄，大便溏，一日 3 次，舌淡苔白，脉弦细。

辨证：虚痹（气血亏虚）。

治法：益气养血，祛湿通络。

方药：参苓白术散加减。党参 12g，白术 12g，茯苓 12g，山药 9g，薏苡仁 9g，砂仁 6g，白扁豆 6g，陈皮 6g，炙甘草 6g，桔梗 3g。5 剂，每日 1 剂，分 2 次服。

针灸：阴陵泉、足三里、大陵针刺，行平补平泻法，留针 15 分钟后加艾灸 15 分钟。5 次为 1 个疗程，1 日 1 次。

二诊：泄止痛缓，始开胃，精神好转。针刺阴谷、气穴、章门，留针 15 分钟，艾灸命门 15 分钟；中药改为独活寄生汤加减：独活 15g，杜仲 15g，牛膝 9g，桑寄生 12g，秦艽 9g，细辛 6g，桂枝 9g，地骨皮 9g，银柴胡 9g，生地 12g，赤白芍各 9g，丹参 9g，鸡血藤 15g，姜半夏 9g，7 剂，每日 1 剂，分 2 次服。

三诊：低热已退，体温 37℃，饮食、睡眠大为改善，疼痛止，唯步履不甚坚实。前方加黄芪 30g、当归 12g、川芎 9g、防风 6g，10 剂，每日 1 剂。

以上方出入加减调治 2 个月后，经西医检查各项指标均达正常，患者行走自如，精神振奋而告痊愈。

按语：本案对象为肝肾气血亏虚痹证患者，其主诉为多年腰膝酸楚行动不便，近期因感受风寒加上连续服用阿胶等滋补品引病发作，并增添低热腹胀、溏泄等症，初诊本着"标重先治标，后治本"原则，采用针药合治之法，显效后二诊针刺阴谷（足少阴肾经合穴）、气穴（足少阴肾经与冲脉交会穴）、章门（足太阴脾经之募穴，肝胆经交会穴，脏会穴）疏理肝肾经络，艾灸命门（督脉要穴）激励阳气。中药选独活寄生汤加减，方中独活、秦艽、细辛、桂枝祛风湿而止痛；杜仲、牛膝、桑寄生、白芍补益肝肾以强筋；丹参、鸡血藤、姜半夏化瘀豁痰、通经活络；生地、赤芍、地骨皮、银柴胡滋养阴津，清除虚热。三诊时前方加黄芪、防风益气固表，当归、川芎行气活血。患者长期气血衰弱，求愈心切，只因复感风寒及过度服用阿胶等滋腻之补品，邪不透表而引起旧病发作并增添腹胀、溏泄、低热之症，此系"虚不受补"之误。由于标本兼治，针药配合，疗法有序，攻补得宜，故能取得良效。

案6：尪痹（肾虚寒凝）

何某，男，54岁，干部，安源，1998年3月19日初诊。

半月前出差劳累，因生活起居不慎，突然发现畏恶风寒，困倦乏力，周身关节酸楚，双手食指、中指关节出现对称性红肿热痛，体温37.8℃，晨僵，活动不利，纳差，少眠，二便尚可，经做血常规、血沉、类风湿因子等各项检查，诊断为"类风湿关节炎"，苔白腻，脉细滑。

辨证：尪痹（肾虚寒凝）。

治法：补肾祛寒，通络止痛。

方药：自拟方。附子15g，姜黄9g，羌独活各9g，威灵仙9g，红花6g，桃仁6g，桑椹9g，赤芍6g，甘草3g，杜仲12g，骨碎补12g，桑枝6g，雷公藤12g，僵蚕9g。7剂，每日1剂，分2次服。

针灸：针刺后溪、曲池、阴谷，行泻法，留针20分钟；肾俞、膈俞、肝俞艾灸20分钟。7次为1个疗程，1日1次。

二诊：体温37.5℃，指关节痛势见减，红肿渐消，晨僵时间缩短，针灸依上方加足三里、三阴交，行平补平泻法，留针20分钟，3个疗程，每日1次；中药依前方加防己9g、三七粉3g^{吞服}、法半夏9g、胆南星6g以助化痰祛瘀，通痹止痛，30剂，每日1剂。

三诊：体温37℃，手指关节红肿热痛现象基本消失，唯觉困倦乏力。据此，暂停针灸，依上方加黄芪 30g、当归 9g、女贞子 9g、墨旱莲 12g，再进 30 剂以巩固疗效，并嘱注重饮食起居，愉悦心情，适当锻炼，增强体质，以防复发。

按语： 本案之所以疗效较为显著，原因大概有二：其一，治疗较为及时，医患配合良好；其二，辨证准确，使用针药合治，有条不紊，步步为营，循序渐进。如针灸取穴：后溪（手太阳小肠经输穴、八脉交会穴）、曲池（手阳明大肠经合穴），二者配合擅于通利关节，泻热止痛；艾灸足太阳膀胱经背俞穴之肝俞、膈俞、肾俞力显燮理阴阳、调和气血之功效。中药选用自拟方，方中附子、姜黄、羌活、独活温经散寒；威灵仙、红花、桃仁活血化瘀；赤芍、甘草、桑椹酸甘化阴；杜仲、骨碎补养肾强筋；桑枝、僵蚕、雷公藤搜风祛湿，通经活络。二诊时，前方加防己、三七粉、法半夏、胆南星以增祛瘀化痰之力；三诊时加黄芪、当归补益气血，女贞子、墨旱莲滋育阴液。诸法合力，共建其功。

案 7：血痹（营卫虚热）

邹某，女，32 岁，无业，宜春，1999 年 4 月 13 日初诊。

患者生活条件优渥，形体瘦削，弱不禁风，2 个月前曾患过一次风寒感冒，自购西药服用，服后病情虽得以缓解，但留下肩、颈、左前臂肌肤麻木疼痛之症状，经数位中西医迭治罔效。3 天前气候骤冷，患处疼痛加剧，故前来求治。

症见： 面色萎黄无华，情志憔悴，肩颈关节酸楚，活动不利，左前臂肌肤麻木胀痛，触之若刀割，出现红肿发热现象，体温 36.8℃，下肢发凉，微恶风寒，心烦易怒，倦怠乏力，纳差眠少，小便清长，大便溏干不爽，舌质紫暗，苔薄白，脉沉细涩。

辨证： 血痹（营卫虚热）。

治法： 滋养营卫，蠲痹止痛。

方药： 黄芪桂枝五物汤加味。黄芪 60g，桂枝 15g，白芍 12g，生姜 9g，大枣 12g，炙甘草 6g，丹参 12g，当归 9g，川芎 9g，地龙 9g，法半夏 9g，白芥子 6g，陈皮 3g。7 剂，每日 1 剂，分 2 次服。

针灸： 针刺足三里、尺泽，行平补平泻法，留针 20 分钟；温和灸百会 5 分钟；华佗夹脊穴走罐至皮肤见潮红后，隔姜片艾灸 10 分钟。7 次为 1 个疗程，每日 1 次。

二诊：已无畏风恶寒，体温 37℃，患处酸楚胀，刺痛大为减轻，关节活动较前灵便，饮食睡眠状态有所改善，精神好转，唯觉患处尚有麻木不仁。前方加王不留行 9g、鸡血藤 9g、丝瓜络 6g 以助活血化瘀，通络蠲痹，再进 14剂，暂停针灸。

三诊：麻木及疼痛消失，下肢渐温，饮食、睡眠恢复正常，情绪愉悦。以上方加白术 12g、山药 9g、鸡内金 12g，20 剂研末蜜制为丸，每服 10g，早晚各 1 次。

调理 3 个月告愈，随访 5 年未复发。

按语："风寒湿三气杂至，合而为痹也"，诸痹有相同之处，即"痹者闭也"，气血经络阻滞不通；亦有相异之处，单就症状而言，风寒湿邪杂至诸痹皆以肢体筋骨、关节、疼痛为主，而血痹则以肢体局部关节肌肤麻木为最。血痹主要是由于气血虚弱，营卫失守，外邪入侵滞留肌肤、关节所致。《金匮要略》血痹虚劳篇云："问曰：血痹病从何得之？师曰：夫尊荣人，骨弱肌肤盛，重因疲劳汗出，卧不时动摇，加被微风，遂得之。"又云："宜针引阳气，令脉和紧去则愈。"所以，本案疗法采用针药合治，以针灸通利经络而导引阳气，配合中药，相得益彰。血痹之初，肢体关节、肌肤多属无痛或微痛，而以麻木不仁为主，只缘虚人久病，必虚中夹实，虚热因郁积而内生，化为痰瘀，流于肌肤或滞于关节，阻碍经络，不通则痛。本案患者即属此类，所以肌肤、关节麻木或疼痛，治当滋补营卫以固本，化滞通痹而止痛。初诊针刺足三里（足阳明胃经合穴）、尺泽（手太阴肺经合穴），二者合用补益气血、调和营卫；艾灸百会（督脉要穴），并走罐华佗夹脊穴（奇穴）可温通经络，振奋阳气。方剂选黄芪桂枝五物汤加味，方中黄芪、生姜温阳通痹；桂枝、白芍、大枣、炙甘草调和营卫；丹参、当归、川芎、白芥子、法半夏、陈皮祛瘀化痰；地龙搜风通络。见效后，二诊时前方加王不留行、鸡血藤、丝瓜络理血疏闭。三诊时肌肤麻木、关节不利等症均告消失，再加白术、山药、鸡内金健脾益气，并以该方之药研末炼蜜为丸，渐进渐佳而固营卫之本。

【结语】

《素问·痹论》云："风寒湿三气杂至，合而为痹也。"《景岳全书》释其义曰："痹者闭也，以血气为邪所闭，不得通行而病也。"乃知风寒湿三气（邪）及由此所产生的痰瘀诸邪闭阻气血经络而病，此为痹证之主要病因病机。据此，痹证自古分类颇多，本篇仅选行痹、痛痹、着痹、热痹、虚痹、尫痹、血痹各一则医案以表述笔者对痹证之粗浅认识和在临床实践中的一点心得体会，略述如下。

（一）治痹必治风

风为六淫之首，为外感病邪之先导，寒、湿、燥、热等邪皆依附于风而侵犯人体作祟；尚有因正虚邪盛，内传脏腑经络，寒湿郁热，煎痰、结瘀、化火而生内风者，正可谓"风为百病之长"也，风邪缠伴诸痹证之始终，只是或主或次，或明或暗而已。治痹应根据风之特性，如"上浮轻扬，善行数变，疏泄通透，动摇不定"等分别采用相应对策，方能事半功倍。

行痹因属"风气胜者"故取其性"上浮轻扬"，药品味数宜精，分量宜轻，篇中行痹案初诊"柴葛解肌汤加减"共 11 味药，每药均在 6g 左右；而治寒湿热偏胜之痛痹、着痹、热痹，请注意，此刻风邪隐居幕后，充当指挥，故散寒、祛湿、清热、豁痰、化瘀用药，在准确的前提下，宜迅宜猛。猛包括两个意思，其一，功能相须之药味可多些；其二，主药分量可酌情加重。之所以如此，则是根据风性"善行数变"之特性，集中优势兵力打歼灭战，以防日久生变。如痛痹案中，自拟方中温经散寒止痛之附子的用量由 6g 渐增至 60g，干姜的用量也由 6g 增至 12g；着痹案，自拟方中苍术、白术各 12g祛湿健脾；热痹案选白虎加桂枝汤加减，其中生石膏用 60g、知母用 15g 清热养阴等，均疗效显著。

综合上述治风之法，前者展怀柔姿态，虽精轻但可去实；后者用霹雳手段，唯重剂方起沉疴！再是，用药须慎，凡祛风湿药大多性属温燥之品，过量极易损脾伤阴，如篇中行痹、痛痹案方中用白（赤）芍、甘草酸甘化阴；着痹案三诊时加生地、桑椹滋阴补肾；热痹案初诊方中用茯苓、白术、薏苡仁健脾祛湿，三诊时加女贞子、墨旱莲育阴泻热等，皆为此意。

（二）治风必治虚

《素问》云"邪之所凑，其气必虚"，句中之"气"显然是指营卫之气，脏腑生理功能之正气。若营卫之气失固，以风为首的邪气将裹挟寒、湿、燥、热等外邪乘虚入侵，致使经络气血闭阻不通而为痹病。当外邪猖獗强盛之时，无疑应御敌为先，此际应在知己知彼的前提下，积极抵抗并及时调剂兵力方可克敌制胜。

篇中所述7则治痹医案，在使用针对风、寒、湿、热诸邪的药物外，不忘扶正，皆是寒热并用，攻补兼施。如行痹案柴葛解肌汤加减方中柴胡、葛根既能和营解肌，又有益气升阳之功效；痛痹案自拟方中黄芪、炙甘草补气固表；着痹案自拟方中葛根、白术、茯苓、杜仲健脾补肾；热痹案白虎加桂枝汤加减中白术、薏苡仁、茯苓、赤芍健脾祛湿；尪痹案通痹汤中杜仲、桑椹、骨碎补益肾填精；血痹案黄芪桂枝五物汤加味中黄芪、炙甘草、当归、川芎补气养血；虚痹案独活寄生汤加减中杜仲、桑寄生、生地、丹参、赤白芍、鸡血藤补益肝肾，养血活血等。

为何言"治虚"而不言"补虚"？因临床上诸痹往往是将虚实夹杂之证列为虚证，实际上只是偏虚耳，故决不可一味蛮补、妄补。值得一提的是，临床上尚有"虚不受补"现象，如篇中虚痹案，患者贺某素体虚弱，外感风寒，邪不透表，加上过度服用滋腻补品，导致旧病复发并兼低热、腹胀、溏泄等症；同样亦不可一味蛮攻、妄攻，不自量力，自取失败而犯"虚虚实实"之戒。

在诸邪之中，"风为百病之长"，正因为虚，故须警惕风有"疏泄通透，动摇不定"之特殊伎俩，也就是说，风邪见虚便乘，无孔不入！风与寒湿入内郁积化热，然后胶结成痰瘀，久之虚火上炎，火势动摇成风，虽改头换面但劣性未改，人称"内风"。

（三）治痹经验用药

1. 治风用药　笔者治痹，凡治外风，喜用藤本植物祛风通络，兼任引经之职。如行痹用双钩藤；痛痹用海风藤；着痹用络石藤；热痹用忍冬藤；虚痹、血痹用鸡血藤；尪痹用雷公藤等。

治诸邪郁热，痰瘀化火而生之内风，喜用虫蚁类搜剔窜透，使经络通畅，气血充盈。如寒湿甚用乌梢蛇、晚蚕沙；化热用地龙；夹痰用僵蚕；夹瘀用土鳖虫；痛甚用全蝎、蜈蚣；肿僵用蜂房、僵蚕、蜣螂等。

2. 治虚用药　滋补品喜用血肉有情之动物类药补益脾、肝、肾精之不足。《素问·阴阳应象大论》："形不足者，温之以气；精不足者，补之以味。"如用鸡内金健脾益胃；紫河车填精补髓；鹿角通督振阳；蛤蚧补肾纳气；鳖甲潜阳滋阴；龟甲益肾养阴；阿胶补气养血；海狗肾暖肾壮阳；冬虫夏草滋肺补精等。

以上诸药，大多性属温燥香烈之品，部分尚有毒性或含某种异体蛋白之类成分，所以在临床应用上，首先须以辨证施治准确为前提，善于挑选配药，为激其长而纠其偏，并在使用剂型，如入汤或膏、丹、丸、散及服法上加以指导。

（四）针药并用

本篇治疗诸痹还有一个显著特点，即方药与针灸配合使用，联合作战，由于针药依法合治是追根溯源，正如《素问·缪刺论》中所述："夫邪之客于形也，必先舍于皮毛；留而不去，入舍于孙脉；留而不去，入舍于络脉；留而不去，入舍于经脉；内连五脏，散于肠胃，阴阳俱感，五脏乃伤。此邪之从皮毛而入，极于五脏之次也。如此，则治其经焉。今邪客于皮毛，入舍于孙络，留而不去，闭塞不通，不得入于经，流溢于大络，而生奇病也。"

窃以为痹证正是经文所述"奇病"之一，凡中药材，无论草本、金石、翎毛、兽类，药性皆归属于相应之经络，针灸穴位更是如此，所以针药合用能够治相应之经络，相得益彰。

痹证，"奇病"也，欲从速出奇制胜，非针药合治则不可也！

三十一、痿病

案 1：湿热浸淫

柳某，男，45 岁，工人，上栗，1998 年 7 月 15 日初诊。

患者为大货车司机，自去年从海南拉货2个月后，觉右下肢逐渐痿软乏力，肌肉明显萎缩以致行走不便，步履蹒跚，形体虚胖，体温37.5℃，自汗，倦怠乏力，纳呆嘈杂，少腹胀满，少寐多梦，小便短赤，大便尚可，舌胖嫩，苔厚黄腻，脉濡数。

辨证：痿病（湿热浸淫）。

治法：清热利湿，活络荣肌。

方药：三仁汤加减。白蔻仁12g，薏苡仁12g，杏仁9g，厚朴6g，滑石12g，通草3g，法半夏9g，杜仲9g，续断9g，骨碎补9g，枸杞子9g，淡竹叶3g。5剂，每日1剂，分2次服。

二诊：体温仍为37.5℃，自汗增多，困倦益甚，不思饮食，胃脘不舒，小便量稍增但有热感，舌象、脉象同前。方药改为自拟方：桑叶6g，黄芩9g，五味子6g，太子参9g，白术9g，山楂12g，神曲9g，枸杞子9g，枳壳6g，地龙12g，车前子9g，泽泻6g，淡竹叶3g。5剂，每日1剂，分2次服。

针灸：大椎用梅花针叩刺，待皮肤现出血点拔罐，留置10分钟；针刺中脘、三阴交、足三里、中极，行泻法，留20分钟；艾灸肺俞、脾俞、胃俞、肾俞、三焦俞、膀胱俞，每穴各施3壮。5次1个疗程，1日1次。

三诊：小便通畅，汗自止，体温37℃，饮食、睡眠好转。步履较前有劲、更稳，病肢肌肉已较前紧实变粗，与健肢比较相差无几，精神焕发。遂暂停针灸，改服参苓白术散加减：党参15g，黄芪60g，当归9g，白术12g，炙甘草6g，山药6g，杜仲15g，续断12g，茯苓9g，薏苡仁12g，砂仁9g，陈皮6g，牛膝6g。10剂，每日1剂，分2次服。

继续依此效方进20剂以巩固疗效。随访3年未复发。

按语：本案初诊针对患者病因湿热浸淫而以三仁汤加减治之，结果疗效不佳，究其原因，尽管方中有诸多清热利湿之品，但患者服药后体温未降，自汗反增，小便有热感，这说明祛湿不力，故二诊改用自拟方。方中桑叶、黄芩、五味子清宣肺气；太子参、白术、山楂、神曲益气健脾；枸杞子、枳壳、地龙、车前子、泽泻、淡竹叶利水逐湿，其中淡竹叶清心火兼为引经药。配针灸疗法，叩刺加拔罐大椎（督脉穴）泻火祛邪；针刺中脘（胃之募穴，八会穴之腑穴）、三阴交（足三阴经交会穴）、足三里（足阳明胃经合穴）、中极（任脉与足三阴经交会穴，膀胱之募穴）行气活络，利尿祛湿；艾灸背俞诸穴，通阳化气，由于清上源，健中州，三焦通则湿热之邪自遁矣！古贤医家云："治湿不利小便，非其治也。"由于遵道而行，针药合治，所以疗效显著，小便通利，自汗止息，体温正常，病肢基本恢复，故三诊暂停针灸，改用参苓白术散加减。方中党参、黄芪、当归、白术、炙甘草、山药健脾荣肌；杜仲、续断补肾壮骨；茯苓、薏苡仁、砂仁、陈皮行气渗湿；牛膝补益肝肾兼引药下行。10剂后痊愈，续服 20 剂以巩固疗效。

案 2：肝肾亏虚

葛某，男，54 岁，农民，湘东，1986 年 2 月 26 初诊。

素体清瘦，性格刚烈，2 年前因与邻居为地基争吵，自认为村委会处理不公，于是耿耿于怀，终日忧闷，半年后发病。症见头晕耳鸣，纳差口苦，腰膝酸软，双下肢皮肤色暗、粗糙，肌肉萎缩、松弛、变细，而且欠温发凉，自汗乏力，需拄杖站立，小便清而不爽，大便尚可，舌暗红，苔薄白，脉弦细。

辨证：痿病（肝肾亏虚）。

治法：疏肝养阴，补肾壮肌。

方药：大补阴丸合小柴胡汤加减。黄柏 9g，知母 9g，熟地 15g，砂仁 6g，龟甲 12g，柴胡 9g，白芍 12g，炙甘草 6g，川楝子 6g，法半夏 9g，人参 9g，大枣 3 枚，生姜 3 片。10 剂，每日 1 剂，分 2 次服。

二诊：头晕耳鸣、纳差口苦减轻，但腰膝酸软、体疲乏力依旧，双下肢症状亦无明显改善，舌暗红，苔薄白，脉沉细。方药予自拟方：附子 15g，肉桂 6g，黄芪 30g，补骨脂 15g，山茱萸 12g，白芍 12g，炙甘草 6g，玄参 9g，酸枣仁 12g，党参 12g，白术 9g，茯苓 9g，薏苡仁 9g，佛手 3g。7 剂，每日 1 剂，分 2 次服。

针灸：针刺足三里、髀关、阳陵泉，行平补平泻法，留针 20 分钟；艾灸（隔附子饼灸）关元 3~5 壮；走罐肺俞 5 分钟；温和灸带脉至皮肤出现潮红为止。7 次 1 个疗程，1 日 1 次。

三诊：下肢渐温，气力渐增，饮食、睡眠等均有所改善，精神好转。前方加龟鹿二仙膏 10g 烊化随汤服，再进 20 剂，每日 1 剂。暂停针灸。

四诊：下肢皮肤温度正常，颜色比原先稍暗，肌肉张力及腿径大小基本恢复，可离杖缓行。嘱将上方 50 剂研末蜜制成丸，每日 2 次，每次 10g 淡盐水送服（龟鹿二仙膏随汤服，一次 10g）。

3 个月后健步如常。随访一年半，未复发。

按语：本案患者先因肝气不舒，热郁化火，灼伤营阴，致使肝肾阴血不足，令下肢、肋骨、肌肉失去濡养渐而致痿。初诊以大补阴丸合小柴胡汤加减，旨在滋阴泻热，和解少阳，虽取得微效，但从症状中腰膝酸软，双下肢肌肉萎缩、松弛变细，特别是欠温发凉，举步汗出乏力等，可以看出刻下已阴损及阳，肾阳虚已成为主要矛盾，故在二诊时方药改为自拟方。方中附子、肉桂、黄芪、补骨脂、山茱萸温肾升阳；白芍、炙甘草、玄参、酸枣仁滋阴安神；党参、白术、茯苓、薏苡仁、佛手益气健脾。配合针灸疗法：针刺足三里（足阳明胃经合穴）、髀关（足阳明胃经要穴）、阳陵泉（足少阳胆经合穴，八会穴之筋会）行气健脾；艾灸关元（任脉穴），走罐背俞诸穴温肾振阳；温和灸带脉调和脏腑经络，平衡气血阴阳。由于方证合拍，故疗效显著，三诊更增气血阴阳均补之有血有肉的龟鹿二仙膏以助阵，坚信胜利在望。四诊时双下肢基本恢复正常，嘱患者将效方再进 50 剂，炼蜜为丸，与龟鹿二仙膏、淡盐水同服，所以然者，因咸味善入肾也。

【结语】

痿病主要病变在经脉，临床上大体分为虚实两类。本篇所选两案，虚实各一：实者属湿热浸淫型；虚者为肝肾亏虚型。在"湿热浸淫"案中，患者之阳虚症状，如"自汗，倦怠乏力"中夹有"纳呆嘈杂，少腹胀满"等脾胃实证；在"肝肾亏虚"案中，患者既有"头晕耳鸣、纳差口苦"等肾阴虚症状，又有"腰膝酸软""欠温发凉""自汗乏力"等肾阳虚症状，以上情形患者之舌象、脉象均有反映，故两案皆为虚实相兼，只是有所偏重而已。

在临床治疗上，"湿热浸淫"案初诊用三仁汤加减疗效不佳，是因为中焦湿热阻滞，致使下焦水道不通，遂改用自拟方；配合针灸疗法宣肺、理脾、利尿而奏效；在"肝肾亏虚"案中，初诊用大补阴丸合小柴胡汤加减，疗效亦不理想，于是针对病情已由阴损及阳并以肾阳虚为主而及时调整思路，并采取相应对策，所以疗效尚能令人满意。

在两案的治疗中，无论方药、针灸，都十分重视脾胃，因为"脾主运化，胃主受纳""脾主四肢""脾主肌肉""脾为后天之本，气血生化之源"。如在"湿热浸淫"案中，二诊针刺取穴足三里、中脘、三阴交、中极；方药用太子参、白术、山楂等滋养脾胃；两案中，针灸取穴足三里、髀关、关元、背俞诸穴及带脉，着重于多气多血的足阳明胃经，疗效皆称显著。这充分说明《素问·痿论》所说"治痿者独取阳明"在临床上的确具有十分重大的指导意义。窃以为，"独取阳明"中的"独"字在经文中不是作"单独"解，而应理解为"特别"，即提醒医家在治疗痿病时要特别注重调理好阳明经脾胃之功能，无论是治中还是愈后。曾记得伟人有词句云"风景这边独好"，庶几义同。以上两案有关方药、穴位思考与抉择，皆受教于此。

三十二、肿瘤

案1：乳岩（气血亏虚）

熊某，女，56岁，干部，南昌，2001年8月14日初诊。

患者1年前因乳腺癌行局部切除手术，由其女接来萍乡调理，近感不适，遂求中医治疗。症见体形胖硕，面色萎黄无华，头晕胀痛，心烦心悸，咳嗽，腰疼酸软，纳差少眠，肢体欠温，夜尿频，大便不爽，舌暗边红，胖嫩、边有齿痕，苔白稍腻，脉弦细。

辨证：乳岩（气血亏虚）。

治法：理气补虚，健脾养心。

针灸：针刺期门、神门、阴陵泉，行补法，留针20分钟；丰隆、尺泽，行平补平泻法，留针20分钟；艾灸心俞、肺俞、肝俞、胃俞，每穴各施3壮。7次为1个疗程，每日1次。

方药：归脾汤合半夏厚朴汤加减。党参9g，白术9g，茯苓9g，炙甘草9g，当归6g，黄芪12g，酸枣仁9g，远志9g，郁金6g，赤芍9g，川楝子6g，姜半夏9g，厚朴9g，半枝莲12g，玫瑰花3g。7剂，每日1剂，分2次服。

二诊：头晕胀痛、心悸减轻，食欲稍进，仍畏寒乏力，二便及舌象、脉象同前。针刺加太溪、三阴交，行补法，留针20分钟；艾灸关元、命门，各施3壮；温和灸带脉至皮肤现潮红为止，继续1个疗程，隔日1次。中药改用肾气丸加减：生地12g，山茱萸9g，山药9g，泽泻6g，牡丹皮6g，茯苓6g，附子9g，桂枝6g，山楂9g，丹参9g，黄芪15g，金樱子6g，14剂，每日1剂。

三诊：手足渐温，饮食、睡眠基本正常，夜尿减至2次，大便通畅，每日1次。停针灸，中药前方加太子参9g、枸杞子9g，金樱子改为丝瓜络6g，30剂。

四诊：诸症已平，舌淡红、胖嫩，苔薄白，脉细缓有力。再服30剂，并烊化后服龟鹿二仙膏（1日2次，每次10g）以善后，并嘱注意饮食起居，保持愉悦心态，定期去医院复查。

2年后随访，患者状况一切稳定。

按语：乳腺癌，中医称之为"乳岩"。根据临床经验，多因在正气亏虚、脏腑功能严重失调基础上，外邪与内生之痰湿、瘀血、火毒等病理产物相搏胶结，以致气滞、血瘀、痰凝、浊毒纠聚于乳络而成。据患者自述，平素喜食肥甘厚味，因工作繁忙，家运不顺，争强好胜，但性格内向，故常年忧郁寡欢，此应是重要病因之一。手术后由于体虚进补未能合理饮食，加上谈癌色变，气郁化火，上炎于心，故头晕胀痛，心烦心悸、少眠，气郁横逆犯胃，致脾失健运，水湿内停，积聚成痰，故纳差胸闷。

初诊针刺神门（手少阴心经原穴）、阴陵泉（足太阴脾经合穴）、期门（肝之募穴）疏肝理气，养心补脾，丰隆（足阳明胃经络穴）、尺泽（手太阴肺经合穴）祛湿化痰；艾灸背俞诸穴助力通阳。中药用归脾汤合半夏厚朴汤加减，方中党参、白术、茯苓、炙甘草益气健脾；当归、黄芪、酸枣仁、远志补血安神；姜半夏、厚朴降逆化痰；半枝莲清除余毒；郁金、赤芍、川楝子、玫瑰花疏肝解郁，其中玫瑰花兼为引经药。

二诊时知前法见效，因患者年过半百，天癸已绝，肾气亏虚，乃见腰膝酸软、肢体欠温、二便异常等症状，故针刺依前方加太溪（足少阳肾经原穴）、三阴交（足三阴经交会穴），艾灸加关元（任脉与足三阴经交会穴、小肠之募穴）、命门（督脉穴）补肾固元；温和灸带脉调和脏腑，平衡阴阳。中药改用肾气丸加减，方中生地、山茱萸、山药、泽泻、牡丹皮、茯苓、附子、桂枝温补肾阳；山楂、丹参、黄芪、金樱子健脾益气，补肾固精。

三诊时知经前两次治疗基本痊愈，故停针灸，中药依前方加太子参、枸杞子增强补益脾胃之力；用丝瓜络易金樱子更显行血活络之功。四诊时诸症已平，舌象、脉象归于正常，为巩固疗效，再进30剂，并烊化后服龟鹿二仙膏滋补阴阳，并嘱注意饮食起居，保持愉悦心态，增强体质，提高免疫力以防复发。

■ 案2：肠蕈（脾肾阳虚）

邓某，男，48岁，职员，湘东，2001年9月6日初诊。

患者于8个月前因患结肠癌在长沙做切除手术，住院经2个疗程化疗后，自觉反应太大，身体难支，于是来院求用中药治疗。症见头晕心烦，体困乏力，手足欠温，恶心欲呕，食欲不振，偶有腹胀，二便尚可，舌质暗红、稍胖，中有裂纹，苔白厚润，脉沉弦滑。

辨证：肠蕈（脾肾阳虚）。

治法：健脾补肾，扶正抗邪。

针灸：针刺阴陵泉、丰隆、太冲、太溪，行补法，留针20分钟；艾灸心俞、膈俞、肺俞、肝俞、脾俞、胃俞、肾俞，每穴各施3壮。7次1个疗程，每日1次。

方药：1号自拟方。黄芪18g，太子参12g，当归6g，豆蔻9g，山药9g，菟丝子12g，杜仲9g，山茱萸9g，骨碎补9g，蒲公英15g，草河车12g，甘草3g。7剂，每日1剂，分2次服。

二诊：恶心呕吐、腹胀消失，头晕心烦减轻，手足渐温，精神有所好转，但仍觉纳差，体困乏力，舌质暗红、稍胖，浅裂纹，苔薄白，脉沉弦。艾灸依前方加命门、关元，各施3壮，梅花针沿带脉叩刺至皮肤潮红后出现小血珠，然后走罐环绕3周，继续1个疗程，隔日1次。中药依前方减豆蔻，加山楂12g、鸡内金9g、麦芽9g。14剂，每日1剂，分2次服。

三诊：饮食基本恢复正常，睡眠状态有所改善，气力增加，精神振奋，舌质红稍胖，裂纹消失，苔薄白，脉沉细有力。针灸继续1个疗程，隔日1次；中药予2号自拟方：黄芪30g，当归6g，鸡血藤12g，党参9g，白术9g，菟丝子12g，龟鹿二仙膏12g^{烊化后服}，白花蛇舌草12g，半枝莲12g，莪术9g，龙葵9g，天花粉9g，铁皮石斛9g，炙甘草6g，14剂，每日1剂，分2次服。

四诊：病情稳定，自我感觉良好，嘱前方再进 20 剂后复查，暂停针灸。

五诊：复查未发现任何扩散和转移痕迹，并做了各类相应检查，均属于正常范围之内。为巩固疗效，嘱每日在家艾灸足三里至少 2 次，至皮肤出现潮红止；中药用 3 号自拟方：黄芪 30g，白术 9g，防风 9g，当归 9g，川芎 9g，白芍 12g，太子参 9g，熟地 9g，砂仁 6g，灵芝 12g，山楂 9g，鸡内金 9g，败酱草 12g，金银花 12g，60 剂研末炼蜜为丸，每日 2 次，每次 10g，并服金匮肾气丸 10g。

1 年后随访病情稳定，嘱定期复查，万不可大意。

按语：肠蕈为中医疾病名，通常指现代的肠癌。中医认为此病多因素体虚弱，饮食或情志失当，复感外邪而形成。本案结肠癌患者由于无法忍受术后化疗反应而求治于中医。据患者自诉，常因公务应酬熬夜，贪恋烟酒美味而使胃纳受损，脾失健运乃至肾气不足，故症见头晕心烦，体困乏力，手足欠温，食欲不振，呕吐腹胀等，舌象、脉象均显脾胃阳虚之征。

初诊针刺阴陵泉（足太阴脾经合穴）、丰隆（足阳明胃经络穴）、太冲（足厥阴肝经原穴）、太溪（足少阴肾经原穴）补脾益肾，行气通络；艾灸背俞诸穴畅和阴阳，振奋阳气。中药用 1 号自拟方，方中黄芪、太子参、当归、豆蔻、山药健脾益气；菟丝子、杜仲、山茱萸、骨碎补补肾填精；蒲公英、草河车、甘草解毒抗邪，其中甘草调和诸药。

二诊时知前法已见效，为加强补益脾肾之力，进一步改善症状，艾灸加命门（督脉穴）、关元（任脉与足三阴经交会穴、小肠之募穴），峻补气血，平衡阴阳；梅花针叩刺加走罐带脉调和脏腑，扶正祛邪。中药依前方减豆蔻加山楂、鸡内金、麦芽以增消食健脾之力。三诊时饮食、睡眠基本恢复正常，气力增加，精神振奋，舌象、脉象均呈现欣欣向荣之状，故针灸继续 1 个疗程，改为隔日 1 次；中药改用 2 号自拟方，方中黄芪、当归、鸡血藤、党参、白术、菟丝子、龟鹿二仙膏益气补血，健脾强肾；白花蛇舌草、半枝莲、莪术、龙葵解毒散结；天花粉、铁皮石斛滋阴护津；炙甘草益气，解毒，调和诸药。五诊时见病情稳定，状态良好，故嘱患者在家艾灸足三里以提高机体免疫力。中药改用 3 号自拟方，方中黄芪、太子参、白术、防风、当归、川芎、白芍、熟地益气，生血，固表；砂仁、灵芝、山楂、鸡内金行气，祛湿，健脾；败酱草、金银花清热解毒；研末炼蜜为丸与金匮肾气丸同服以固先后天之本。

案 3：积聚（脾虚湿蕴）

陈某，男，50 岁，农民，芦溪，2022 年 7 月 5 日初诊。

患者慢性乙肝病史 30 余年，今年初发现肝脏包块，在市内某三甲医院确诊为肝癌，并施行手术和分子靶向治疗。症见神疲乏力，纳差，味淡，大便溏，喜卧，小便清，舌质淡红，边有齿痕，苔白腻，脉弱。

辨证： 积聚（脾虚湿蕴）。

治法： 健脾益气，扶正祛湿。

方药： 香砂六君子汤加味。党参 15g，炒白术 10g，茯苓 30g，炙甘草 6g，法半夏 10g，陈皮 10g，香附 10g，砂仁 6g，薏苡仁 30g，五指毛桃 15g，山药 15g。7 剂，每日 1 剂，分 2 次服。

艾灸： 取穴足三里、三阴交、气海、关元，行温和灸，每日 1 次，每次 30 分钟，7 次 1 个疗程。

二诊： 患者神疲乏力明显好转，抗癌信心增强，仍纳差、大便溏。守上方，加柴胡 9g、黄芩 3g、鸡内金 6g、灵芝 15g，14 剂，每日 1 剂，分 2 次服。继续艾灸足三里、三阴交、气海、关元。

三诊： 患者诸症消失，守上方稍事加减继续治疗。党参 15g，炒白术 10g，茯苓 20g，炙甘草 6g，法半夏 6g，陈皮 6g，柴胡 9g，黄芩 3g，薏苡仁 30g，五指毛桃 15g，山药 15g，灵芝 15g。14 剂，每日 1 剂，分 2 次服。

尔后遵此方加减调理 3 个月后病情稳定、精神饱满，随访 2 年未复发。

按语： 肝癌类似中医之积聚。《金匮要略》云"见肝之病，知肝传脾，当先实脾"。患者慢性乙肝病史 30 余年，肝病既久，损伤及脾，脾虚可知，加上手术打击，可谓雪上加霜。故患者术后出现一派脾虚湿盛之症，治疗当健脾祛湿为要，方中党参、炒白术、山药、炙甘草益气健脾，法半夏燥湿，陈皮、香附理气健脾，砂仁芳香化湿，茯苓、薏苡仁健脾利湿，五指毛桃尝被誉为"南方之黄芪"，具健脾祛湿之特效。足三里、三阴交、气海、关元四穴，简称为"三海关"联穴，乃一组扶正穴位，对该四穴进行温和灸，正可以提振元气，增强免疫力。二诊患者仍纳差，故加柴胡、黄芩和解少阳，加鸡内金助消化，加灵芝扶正抗癌。三诊患者症状均获缓解，守方以图巩固，但减香附、砂仁以防芳香之品耗伤阴津。

【结语】

对于癌症的治疗，自愧学识浅薄，加上临床上接触病例不多，缺乏经验，本篇仅选"乳岩（乳腺癌）""肠蕈（结肠癌）""积聚（肝癌）"三则医案，疗效虽尚差强人意，但一得之拙见，不敢私之，故不吝献曝于大方。

关于中药（针灸）对于癌症的治疗，首先必须明确与承认当下这一残酷的现实，即按照目前科技手段所炮制或提炼的中草药极难直接杀死癌细胞，那么是否能做到有效地抵抗、抑制或间接地伤灭癌细胞呢？窃以为，中医是完全可以做到的！事实上，从古至今许多医家都有不少成功的案例与论述辉耀于世，并在不断地守正创新之中。

中医治疗癌症，一般以"扶正祛邪"为大法，《素问·至真要大论》云"留者攻之""坚者削之""结者散之"，窃以为在遵法施治之时，务必审时度势，正如《孙子兵法·谋攻篇》中所说"知彼知己，百战不殆"。《素问·评热病论》云"邪之所凑，其气必虚"，故治疗之初，必先扶植正气，然后方可言祛邪。

在临床上扶正可分为三个阶段：先图强，次示强，再固强。

（一）扶正抗癌

试以肠蕈案为例，患者化疗后呈现一派脾肾阳虚之症状，初诊针刺阴陵泉、丰隆、太冲、太溪补脾益肾，行气活血，艾灸背俞诸穴疏通经络，振奋阳气；中药用1号自拟方，方中黄芪、太子参、当归、豆蔻、山药健脾益气；菟丝子、杜仲、山茱萸、骨碎补补肾填精；蒲公英、草河车、甘草解毒散结。此举果收显效，诸症大为改善。二诊时为进一步增强扶正力度，艾灸加命门、关元峻补气血，平衡阴阳；梅花针叩刺加拔罐带脉调节脏腑。中药依前方减豆蔻加山楂、鸡内金、麦芽以增消食健脾之力。以上为扶正抗癌之法。

（二）举正伐癌

三诊时诸症及舌象、脉象基本恢复正常，精神振奋，呈现欣欣向荣之状，这表明正气旺盛，故针灸继续一疗程，改为隔日1次；中药改用2号自拟方，方中黄芪、当归、鸡血藤、党参、白术、菟丝子、龟鹿二仙膏益气补血，健脾强肾；天花粉、铁皮石斛滋阴护津；白花蛇舌草、半枝莲、莪术、龙葵解毒散结；炙甘草解毒且调和诸药。

患者虽已切除癌瘤，但残毒犹在，否则何须化疗？今正气方刚，"瘤者攻之"恰当其时，宜争取主动，敢于亮剑，虽不能歼灭顽敌，但亦足可鼓舞斗志，力压顽敌嚣张之气焰，治病如治军，用药如用兵，须知"兵者诡道也"，唯有依靠自己拥有强大之武力，才能震慑敌方，谋得真正之和平，此乃世间之正道，亦为医家之正道也。以上为举正伐癌之法。

（三）强正御癌

经过三次诊疗，患者病情稳定，自我感觉良好，为谨慎起见，四诊时嘱再服20剂后复查。五诊时得知复查结果为一切正常，此时须头脑冷静，敌我双方正处于相持的关键阶段，为此特嘱患者在家艾灸足三里（此多气多血之保健要穴）以提高免疫力；中药改用3号自拟方，方中黄芪、白术、防风、当归、川芎、白芍、熟地益气，生血，固表；砂仁、灵芝、山楂、鸡内金行气，祛湿，健脾；败酱草、金银花清热解毒，再进60剂，研末炼蜜为丸，并与金匮肾气丸同服以固先天后天之本。

如有人问，为何在3号自拟方中不继续选用白花蛇舌草、半枝莲或更强的抗癌药物而用败酱草、金银花等极为普通的清热解毒药物呢？我的回答是，根据患者具体情况，当下与癌细胞和平共处无疑是最为明智之举。既然如此，那么当务之急则是自立自强与积极整治内部环境，让癌细胞欲扩散转移再无立足之地至为重要。强力抗癌药之猛烈，何敌普通清热解毒药之轻柔，柔可克刚！况且古人亦云"刀锋则断，人锋则患"，此之谓也。此上为强正御癌之法。

关于癌症之治疗，窃以为应衷中参西，取长补短，中西医"各美其美，美美与共"，团结携手，殊途同归，"一切为了人民健康"，与时俱进，砥砺前行。

再是，患者还须注重饮食起居，愉悦心态，适当锻炼，加强医患配合，自信自强，为战胜癌症，进一步提高生活质量而不懈努力。

第二篇　外科篇

一、瘾疹（气血亏虚）

张某，女，45 岁，干部，安源，2004 年 11 月 12 日初诊。

患瘾疹（荨麻疹）已 3 年，每逢情绪过度紧张、气候骤变或冷或热容易复发。昨天劳累睡眠较晚，半夜下雨，气温剧降，晨起发现皮肤出现阵发性瘙痒，手抓后大片红斑迭起，奇痒难忍，急来就诊。

症见： 无恶寒发热，体温正常，躯干四肢数处呈现红斑隆起，抓痕血痂，素体虚弱，疲困乏力，心悸失眠，健忘怔忡，神志不宁，口苦胸闷，纳差，二便尚可，舌质淡，苔薄白，脉沉细。

辨证： 瘾疹（气血亏虚）。

治法： 养血和营，祛风通络。

方药： 自拟方。鸡血藤 15g，当归 9g，川芎 9g，生地 12g，桂枝 9g，赤芍 9g，苦参 9g，海风藤 9g，僵蚕 6g，白鲜皮 6g，白蒺藜 6g，路路通 3g。7 剂，每日 1 剂，分 2 次服。

针灸： 针刺神门、内关，行泻法，留针 20 分钟；行间、曲池针刺放血 2~3 滴；血海、三阴交行温和灸 5 分钟；大椎、风池拔罐留 20 分钟。7 次 1 个疗程，每日 1 次。

二诊： 红斑区缩小，抓痕血痂脱落，疹势及心悸、失眠、口苦、胸闷等症明显减轻。针灸依前法继续 1 个疗程，改为隔日 1 次；前方加玄参 12g、麦冬 9g、乌梅 9g、酸枣仁 9g，14 剂，每日 1 剂，分 2 次服。

三诊： 瘾疹消失，诸症基本消除，精神欣愉，舌淡红，苔薄白，脉缓。暂停针灸；中药再进自拟方：西洋参 12g，黄芪 30g，白术 15g，防风 9g，当归 9g，川芎 9g，赤白芍各 9g，远志 12g，鸡内金 9g，炙甘草 6g。30 剂，每日 1 剂，分 2 次服。

服药后情况稳定，随访一年半未见复发。

按语： 本案患者因禀赋不耐，素体虚弱，阴血不足，虚而生热，热极生风，内不能疏泄，外不能透达，郁于肌肤腠理，故而发病。治疗必求于本，"治风先治血，血行风自灭"。初诊针刺神门（手少阴心经原穴）、内关（手厥阴心包经络穴，八脉交会穴）清心安神；针刺放血行间、曲池理气泻热；温和灸血海、三阴交活血养阴；拔罐大椎、风池祛风通络。中药选用自拟方，方中鸡血藤、当归、川芎、生地、桂枝行气活血、养血和营；赤芍、苦参、海风藤、僵蚕、白鲜皮、白蒺藜祛风利湿、通络止痒；路路通利水祛风兼为引经药。二诊时知初诊已收显效，疹况瘙痒及余症均大为减轻，因虑及前方温燥过甚，故加玄参、麦冬、乌梅、酸枣仁滋阴生津，宁心安神。三诊时基本康复，故暂停针灸，中药特以玉屏风散加味益气固本，调和营卫。

二、皮肤瘙痒（心郁蕴热）

谢某，男，49 岁，居民，上栗，1987 年 4 月 15 日初诊。

素体虚弱，多愁善感，终日郁郁寡欢。3 年来总觉躯干四肢无定处瘙痒，抓痕不高出皮肤表面，并无成片疹块，西医诊断排除荨麻疹。症见头晕目眩，烦闷易怒，心悸气短，胸胁胀痛，口苦咽干，容易出汗，纳差少眠，溲黄便干，舌边尖红，苔薄白，脉弦细。

辨证：皮肤瘙痒（心郁蕴热）。

治法：清热解郁，养心安神。

方药：半夏厚朴汤加减。法半夏 12g，厚朴 9g，茯苓 9g，竹茹 6g，香附 6g，郁金 9g，柴胡 6g，紫苏梗 6g，栀子 9g，牡丹皮 9g，麦冬 6g，莲子心 3g。7 剂，每日 1 剂，分 2 次服。

针灸：针刺神门、大陵、期门，行泻法，留针 20 分钟；艾灸心俞、肝俞、脾俞、大肠俞、小肠俞，各施 3 壮；针刺三阴交、足三里，行补法，留针 20 分钟。7 次 1 个疗程，每日 1 次。

二诊：皮肤瘙痒消失，余症均基本消除。为进一步改善失眠与二便状态，针灸继续 1 个疗程，改隔日 1 次；中药前方加火麻仁 18g、柏子仁 15g、茯神 12g、五味子 9g，润肠通便、安神定志。

再进 15 剂后康复，嘱时常保持愉悦心态，增强体质以防未病。

按语：患者素体虚弱，多愁善感，郁气常闷于胸，久则生热化火，煎痰成瘀，胶结混合阻滞经络，致使气血运行不畅。血虚生风，风夹痰热，诸邪流窜稽于肌肤故见瘙痒，风善行数变，故痒无定处；心主血脉，清窍失养，故头晕目眩，烦闷易怒，心悸气短；肝藏血，主疏泄，疏泄不利故胸胁胀痛，口苦咽干；脾主运化，运化滞阻，故汗出，纳差少眠；膀胱气化失司，故二便异常。针刺神门（手少阴心经原穴）、大陵（手厥阴心包经原穴）、期门（肝之募穴，足厥阴肝经、足太阴脾经与阴维脉交会穴）与艾灸背俞诸穴，共奏理气解郁、养心安神之功；针刺三阴交、足三里滋阴补虚。中药选半夏厚朴汤加减，方中法半夏、厚朴、茯苓、竹茹祛痰化滞；香附、郁金、柴胡、紫苏梗行气解郁；栀子、牡丹皮、麦冬、莲子心清泻心火。二诊时瘙痒消失，诸症向愈，前方特加火麻仁、柏子仁、茯神、五味子润肠通便、安神定志；并嘱愈后应时常保持良好心态，《素问·至真要大论》中病机十九条云"诸痛痒疮，皆属于心"，此乃治本之教。

三、脱发（肝肾阴虚）

董某，男，52 岁，干部，湘东，1996 年 7 月 16 日初诊。

1 年前发现头发出现进行性脱落。近月来症状益为明显，尤以头顶为甚。经西医检查认为此非脂溢性脱发，具体原因未明，建议中医治疗。症见形体消瘦，头晕耳鸣，心烦易怒，头发稀疏，黑白相间，少有光泽，胁肋胀痛，纳差眠少，口苦咽干，溲黄便干，舌质红，苔薄黄，脉弦滑。

辨证：脱发（肝肾阴虚）。

治法：滋补肝肾，清热养阴。

方药：左归丸加减。熟地 18g，山药 12g，枸杞子 12g，山茱萸 12g，怀牛膝 9g，菟丝子 9g，鹿角膏 9g^{烊化后服}，龟甲膏 9g^{烊化后服}，玄参 9g，麦冬 6g，牡丹皮 6g，泽泻 6g，桑椹 12g。7 剂，每日 1 剂，分 2 次服。

针灸：针刺期门、阴谷、神门、三阴交，行平补平泻法，留针 20 分钟；艾灸肝俞、肾俞、心俞，各穴施 3 壮；温和灸四神聪 5 分钟。7 次 1 个疗程，每日 1 次。

二诊：头晕耳鸣，心烦易怒，胁肋胀痛及口苦咽干症状减轻；病理性脱发现象已停止；唯饮食、睡眠及二便状态改善不明显。依前方加肉苁蓉 15g、火麻仁 15g、酸枣仁 12g、山楂 12g，再进 20 剂；暂停针灸。

三诊：诸症皆平，仍未见病理性脱发，精神振奋。嘱服金匮肾气丸以善后。

按语： 脱发一病临床多以血亏肾虚为其根本。肾者，其华在发，发乃肾之余，故见发稀少泽，肝肾阴虚故见头晕耳鸣、心烦易怒、胁肋胀痛、口苦咽干、纳差少眠、溲黄便干等症，舌象、脉象亦示显然。针刺期门（肝之募穴，足厥阴肝经、足太阴脾经与阴维脉交会穴）、阴谷（足少阴肾经合穴）、神门（手少阴心经原穴）、三阴交（足三阴经交会穴），艾灸心俞、肝俞、肾俞，滋养肝肾、活血安神，温和灸四神聪（经外奇穴）通络醒脑、鼓舞阳气。中药选左归丸加减，方中熟地、山药、枸杞子、山茱萸、怀牛膝、菟丝子、鹿角膏、龟甲膏滋补肝肾；玄参、麦冬、牡丹皮、泽泻、桑椹清热养阴。二诊时前方加肉苁蓉、火麻仁润肠通便，加酸枣仁、山楂安神化滞。最后嘱服金匮肾气丸以固本。

四、痛风（湿热瘀滞）

赵某，男，28 岁，工人，湘东，2004 年 7 月 13 日初诊。

患者因夜宵饮食酒肉、海鲜后受凉，突觉恶寒发热，右大脚趾关节红肿，刺痛难忍，次日门诊。症见右足第一跖趾关节红肿，局部发热，刺痛，体温 37.8℃，查血尿酸 580μmol/L。无汗，微恶风寒，胸腹胀满，体困乏力，不思饮食，尿短黄，大便 1 日未解，舌淡红，苔薄黄，脉弦数。

辨证： 痛风（湿热瘀滞）。

治法： 解表清热，排毒止痛。

方药： 香薷散加减。香薷 12g，紫苏叶 9g，桂枝 9g，陈皮 6g，白扁豆 9g，薏苡仁 9g，白术 9g，茯苓 9g，厚朴 6g，桔梗 3g。7 剂，每日 1 剂，分 2 次服。

针灸： 针刺列缺、曲池、风池，行泻法，留针 20 分钟；中脘、足三里针刺，行平补平泻法，留针 10 分钟后加艾灸 3 壮；阿是穴、大敦穴三棱针刺，放血 3~5 滴后施温和灸 5 分钟。7 次 1 个疗程，每日 1 次。

二诊： 微汗，已不恶风寒，体温 37℃，胸腹已无胀满，胃口稍开，大便已解，小便色淡黄，量仍不多，右脚趾患处红、肿、热及痛势略为减轻，查尿酸 445μmol/L。针刺加三阴交、中极、天枢、行间、复溜，行平补平泻法；艾灸加肝俞、脾俞、肾俞、膀胱俞、大肠俞，各穴分施 3 壮，续进 1 个疗程，隔日 1 次。方药改为二妙散加味：黄柏 12g，苍术 12g，丹参 9g，狗脊 9g，赤白芍各 9g，甘草 6g，络石藤 12g，地龙 12g，虎杖 9g，白花蛇舌草 15g，川牛膝 6g。14 剂，每日 1 剂，分 2 次服。

三诊：查尿酸 210μmol/L。患处已无红肿热痛，诸症均消，舌淡红，苔薄白，脉缓。嘱注重饮食，勿食海鲜、啤酒、动物内脏及豆制品等，劳逸结合，运动适宜以增强体质。

按语：本案患者先天禀赋不足，外感风寒湿邪，侵袭营卫，阻滞经络，因平素贪食膏粱厚味，湿热瘀毒内蕴已久，故乘虚浸渍于肌肉关节，突而发病。患处位于右足第一跖趾关节外侧，红肿热痛与恶寒发热表证是标；脾、肝、肾运化疏泄，代谢失司是本。秉着"急则治其标，缓则治其本"之原则，初诊针刺列缺（手太阴肺经络穴）、曲池（手阳明大肠经合穴）、风池（足少阳胆经与阳维脉交会穴）散寒解表；针刺后艾灸中脘（胃之募穴，八会穴之腑会）、足三里（足阳明胃经合穴）化湿和中；阿是穴、大敦穴针刺放血后施温和灸泻热、排毒、止痛。中药用香薷散加减，方中香薷、紫苏叶、桂枝、陈皮解表散寒；白扁豆、薏苡仁、白术、茯苓、厚朴、桔梗祛湿和中、行气化浊，其中，桔梗兼为引经药。二诊时知表证已解，患处痛势已缓，胃脘得舒，故针刺加强通利二便以排出邪毒；中药改用二妙散加味，方中黄柏、苍术清热祛湿；丹参、狗脊、赤芍、白芍、甘草活血止痛；络石藤、地龙、虎杖、白花蛇舌草通经活络、利尿排毒；川牛膝引药下行。本案在取得良效之余，有两点体会：

其一，分清标本。在临床辨证施治中，分清标与本至为重要。"急则治其标，缓则治其本"或"标本同治"，法则表达虽明了，但具体执行却不易，往往一张处方面面俱到，不分主次，企图一网打尽，故常令事与愿违，贻误战机，殊为可叹！

本案初诊针对患处疼痛及外感表证之标与饮食失节乃诱因之源，精心选穴和择方，由于方证合拍，所以见效明显。二诊乘胜前进，针灸加穴，中药改方，集中兵力为调理脾、肝、肾及膀胱气化之功能以固其本。祛湿清热，驱逐邪毒，使其随二便而排出，邪去则正安矣。

其二，防治未病。痛风一病，传统中医认为系湿浊瘀阻，留滞关节经络，气血不畅所致。近代医学研究认为是由于个体禀赋不足，过度服用高嘌呤的食品导致高尿酸血症，尿酸过多产生结晶，从而在关节、体液和组织中积聚而引起痛风。尿酸一旦形成结晶积聚于关节，病则难治，所以痛风医治宜早；饮食乃是产生痛风之关键，故应谆谆嘱咐患者尽量避免摄入高嘌呤、高糖、高脂和酒精类食品以防患于未然。

五、蛇串疮

■ 案1：心肝火郁

王某，女，38岁，教师，上栗，1996年9月12日初诊。

患者一月前因家庭不和，心情一直郁闷，由于素体瘦弱，工作任务繁重，劳累过度，病而就医。症见形神憔悴，痛苦面容，右侧腰部出现约3cm×5cm呈带状分布的红斑，水疱如集簇之米粒或豆粒大小，患处灼热、刺痛、不允许触碰，坐立不安，头晕目眩，心悸失眠，口苦咽干，烦闷纳差，小便短赤，大便尚可，舌质暗灰、尖红，苔黄，脉弦数。

辨证：蛇串疮（心肝火郁）。

治法：泻心疏肝，解郁排毒。

针灸：针刺神门、期门、委中，行泻法，留针20分钟；阿是穴采用30号不锈钢针，距疱疹周围1cm处进针，进针方法为顺皮下组织横刺，在疱疹周围做"十"字形或"井"字形围刺。采用捻转泻法，常规消毒，留针10分钟后再在疱疹部位行回旋灸，灸至皮肤出现潮红为度。7次为1个疗程，每日1次。

方药：柴胡疏肝散加减。柴胡12g，陈皮6g，香附9g，黄连12g，生地9g，麦冬9g，蒲公英15g，金银花12g，赤芍9g，延胡索9g，川楝子6g，甘草6g，连翘3g。7剂，每日1剂，分2次服。

二诊：红斑消退，水疱绝大部分已干涸结痂，刺痛止，头晕心悸及食欲均有较大改善，唯尚存心烦失眠，小便短赤，舌淡红，苔浅黄，脉弦细。针灸穴位加三阴交，针刺行平补平泻法，继续1个疗程，因红斑及水疱已干涸结痂，故改艾灸为用红外线灯照射5分钟。中药改用经验方：板蓝根18g，栀子9g，白茅根15g，牵牛子9g，酸枣仁12g，忍冬藤12g，山药12g，茯苓9g，川牛膝6g，淡竹叶3g。7剂，每日1剂，分2次服。

半月后从电话中知悉，病已经痊愈。

按语： 此病因为心肝两经郁热夹湿化火而成瘀毒，故腰部出现蛇串疮，兼有头晕目眩、心悸失眠，口苦咽干，烦闷纳差，小便短赤，以及舌灰尖红、苔黄、脉弦数等症状。采用针药合治之法：针刺神门（手少阴心经原穴）、期门（肝之募穴，足厥阴肝经、足太阴脾经与阴维脉交会穴）、委中（足太阳膀胱经合穴）清心疏肝解郁，围刺、艾灸阿是穴化瘀排毒止痛。中药选用柴胡疏肝散加减，方中柴胡、陈皮、香附疏肝理气；黄连、生地、麦冬清心泻火；蒲公英、金银花、赤芍、延胡索、川楝子解毒止痛；甘草与赤芍甘酸化阴，缓急而调和诸药；连翘，《药品化义》云其总治三焦诸经之火，兼为引经药。

二诊时红斑消退，水疱基本干涸结痂，疼痛已止，余症亦大有改善，故针刺穴位加三阴交（足三阴经交会穴），阿是穴改艾灸为用红外线照射，调和阴阳，温煦营卫。至于心烦失眠，小便短赤，苔浅黄，脉弦细，均示余毒未清。为加速疗效，故改用自拟经验方，方中板蓝根、栀子清热解毒；白茅根、牵牛子、酸枣仁、忍冬藤通尿宁心；山药、茯苓健脾渗湿；淡竹叶、川牛膝交通心肾，并为引经。

案2：气血亏虚

周某，男，73岁，工人，湘东，1989年11月3日初诊。

患者为退休煤矿工人，半月前因风寒感冒住院，出院1周后，昨天突然发现腰间有两处丘疹，痒且刺痛，苦不堪言，急来就诊。症见形体消瘦，痛苦面容，无发热，右腰平脐有两处约1.5cm×3cm红斑，呈带状分布，上有数个丘疹及成簇小水疱，抓破处有少许黄白黏液带血，不可触动，甚至不可挨贴衣物，胸闷气短，困倦乏力，动辄汗出，纳差少眠，小便短涩，大便溏稀，舌淡边红，苔薄白，脉弦细。

辨证： 蛇串疮（气血亏虚）。

治法： 益气补血，排毒止痛。

方药： 自拟方。黄芪18g，党参12g，当归6g，川芎9g，赤芍9g，白术9g，茯苓9g，升麻9g，柴胡9g，葛根12g，皂角刺9g，桔梗3g。7剂，每日1剂，分2次服。

针灸：针刺中府、尺泽、章门，行平补平泻法，留针 20 分钟；艾灸肺俞、肝俞、脾俞；针刺足三里、命门，行补法，留针 10 分钟后加艾灸，各穴施灸 3 壮。阿是穴（即患处）回旋灸至皮肤潮红，术后敷绿豆水调青黛粉加冰片。7 次 1 个疗程，每日 1 次。

二诊：患者自诉，针药合治 2 次后，微汗出，红斑面积略扩，丘疹数量亦增加，小水疱皆已干涸，结痂或脱落，痛感大为减轻，余症均有所改善，大便已成形，唯小便仍不甚通畅。针刺加三阴交、中极，行平补平泻法，留针 20 分钟；艾灸加膀胱俞，施 3 壮；阿是穴（即患处）梅花针叩刺至皮肤潮红后加拔罐留 10 分钟。继续 1 个疗程，隔日 1 次。方药予自拟方：黄芪 30g，党参 15g，杜仲 12g，淫羊藿 12g，黄柏 9g，苍术 6g，白术 6g，白花蛇舌草 12g，蒲公英 12g，土茯苓 12g，滑石 18g，甘草 3g。14 剂，每日 1 剂，分 2 次服。

1 个月后，患者来电告知病已痊愈，嘱服中成药龟鹿二仙膏与玉屏风散，以治未病。

按语：营卫不固，致使外邪入里，阻滞经络，令气血不畅，瘀毒溢于体表而生此病。若治不及时，毒邪则深陷为害，只因患者年迈体衰，气血亏虚，无力驱邪，故亟须扶植正气，托毒外出以排之。本案初诊，针刺中府（肺之募穴，手太阴肺经、足太阴脾经交会穴）、尺泽（手太阴肺经合穴，肝之募穴）、章门（脾之募穴），并艾灸三穴相对应之肺俞、肝俞、脾俞，募俞配合，理气养血；针刺后加艾灸足三里（足阳明胃经合穴）、命门（督脉穴）扶正振阳；阿是穴（即患处）用回旋灸且术后敷药意在温煦润泽肌肤。中药用自拟方，方中黄芪、党参、当归、川芎、赤芍、白术、茯苓健脾益气、养血和营；升麻、柴胡、葛根、皂角刺升阳举陷、活络透结；桔梗开宣肺气兼为引经药。二诊时微汗出，红斑面积扩大，丘疹量增，痛减及余症均有所改善等症状表示补托之法已卓具成效，为通利小便逐邪随出，故加针刺中极（膀胱之募穴）、艾灸膀胱俞，募俞配合共奏其功；特加三阴交（足三阴经交会穴）秉阴中求阳、阳中求阴以达阴平阳秘、利水驱邪而不伤正之效；用梅花针叩刺至皮肤出现潮红乃为使邪毒顺罐而被拔出也。

案 3：肝胆瘀毒

姚某，男，43 岁，农民，安源，2005 年 7 月 19 日初诊。

半年来为自家建房日夜操劳，为保证质量，节省资金，仗着身强力壮，冒着酷暑，亲力亲为。前天感到身体不适，于是求医。症见形色憔悴，痛苦面容，左乳头下出现大片红斑向腋下延伸，上有不少丘疹及水疱成簇，少数被抓破，刺痛难忍，不许触及。体温37.8℃，无汗，不恶风寒，头重身困，胁肋胀痛，胃脘不舒，纳差少眠，溲黄短，便干结，舌红，苔黄腻，脉弦数。

辨证： 蛇串疮（肝胆瘀毒）。

治法： 清除湿热，排毒通络。

方药： 用自拟方。柴胡12g，防风9g，夏枯草15g，金银花15g，蒲公英30g，丹参9g，当归9g，赤芍9g，乳香9g，没药9g，青皮6g，丝瓜络3g。7剂，每日1剂，分2次服。

针灸： 针刺大敦，放血3~5滴；针刺太冲、内庭、支沟，行泻法，留针20分钟；阿是穴采用30号不锈钢针，距疱疹周围1cm处进针，进针方向顺皮下组织横刺，在疱疹周围做"井"字形围刺，用捻转泻法，留针10分钟后，再在疱疹部位行回旋灸，灸至皮肤出现潮红为度，术毕在患处敷上用绿豆水调制的青黛粉糊加少许冰片。7次1个疗程，每日1次。

二诊： 体温37℃，微汗出而热退，红斑颜色变浅、面积缩小，抓破之疱疹已结痂，但余下水疱及血疹仍奇痒且掣痛，余症皆有减轻。针灸疗法加针刺天枢、艾灸大肠俞，针刺中极、艾灸膀胱俞，针刺行泻法，留针20分钟，艾灸各3壮；外敷法依旧。继续一疗程，每日1次。中药改用自拟新方：栀子12g，黄柏12g，苍术6g，番泻叶6g，虎杖9g，土茯苓15g，夜交藤12g，白茅根12g，车前草9g，地龙9g，生地12g，川牛膝6g。7剂，每日1剂，分2次服。

三诊： 红斑退净，丘疹消失，水疱疹均已结痂脱落，只留下色素沉着痕迹，饮食及睡眠已恢复正常，二便通畅，精神振奋，舌淡红，苔浅黄，脉弦缓。暂停针灸及外敷，再服：西洋参12g、白术9g、茯神9g、炙甘草6g、山药12g、薏苡仁9g、大枣3枚，10剂以善后。

按语： 患者因连日劳累，正气受损，营卫不固，以致外邪侵内，令经络受阻，气血凝滞，肝胆湿热毒邪外溢于肌肤，不通则痛。针刺太冲（足厥阴肝经原穴）、内庭（足阳明胃经荥穴）、支沟（手少阳三焦经经穴）理气清热；针刺大敦与围刺、艾灸加外敷阿是穴，泻火解毒、通络止痛；外敷绿豆水、青黛粉清热泻火、解毒燥湿，冰片止痛润肤。方中柴胡、防风、夏枯草、金银花、蒲公英祛风清热、散瘀解毒；丹参、当归、赤芍、乳香、没药、青皮疏肝理气、活血止痛；丝瓜络通经活络兼为引经药。二诊时诸症见减，因二便不畅，致使邪毒滞留，故针刺加天枢（大肠之募穴）、中极（膀胱之募穴）及艾灸大肠俞、膀胱俞，募俞配合，疏清二便排泄之通路。中药改用自拟方，方中栀子、黄柏、苍术、番泻叶、虎杖、土茯苓、白茅根、车前草通便利尿、祛邪；地龙、生地、夜交藤通络、滋阴、安神；川牛膝引诸药力下行。三诊时此病基本告愈，为善其后，故开西洋参、白术、茯神、炙甘草、山药、薏苡仁、大枣，强健脾胃以丰气血生化之源。

【结语】

蛇串疮一病在临床上分实证与虚证。本篇医案选实证两则：心肝火郁型、肝胆瘀毒型；虚证一则：气血亏虚型。实证与虚证在治疗思路及方法上有一个共同点值得一提，那就是凭借调理二便之契机，从而达到驱逐毒邪之目的。比如在"心肝火郁"案中，患者王某症状内有"小便短赤，大便尚可"，二诊时针灸加三阴交以助开宣水气、运化之能；中药经验方内用白茅根、牵牛子、茯苓等。在"肝胆瘀毒"案中，患者姚某症状内有"溲黄短，便干结"，二诊时针刺加天枢、中极，艾灸大肠俞、膀胱俞；中药自拟方内加番泻叶、虎杖、土茯苓、白茅根、车前草等。在"气血亏虚"案中，患者周某症状内有"小便短涩，大便溏稀"，初诊针灸用肺、肝、脾募俞配合以疏清水液代谢之通道，并于二诊时加针刺中极、艾灸膀胱俞，并特选三阴交针刺，行平补平泻法以协调阴阳，利水祛邪而不伤正。

以上三则医案在清理二便的同时，还注意到了滋阴护津与扶正固本。如在针灸方面虑及了针刺、艾灸、放血、拔罐、本经与他经、募俞配合，以及奇穴、特定穴，尽力做到阴中求阳，阳中求阴，精准用穴。在用药方面，于温热香燥众药之内有意增加些诸如生地、麦冬、茯苓、葛根之类滋补阴液；在苦寒或利水药物分量较大的情况下酌情添上补肾健脾之品。如在"肝胆瘀毒"案中因前两方用了较多的苦寒、利水之品，故在三诊时特开西洋参、白术、茯神、炙甘草等甘温建中；在"气血亏虚"案中，患者周某年迈体衰，故于二诊时中药增加黄芪、党参补气健脾，加杜仲、淫羊藿填精强肾以固根本。

第三篇 妇科篇

一、月经病

案 1：月经先期（心肝蕴热）

王某，女，32 岁，居民，湘东，2003 年 12 月 15 日初诊。

月经提前 7~15 天已有 3 年，来时少腹微痛，色暗红，夹有瘀块，量多。性格内向，多愁善感。症见头晕心悸，口苦咽干，胁肋胀满，纳差少眠，二便尚可，舌质红，苔黄腻，脉弦数。

辨证： 月经先期（心肝蕴热）。

治法： 疏肝清心，理血调经。

针灸： 针刺期门、太冲、巨阙、神门，行泻法，留针 20 分钟；针刺关元、血海，行平补平泻，留针 10 分钟后加拔罐 10 分钟；艾灸心俞、膈俞、肝俞、脾俞、肾俞，每穴各施 3 壮。7 次 1 个疗程，每日 1 次。

方药： 自拟方。柴胡 6g，赤白芍各 9g，炙甘草 6g，郁金 6g，黄连 12g，香附 6g，生地 9g，麦冬 6g，酸枣仁 9g，桑椹 12g，枸杞子 9g，石菖蒲 3g。14 剂，每日 1 剂，分 2 次服。

二诊： 头晕心悸减轻，饮食睡眠略有好转，口苦咽干、胁肋胀满消失。服药 5 剂后恰逢来月经，少腹微胀，月经颜色变浅，量明显减少，但仍有少量瘀块。针刺加阴交，行泻法，10 分钟后拔罐留 10 分钟，继续 2 个疗程，隔日 1 次。中药加刘寄奴 9g、泽兰 9g、桑寄生 9g，30 剂。

三诊： 月经基本恢复正常，余症均有所改善，唯觉心烦、体倦乏力，舌淡红，苔薄浅黄，脉弦细。暂停针灸，中药改用八珍汤加味：当归 9g，川芎 9g，白芍 12g，熟地 12g，太子参 12g，白术 9g，茯苓 9g，山药 9g，杜仲 9g，淫羊藿 9g，阿胶 9g^{烊化后服}，炙甘草 6g，佛手 6g。再进 40 剂。

随访 1 年，月经一直保持正常，余症悉平，心情愉悦，精神焕发。

按语： 患者因性格内向，多愁善感，情志失常而引发月经先期已有 3 年。症见头晕心悸，口苦咽干，胁肋胀满，纳差少眠，以及舌红，苔黄腻，脉弦数，均为心肝郁滞致使经血蕴热而妄行之象。针刺期门（肝之募穴，足厥阴肝经、足太阴脾经与阴维脉交会穴）、太冲（足厥阴肝经原穴）、巨阙（心之募穴)、神门（手少阴心经原穴）及艾灸肝俞、心俞等俞募配合，并且针刺加拔罐关元（任脉穴）、血海（足太阴脾经穴）共奏养心疏肝、理血调经之功。中药用自拟方，方中柴胡、赤白芍、炙甘草、郁金疏肝解郁；香附、黄连燥开苦降，调和冲任；生地、麦冬、酸枣仁清心宁神；桑椹、枸杞子滋补肝肾，寓乙癸同源之义；石菖蒲辟浊开窍兼为引经药。患者久病积瘀，故在初诊见效后加阴交（任脉与冲脉交会穴），针刺并拔罐调理冲任；中药加刘寄奴、泽兰、桑寄生活血祛瘀而不伤正。由于方证对路，针灸并施，故在三诊时获悉月经基本恢复正常，余症亦大为改善，暂停针灸，中药改用八珍汤加味。方中当归、川芎、白芍、熟地理血；太子参、白术、茯苓、炙甘草益气；杜仲、淫羊藿、阿胶强肾、滋阴、补血；佛手、山药养心、健脾、益胃。愈后特嘱患者务必维持良好心态以防瘥后复发。

■ 案2：月经后期（气血亏虚）

赵某，女，35岁，居民，芦溪，2004年3月9日初诊。

月经周期推迟10天至半个月不等，已有2年之久。月经量少，色淡，清稀。症见形体消瘦，面色苍白，心悸气短，头晕目眩，胸胁及乳房胀满，腰膝酸软，纳差少眠，二便尚可，舌质淡，苔薄白，脉弦细。

辨证：月经后期（气血亏虚）。

治则：通络化滞，补虚调经。

方药：自拟方。柴胡9g，白芍9g，炙甘草6g，当归9g，川芎6g，益母草9g，丹参9g，法半夏9g，竹茹9g，桔梗6g，薄荷3g。7剂，每日1剂，分2次服。

针灸：针刺太冲、蠡沟、地机、丰隆，行平补平泻法，留针20分钟；针刺气海、气穴，行补法，留针10分钟后加艾灸各施3壮。7次1个疗程，每日1次。

二诊：月经较前提前2~3天，颜色加深，量增多并见少许瘀块，心悸消失，胸胁及乳房胀满大为减轻，但仍感体困乏力，饮食、睡眠状态改善不明显。针刺加足三里、三阴交，行补法，留针20分钟；艾灸加关元、肺俞、膈俞、肝俞、脾俞、肾俞，施温和灸5分钟后拔罐留15分钟。连续1个疗程，隔日1次。中药前方加黄芪30g、党参15g、山药12g、枸杞子9g、阿胶12g^{烊化后服}，30剂。

三诊：月经如期而至，其色量基本恢复正常，饮食、睡眠状态大有改善，精神焕发，气力倍增。查舌质淡红，苔薄白，脉缓。嘱上方再进30剂以巩固疗效。

随访8个月，月经一直正常。

按语：本案患者月经后期，月经色淡、清稀量少，缘于脏腑功能失调而致气血两虚。心主血脉，心气血虚则心悸气短；脑窍失养而头晕目眩；肺主气，肺气不宣则胸生痞闷；肝气郁结则胸胁及乳房胀满；肾精不足则腰膝酸软；脾胃运化失常则纳差少眠，脾主肌肉，其华在面，则形体消瘦、面色苍白，舌、脉皆显气血虚弱之象。气血虚则导致瘀瘕生，痰瘀阻络，任冲失调，故令月经后期，经色淡，稀且少或见瘀块。本案针刺太冲（足厥阴肝经原穴）、蠡沟（足厥阴肝经络穴）、地机（足太阴脾经郄穴）、丰隆（足阳明胃经络穴）行气化滞；针刺并艾灸气海（任脉穴）、气穴（足少阴肾经与冲脉交会穴）调理冲任。中药为自拟方，方中柴胡疏肝解郁；白芍、炙甘草酸甘化阴并免柴胡劫肝阴之虞；当归、川芎、益母草、丹参活血化瘀以补血；法半夏、竹茹、桔梗宣肺行气而化痰；薄荷梳理肝气兼为引经药。二诊时知初诊拟方已见显效，月经时、色、质、量有所改善，为乘胜前进，针刺加足三里（足阳明胃经合穴，多气多血强健要穴）、三阴交（足三阴经交会穴）补益气血，盈畅冲任；艾灸加拔罐关元（任脉强健要穴）、肺俞、膈俞、肝俞、脾俞、肾俞平和阴阳，调理经血。中药依前法加黄芪、党参、山药、枸杞子、阿胶滋补肝肾，令气血盈畅，冲任得固，故月事以时下而致安康。

案3：月经愆期（肝郁肾虚）

吴某，女，39岁，农民，安源，1976年11月10日初诊。

患者3年前曾在生产队当仓库保管员，因为坚守原则，多次与人发生争吵，受迫辞职后感委屈而终日闷闷不乐，不久发现月经错乱，提前或推后，短则七八日，长则十余日，量少色暗，时夹有瘀块，来经时还伴有轻微少腹胀痛。

症见：形体消瘦，面暗无华，心烦易怒，胸脘胁痛，口苦嗳酸，咽干口苦，少眠多梦，溲黄便干，舌红少苔，脉弦细数。

辨证：月经愆期（肝郁肾虚）。

治法：疏肝补肾，理血调经。

方药：一贯煎加减。生地 15g，山茱萸 12g，沙参 9g，麦冬 9g，当归 9g，白芍 9g，炙甘草 6g，川楝子 6g，郁金 9g，绿萼梅 3g。14 剂，每日 1 剂，分 2 次服。

针灸：针刺期门、京门、气海、气穴，行平补平泻法，留针 20 分钟；艾灸肝俞、膈俞、脾俞、肾俞，各穴施 3~5 壮；用梅花针叩刺带脉一周，待皮肤出现潮红后命门穴拔罐留 15 分钟。7 次 1 个疗程，1 日 1 次，2 个疗程。

二诊：在服 10 剂后月经来潮，量比以往增多，色红夹少许瘀块，少腹痛消失，食欲略增，但仍心烦少眠，二便依旧。针灸依前法，继续 1 个疗程，但改为隔日 1 次；中药改为自拟方：西洋参 12g，茯苓 9g，山药 9g，山楂 9g，菟丝子 12g，杜仲 9g，枸杞子 9g，丹参 9g，泽兰 6g，瓜蒌 12g，白茅根 9g，酸枣仁 12g，月季花 3g。14 剂，每日 1 剂，分 2 次服。

三诊：月经如期而至，形、色、量基本恢复正常，饮食、睡眠、二便等大有改善，精神焕发，嘱服中成药逍遥丸、杞菊地黄丸以固疗效并保持愉悦心态。

随诊一年半，月经一直正常。

按语：患者素体虚弱，怨气郁积导致肝肾亏虚，肝者体阴而用阳，性喜条达而恶抑郁，如肝阴不足，肝气不舒，则口苦嗳酸；阴虚则虚火上炎，故见咽干口苦，少眠多梦，溲黄便干，气血阻络，致使冲任功能紊乱，胞宫蓄溢失常，故令经血愆期，色暗量少夹瘀。针刺期门（肝之募穴，足厥阴肝经、足太阴脾经与阴维脉交会穴）、京门（肾之募穴）与艾灸肝俞、肾俞、膈俞、脾俞，募俞配合，疏肝理气，补肾滋阴；针刺气海（任脉要穴）、气穴（足少阴肾经与冲脉交会穴）调和冲任；梅花针叩刺带脉一周并拔罐命门留 15 分钟，平衡阴阳。中药用一贯煎加减，方中生地、山茱萸、沙参、麦冬、当归、白芍、炙甘草滋阴养血；川楝子、郁金、绿萼梅疏肝理气，其中绿萼梅兼为引经药。二诊知前法已奏效，故针灸依前方调理冲任，盈畅胞宫。中药改用自拟方，方中西洋参、茯苓、山药、山楂、菟丝子、杜仲、枸杞子益气健脾，补肾填精；丹参、泽兰、瓜蒌、白茅根、酸枣仁、月季花祛瘀化痰，通便安神。由于针药配合得宜，使得气血健运，冲任安和，经血蓄溢，复归正常。

案 4：痛经（寒凝血瘀）

陈某，女，28 岁，居民，新余，2005 年 10 月 28 日初诊。

患者自诉，平素月经基本正常，但在今年 7 月份 1 次旅游活动中，因炎热难当而贪食冷冻瓜果和饮料，汗出未敛又用冷水淋浴，故当月发现月经推迟一个多星期，来经时少腹双侧牵扯掣痛，得热稍舒。月经量较前减少，色暗红并夹有少许瘀块，经期也延长，八九天方净。

症见：面滞黄无华，困倦乏力，胃脘不舒，吐苦吞酸，心烦易怒，小便短黄，大便溏稀。舌质灰暗，苔白滑，舌尖散有紫暗瘀斑，脉沉紧。

辨证：痛经（寒凝血瘀）。

治法：温经散寒，祛瘀止痛。

方药：自拟方。吴茱萸 12g，桂枝 9g，泽兰 6g，丹参 9g，紫石英 15g，延胡索 12g，川楝子 6g，赤芍 12g，炙甘草 6g，党参 9g，白术 9g，姜半夏 9g，佛手 6g，紫苏梗 3g。14 剂，每日 1 剂，分 2 次服。

针灸：针刺中脘、太冲、大赫、中极、次髎、地机，行平补平泻法，留针 20 分钟；针刺关元，行补法，后隔姜片艾灸，施 3 壮；肝俞、膈俞、脾俞、胃俞、肾俞，走罐至皮肤出现潮红后，温和灸 3 分钟。7 次为 1 个疗程，每日 1 次，2 个疗程。

二诊：胃脘胀痛消失，食欲增加，小便变清长，大便已成形，精神大为好转。暂停针灸，中药依前方加当归 9g、川芎 9g、桑寄生 9g，再进 30 剂。

三诊：据患者自述，在服药 18 剂后月经如期而至，少腹无任何痛感，颜色鲜红且无瘀块，经量及经期均已恢复正常，诸症悉除，甚是欣慰。查舌淡红，苔薄白，脉沉细，嘱服艾附暖宫丸以善后。随访 2 年未复发。

按语：本案痛经系寒邪损伤脾胃，脾失健运，胃气横逆，令胃脘不舒，吐苦吞酸，寒阻经络使冲任二脉失固而导致胞宫蓄溢功能出现异常。冲为血海，任主胞宫，二经皆起自小腹，冲任虚寒，寒为阴邪，寒性收引，故少腹发冷而掣痛，得热稍舒，以及使得经期迟延，色深量少并有瘀块；心主血脉，肝藏血主疏泄，心血虚而肝气滞故心烦易怒，二便失司，舌、脉皆见寒凝血瘀之象。针刺中脘（胃之募穴，八会穴之腑会，任脉与手太阳小肠经、手少阳三焦经、足阳明胃经交会穴）、太冲（足厥阴肝经原穴）、地机（足太阴脾经郄穴）疏肝理脾；针刺大赫（足少阴肾经与冲脉交会穴）、中极（任脉与足三阴经交会穴，膀胱之募穴）调和冲任；次髎为通络止痛之经验穴；针刺加艾灸关元（任脉与足三阴经交会穴，小肠之募穴，保健要穴），走罐加温和灸背俞诸穴振兴阳气以驱逐寒邪。中药选用自拟方，方中吴茱萸、桂枝、泽兰、丹参、紫石英温经散寒、活血暖宫；延胡索、川楝子、赤芍、炙甘草理气止痛，甘酸化阴；党参、白术、姜半夏、佛手、紫苏梗理脾和中，其中紫苏梗兼为引经药。初诊针药合用已收疗效，故在二诊时依前方加当归、川芎补血活血，桑寄生养血滋阴；三诊时知患者痛经消失，月经已恢复正常。诸症悉愈，查舌象、脉象均见康吉，为固本计，故嘱患者再服中成药艾附暖宫丸。

案 5：闭经（痰瘀阻滞）

刘某，女，19 岁，农民，上栗，2004 年 3 月 19 日初诊。

患者自诉 16 岁时曾断续来过三次月经，颜色淡红，量少，均是一两天即止，来月经时小腹有轻微胀痛，从此未曾再来。

症见：形体肥胖，疲困乏力，自汗畏冷，头晕心烦，胸胁及胃脘部痞满不舒，口苦嗳酸，食欲不振，白带多且略有气味，曾去西医院妇科检查未发现异常。查舌淡，苔白腻，脉弦滑。

辨证：闭经（痰瘀阻滞）。

治法：化痰祛瘀，健脾补肾。

针灸：针刺行间、血海、丰隆，行泻法，留针 20 分钟；针刺三阴交、命门，行平补平泻法，留针 10 分钟后加施温和灸 10 分钟；梅花针叩刺心俞、膈俞、肝俞、肾俞，待皮肤出现潮红后走罐 5 分钟；针刺中极、大赫，行平补平泻法，留针 20 分钟，7 次 1 个疗程，每日 1 次，2 个疗程。

方药：六君子汤加味。党参 9g，茯苓 12g，白术 12g，炙甘草 6g，姜半夏 9g，陈皮 6g，丹参 9g，威灵仙 9g，当归 9g，川芎 6g，牛膝 6g。14 剂，每日 1 剂，分 2 次服。

二诊：头晕心烦大为改善，胸胁、脘腹胀满消失，纳食增加。在针灸、服药期间白带量明显减少且无气味，并来月经，经量中等，色红，经期 5 日干净。唯觉疲困，腰膝乏力，自汗止，手足渐温，已不畏冷，据此故暂停针灸，中药前方加山茱萸 12g、菟丝子 9g、枸杞子 9g、鹿角胶 9g^{烊化后服}，再进 20 剂。

随访，月经一直保持正常。

按语：患者有过月经史，属继发性闭经。因素体肝郁气滞、脾肾阳虚，导致湿邪痰瘀互结，气血亏虚，运行不畅而阻滞经络，令冲任功能失调，白带、月经异常，并出现疲困乏力、自汗畏冷、头晕心烦等肾阳虚及脘腹痞满、口苦嗳酸、食欲不振等肝气郁滞与脾阳虚症状，舌象、脉象亦与此相应。针刺行间（足厥阴肝经荥穴）、血海（足太阴脾经穴）、丰隆（足阳明胃经络穴）疏肝理脾，祛瘀化痰；针刺加温和灸三阴交（足三阴经交会穴）、命门（督脉穴）健行气血，平衡阴阳，梅花针叩刺加走罐背俞诸穴疏通经络，振阳逐邪；针刺中极（足三阴经与任脉交会穴，膀胱之募穴）、大赫（足少阴肾经与冲脉交会穴）调和冲任，养血通经。中药用六君子汤加味，方中党参、茯苓、白术、炙甘草、姜半夏、陈皮健脾化痰；威灵仙、当归、川芎化滞通经；牛膝补肾填精，导药下行兼为引经。二诊时白带、月经均已恢复正常，余症向愈，唯仍觉疲困，腰膝酸软，提示尚需加强补益肾阳之力，故于前方加山茱萸、菟丝子、枸杞子、鹿角胶以全其功。

案6：漏下（阴虚血瘀）

欧阳某，女，25岁，居民，宜春，1998年7月14日初诊。

患者为一服装店老板，2年前因借贷与主家发生争执，从此郁闷寡欢，去年初冬因想扩大经营，急于改装门面，日夜操劳，致使身心疲惫不堪，月经突现异常，开始量多，逐渐减少，色暗红，质黏稠，夹有少量瘀块，经血淋漓不尽已有40余天。

症见：身形消瘦，面容憔悴，头晕耳鸣，腰膝酸软，胸胁、胃脘隐发胀满，心烦易怒，夜眠手足发凉，纳差，二便尚可。舌质暗，舌体中等，边有齿痕，有两处浅灰瘀斑，苔少，脉涩细。

辨证：漏下（阴虚血瘀）。

治法：滋补肾阴，祛瘀止血。

方药：左归饮加味。熟地18g，山药15g，枸杞子9g，炙甘草6g，茯苓9g，山茱萸12g，大蓟12g，小蓟12g，仙鹤草12g，地榆炭9g，丝瓜络3g。7剂，每日1剂，分2次服。

针灸：针刺交信、血海、中脘、地机，行平补平泻法，留针20分钟；针刺中极、阴交，行平补平泻法，留针10分钟后加艾灸各施3壮。7次1个疗程，每日1次。

二诊： 经血颜色变红，质变稀，尚夹有少许瘀块，量较前反而增多，尽管如此，头晕目眩症状减轻，精神状态亦有所改善，但胁脘仍觉隐胀，手足依然欠温，舌浅红，苔薄白，脉弦细。针刺加期门、气海，行平补平泻法，留针20分钟；艾灸心俞、肠俞、肝俞、脾俞、肾俞，各穴施3壮，继续1个疗程，每日1次。中药改用四逆散加味：柴胡9g，枳壳6g，白芍9g，炙甘草6g，佛手9g，麦芽9g，杜仲炭12g，续断炭12g，三七粉9g^{冲服}，月季花2g。7剂，每日1剂，分2次服。

三诊： 血漏已渐止，心烦及胁脘隐隐胀痛已消失，食欲增加，心情平定，唯觉气短乏力，手足欠温。前方减杜仲炭、续断炭、三七粉，加太子参15g、黄芪30g、桂枝9g、阿胶12g^{烊化后服}，30剂，每日1剂，分2次服。

四诊： 月经已恢复正常，舌象、脉象及诸症悉平。随访1年半，未见复发。

按语： 患者初诊时自诉发病最直接原因是日夜操劳，根据有关症状及舌象、脉象得到印证，故认为是肝肾阴虚而引起冲任脉不固，封藏失司而致漏下。针刺交信（足少阴肾经穴，阴跷脉郄穴）、血海（足太阴脾经穴）、中脘（胃之募穴，八会穴之腑会）、地机（足太阴脾经郄穴，止血经验穴）滋补肝肾、健脾益胃、和血止血；针刺加艾灸中极（足三阴经与任脉交会穴，膀胱之募穴）、阴交（任脉、冲脉、足少阴之会）调和冲任、养血归经。中药用左归饮加味，方中熟地、山药、枸杞子、炙甘草、茯苓、山茱萸滋肾、健脾、养肝；大蓟、小蓟、仙鹤草、地榆炭、丝瓜络祛瘀、通络、止血，其中丝瓜络兼为引经药。

二诊时经血色质向善，故精神稍舒，但经血未止，其量反而有所增加，何耶？经患者坦言获悉，2年前与人发生争吵，从此郁闷一直在胸，日久气积生热成瘀，故胸胁、胃脘隐发胀满，心烦易怒；肝脾不和，故纳差少眠；经络阻滞，气血不畅，故手足欠温。因初诊用左归饮加味，滋补类药药性大多呆腻，而止血类药，药性一般涩敛，二者相加气滞益甚，令冲任更加难以蓄溢平衡，无奈只能任凭经血妄行，故其量反而增多也。二诊针刺加期门（肝之募穴，足厥阴肝经、足太阴脾经与阴维脉交会穴）、气海（任脉穴）并艾灸背俞诸穴以增强对气机疏理之功力。中药改用四逆散加味亦遵循此意，使脏腑功能彼此调和，气机运行通畅。方中柴胡、枳壳、白芍、炙甘草、佛手、麦芽疏肝理脾、解郁化滞；杜仲炭、续断炭、三七粉、月季花祛瘀生新、调血归经。

三诊时知前法显效，血漏已止，余症向愈，唯仍觉气短乏力，手足欠温，此乃因经络阻滞，气血运行不畅，而令四肢末端血乏濡养所致，故减却止血诸药，加太子参、黄芪、桂枝、阿胶滋补脏腑，盈畅气血而固其冲任。自古中医治疗崩漏有"塞流、澄源、复旧"之法，本案试仿，略得其意。

【结语】

本篇选有关女子月经病之医案6则，分类各一：月经先期、月经后期、月经愆期、痛经、闭经、漏下。均是采用针药合治疗法而获得成功的，在治疗过程中有如下点滴心得：

（一）治肝重化滞

月经为女子特殊的生理现象。《圣济总录》云："妇人纯阴，以血为本，以气为用，在上为乳饮，在下为月事。养之得道，则荣卫流行而不乖，调之失理，则气血愆期而不应。"气属阳，主动，主煦之；血属阴，主静，主濡之。气与血二者之关系，正如《难经正义》所说："气中有血，血中有气，气与血不可须臾之相离，乃阴阳互根，自然之理也。"

气能生血、行血、摄血；血为气之载体与能源，概而言之，气为血之帅，血为气之母。气血与五脏六腑均有关联，特别与肝之关系尤为密切与重要。肝为刚脏，以血为本，以气为用，体阴而用阳，故叶天士在《临证指南医案》中写道："女科病多倍于男子，而胎产调经为主要……女人以肝为先天也。"叶氏弟子秦天一解释云："今观叶先生案，奇经八脉固属挈要，其次最重调肝，因女子以肝为先天，阴性凝结，易于怫郁，郁则气滞血亦滞，木病必妨土，故次重脾胃。"

经者血也，气血相依，调经即调理气血，因肝既主血之贮藏，又主气之疏泄，故调理气血之关键在于肝。据女子特殊的生理病理情况，诚如秦氏所述"因女子以肝为先天，阴性凝结，易于怫郁，郁则气滞血亦滞"，在本篇所选6则医案中，患者均有不同形式与程度的气血阻滞之表现，并皆主要由怫郁气滞所引起。

所谓滞阻，无非是脏腑经络受内外因素影响，气机失司，以致产生湿热痰瘀之类令气血运行不畅。滞阻分实证，虚证与虚实相兼证3类。大体亢盛怫郁之邪气及衍生出的湿热痰瘀之类属于实证；气血亏虚者属于虚证；二者夹杂者属于虚实相兼证。在治疗上遵循《黄帝内经》"盛则泻之，虚则补之"原则。

针灸取穴虽然看重足厥阴肝经，但根据病情可取表里或有关他经与其配合，根据临床经验，可利用五输穴，如肝实证以行间清热泻火，肝虚证以曲泉滋水涵木；原络配对：足厥阴肝经之太冲（原穴）配蠡沟（络穴），足太阴脾经之太白（原穴）配公孙（络穴），足少阴肾经之太溪（原穴）配大钟（络穴）；俞募结合：肝俞配期门（募穴），脾俞配章门（募穴），肾俞配京门（募穴）。此外，还可应用如八会穴中的气会（膻中）、血会（膈俞）：交会穴中的三阴交（足三阴经交会穴）、关元（任脉与足三阴经交会穴）等提高疗效。至于如何采用针刺、艾灸、拔罐、敷贴等方式，以及如何灵活机变施用补泻手法，则一切以紧密配合中药疗法，理气化滞、通经活络、平和气血为要。

中药方剂：对于肝实证，一般选用逍遥散、柴胡疏肝散之类疏肝理气，如日久气郁积热化火，甚而形成痰瘀，则对证加清热泻火、祛痰化瘀之品；对于虚证，一般以举元煎、补中益气汤、固冲汤、四物汤、肾气丸类加减；对于虚中夹实者，兼而顾之。

《灵枢》云"妇人之生，有余于气，不足于血"，以及朱丹溪在《丹溪心法》中所述"气有余便是火"，其中所言之"气"应是指病气，而非元气，所产生的"火"乃戕人为病之邪火，而非生气之正火，故张景岳在《景岳全书·论火证》中道："盖人之元气止于充足，焉得有余？既非有余，则何以言火？"所谓"病气""邪火"，一般是由于外感六淫或七情、五志气郁横逆，使脏腑功能失调，亢奋至极所致。

理气解郁之中药，如木香、香附、郁金、川楝子、柴胡等，多为香温燥烈之品，如用之失误，可伤及阴津；进而有耗气损阳之虞。但值得一提的是，其中"柴胡"为众多疏肝理气方中之要药，如用得精当，可立显奇效，反之则事与愿违，故前人有"柴胡劫肝阴"之诫。柴胡能解表发散，升阳举陷，疏肝理气，在临床上根据病情，如需擢显柴胡疏肝理气之功效，而又恐劫耗肝阴，窃以为只要做到如下几点，但用无妨：

1. 控制用量　柴胡用于解表发散一般在6~9g；用于升阳举陷3~6g；用于疏肝理气10~15g。以上用量仅供参考。

2. 合理配伍　配赤芍、白芍柔肝养血，再加炙甘草甘酸化阴；配当归或丹参、鸡血藤等养血通经。

3. 食疗养生　可适量吃些枸杞、桑椹、黑芝麻及营养丰富之肉类、新鲜蔬菜等，注意起居，特别要保持良好心态。

4. 不可久服　中医讲究辨证施治，故须依证及时更方。

前文引秦天一所述"木病必妨土，故次重脾胃"，意为女子气血怫郁令脾失健运，水湿滋生而气郁化火，二者煎熬结成痰瘀，故欲气血畅行，必重化滞。查清热泻火、祛痰化瘀之中药，多数为苦寒温燥之品，若黄连、黄芩、黄柏、栀子、半夏、天南星、三七等，如使用不慎，易耗损脏腑之阴液，尤伤脾胃，故有"苦寒败胃"之说。为此，余常在方中加沙参、生地黄、麦冬、石斛、玉竹、女贞子、墨旱莲等。

总之，调经即调气血。调气血之关键：首重肝，次重脾胃；治肝先化滞，而化滞决不可忘滋阴护津也。

（二）固冲必振阳

女子月经与冲任二脉及肝、脾、肾之关系十分密切，而冲任二脉又离不开肝、脾、肾之功能活动。冲脉与肝，气脉相应，故肝经之原穴取名为太冲；冲为血海，血之来源与生成皆依赖脾胃之生化与肝之调节，血之贮存与排泄亦依赖肾之闭藏与脾之统摄，故前人有"冲脉丽于阳明""任脉丽于少阴""冲任丽于肝肾"等说，丽者，附着之义也。在临床上，针灸疗法辨证施治不但取穴于相应之脏腑经脉，而且必须顾及冲任二脉。

冲任二脉皆出于胞中。冲脉因无本穴，故临床多取交会穴，如阴交（任脉），气冲（足阳明胃经），大赫、气穴（足少阴肾经）；任脉共有24穴，临床根据病情亦首选交会穴，如阴交（与冲脉交会）。

值得一提的是，冲脉起于胞中，循行分为三支：第一支：沿腹腔前壁上行，经咽喉，环绕口唇；第二支：出会阴沿股内侧下行到大趾间；第三支：沿腹腔后壁上行于脊椎内。因此脉下至于足，后至于背，前至于腹，贯穿全身，成为气血之要冲，能调节全身气血，故被称为"十二经脉之海""五脏六腑之海"。

冲脉循行的第三支上行于脊椎内，即与督脉直通，这一点往往易被人所忽视，其实其意甚深焉。人之形体按阴阳分，任脉居于腹属阴，被称为"阴脉之海"；督脉居于背属阳，被称为"阳脉之海"；冲脉虽居于腹，但直通于背，故可称"阴阳合体"而总揽全身气血为"十二经脉之海"。根据"气血相关"与"阴阳互根"理论，女子月经之病即血之病，治血必治气，督脉主一身之阳气，故必振之。何为"振"？即"实者泻之""虚者补之"，只有阳气振兴，冲任乃固，盈溢如常也。

临床上可从两个方面"振阳"：

其一，施行方式可选择针刺、艾灸、拔罐等，当然，敷贴、熏洗、放血等亦可酌情采用，因诸法均可补可泻。

其二，在选穴上宜注重督脉如大椎、腰阳关、命门等要穴或经验穴如地机等，因为足太阳膀胱经循行路径恰与督脉相邻，故施行艾灸或拔罐、走罐等疗法时可顺其便并而用之，特别是取肝、脾、肾经之穴时可采用俞募相配，阴中求阳，阳中求阴，一举数得，提高疗效。

另外，带脉亦与冲脉同无本穴，起于季肋下，斜向下行到足少阳胆经之带脉（穴位名）、五枢、维道横行绕腰身一周，肝与胆相表里，故带脉协同肝调理气血，约束诸经，平衡阴阳而显固卫冲任、护育胞宫之功。临床上可选用艾灸、走罐、梅花针叩刺以激奋而扬其经气。

在中药治疗上，叶天士之"女子以肝为先天"具有现实的临床指导意义，这与"肾为先天之本"之说，并无矛盾，医理完全一致。肝与肾之关系，因为肝阴与肾阴、肝血与肾精之间可相互滋养、相互转化，肝肾所具相火皆源于命门，肝藏血，肾藏精，精血相互滋生又同源于水谷精微，故有"肝肾同源""精血同源"之说。又，经文将具有生殖能力的先天之精称为"天癸"，依天干与五行、脏腑配合而论，肝属乙木，肾属癸水，故"肝肾同源"又称"乙癸同源"。

冲任二脉气血之盈溢，主要依赖于肝、脾、肾能发挥好各自之功能，而欲使功能焕发必仰仗阳气之振兴。关于"振阳"前文已述，实者泻之，虚者补之，即扶正祛邪。

试以张锡纯在《医学衷中参西录》中所创"安冲汤"为例：炒白术 18g、生黄芪 18g、生龙骨 18g、生牡蛎 18g、生地黄 18g、生杭菊 9g、海螵蛸 12g、茜草 9g、川续断 12g，水煎服，每日 1 剂。功效：凉血止血，益气养阴。主治：血热气虚之月经量多。方解：实者泻之，生龙骨、生牡蛎、生杭菊镇肝、潜阳、清热；茜草、海螵蛸、生地黄凉血、止血、养阴。虚者补之，炒白术、川续断、生黄芪益气、健脾、补肾。9 味中药泻补结合，以致气血平和，冲任得安。

上文曾提过前人有"柴胡劫肝阴"之议，其实尚有"黄芪拔肾根（气）"之说。黄芪味甘，性微温，归脾、肺经，有补脾肺气、升阳举陷、益卫固表、利尿、托毒生肌等功效。黄芪虽然被称为补气之要药，但气之根源却在下焦肾之元气，当患者出现肾阴虚或肾阳虚，甚而阴阳两虚之时，如欲用黄芪提升阳气，则会加深耗损肾元，即所谓"拔肾根"，于是会出现气喘急促、尿多尿频、浮肿乏力、咳喘加剧等症状。为避免出现上述弊端，临床上常会在使用黄芪之先，针对肾阴虚或肾阳虚积极改善其症状，并在用黄芪时选择诸如山茱萸、覆盆子、桑螵蛸、金樱子配伍，一补一收；或配栀子，一升一降；或配肉桂，引火归原；或暂不考虑用黄芪，而换成熟地、枸杞、杜仲、菟丝子等先补充肾气。当然，饮食起居及情志正常亦十分重要。

总而言之，月经病既注重用"女子以肝为先天"之理念指导临床实践，又遵循"肾为先天之本""脾（胃）为后天之本"之治疗原则，正所谓"勤求古训""博极医源"是也。

二、带下病（脾虚湿困）

李某，女，37 岁，农民，上栗，2003 年 5 月 26 日初诊。

5 年前患带下病，带色白，清稀无异味，量虽少但缠绵不已，经西医妇科治疗，乏效，病情反复，苦恼之余，求助于中医。症见形体肥胖，面色萎黄无华，头晕乏力，脘腹胀满，胸前痞闷，吞酸吐苦，纳差少眠，二便尚可，舌淡胖、边有齿痕，苔白腻，脉缓弱。

辨证：带下病（脾虚湿困）。

治法：益气健脾，祛湿止带。

针灸：针刺足三里、内关、中脘、丰隆，行平补平泻法，留针 10 分钟后施温和灸 10 分钟。7 次为 1 个疗程，每日 1 次。

方药：香砂六君子汤加减。人参 9g，白术 12g，白扁豆 9g，茯苓 9g，姜半夏 9g，陈皮 6g，砂仁 9g，佛手 6g，川楝子 6g，紫菀 9g，桔梗 3g。7 剂，每日 1 剂，分 2 次服。

二诊：脘腹胀满、胸前痞闷、纳差少眠有所改善，吞酸吐苦消失，带下依旧，舌苔腻滑，脉缓。针刺关元、白环俞、三阴交，行补法，留针 20 分钟；艾灸命门、志室，各施 3 壮；带脉用梅花针叩刺至皮肤出现潮红，然后走罐 3 周。7 次为 1 个疗程，隔日 1 次。

方药：完带汤加减。白术 12g，山药 9g，人参 9g，薏苡仁 12g，柴胡 9g，白芍 6g，陈皮 6g，荆芥炭 9g，海螵蛸 6g，白果 6g，车前子 9g，白茅根 12g，牛膝 6g。14 剂，每日 1 剂，分 2 次服。

三诊：诸症痊愈，停针灸，嘱前方再进 7 剂以固疗效。半年后随访，未见复发。

按语：带下病多与肝、脾、带脉关系尤为密切，若肝乏疏泄，肝气犯胃，脾失健运，带脉不固，约束无权，致使湿浊下注而成带下，日久陷深，缠绵难已。本案治疗有两个特点：其一，根据病情分析认为，治带先理脾，祛湿重和中。故初诊针刺后加艾灸足三里（足阳明胃经合穴）、内关（手厥阴心包经络穴，八脉交会穴）、中脘（脾之募穴，八会穴之腑会）、丰隆（足阳明胃经络穴）益气健脾，化滞通经。方药选香砂六君子汤加减，方中人参、白术、白扁豆、茯苓益气健脾；姜半夏、陈皮、砂仁、佛手化滞和中；川楝子、紫菀、桔梗疏肝清肺，其中桔梗为通行上、中焦舟楫之使。二诊时从病情、舌脉变化可知，初诊已奏效，上中焦经络及水道已告疏通，故针刺关元、白环俞、三阴交，艾灸命门、志室，平衡阴阳，通利三焦，用梅花针叩刺加走罐激发带脉之经气，固摄而止带。中药用完带汤加减，方中白术、山药、人参、薏苡仁益气健脾；柴胡、白芍、陈皮疏肝化滞；荆芥炭、海螵蛸、白果固涩止带；车前子、白茅根清热利湿；牛膝滋补肝肾，引药下行。由于突破关键，先后有序，标本兼顾，故获成功。其二，在本案二诊时，带脉采用梅花针叩刺加走罐，此系自家经验疗法，此法若运用得当，极能激发经气，调和阴阳，并具有较好的固摄水湿作用。

三、阴痒（阴虚火旺）

何某，女，53 岁，农民，安源，2001 年 8 月 29 日初诊。

停经已经 6 年，2 年前开始出现阴痒，入夜尤甚，至西医院做过各类妇科检查，曾住院月余，疗效反复，痛苦不堪，故求助于中医。症见形体消瘦，头晕目眩，耳鸣盗汗，心烦健忘，腰膝酸软，口燥咽干，纳差少眠，小便短赤，大便干结，舌质红，苔薄，脉弦细。

辨证：阴痒（阴虚火旺）。

治法：滋阴补肾，排毒止痒。

针灸：针刺命门、关元、委阳、百虫窝，行平补平泻法，留针 20 分钟，其中百虫窝留针 10 分钟后加拔罐留 10 分钟；艾灸肝俞、脾俞、肾俞、三焦俞，每穴施 3 壮。7 次 1 个疗程，每日 1 次。

方药：左归丸加减。熟地 15g，黄精 12g，太子参 9g，山茱萸 12g，菟丝子 9g，女贞子 9g，墨旱莲 9g，枸杞子 9g，龟鹿二仙膏 12g^{烊化后服}，土茯苓 12g，白鲜皮 9g，白花蛇舌草 12g，牛膝 6g。7 剂，每日 1 剂，分 2 次服。

熏洗方：蛇床子 12g，地肤子 12g，金银花 15g，栀子 9g，生甘草 9g，薄荷 6g。7 次 1 个疗程，每日 1 次，每次 30 分钟。

二诊：痒势大为减轻，特别是熏洗后效果明显，夜间偶有微痒，可以忍受，但是依然头晕目眩，口燥咽干，心烦失眠益甚，大便稍干，两日一次，小便短赤，新增排泄时尿口处伴有灼热感。针刺加内关、神门、太冲、血海，行泻法，留针20分钟；艾灸加心俞，施3壮；熏洗方依旧，继续1个疗程。中药改用导赤散合一贯煎加减：黄连6g，栀子9g，生地12g，竹叶6g，川楝子9g，当归尾6g，菟丝子9g，枸杞子9g，杜仲9g，沙参12g，麦冬9g，土茯苓12g，七叶一枝花15g，滑石12g，生甘草6g，莲子心2g。7剂，每日1剂，分2次服。

三诊：痒止，诸症告愈，精神振奋，暂停针灸，中药（包括熏洗方）再进20剂，并服归脾丸3盒以固疗效。随访半年，未见复发。

按语：《素问·阴阳应象大论》云"年四十而阴气自半"，气损及血，精血同源，肾开窍于二阴，阴精枯萎令阴器竭滋，遂瘙痒生焉，入夜尤甚。肝肾精血不足使经络阻滞，水不涵木故头晕目眩、耳鸣、盗汗、心烦健忘、腰膝酸软、口燥咽干；肾水亏虚，水火不济，故纳差少眠；脾失健运，水湿滞行，故二便异常；舌脉均现阴虚之象，治当滋阴补肾，排毒止痒。

初诊针刺命门（督脉要穴）、关元（任脉与足三阴经交会穴，小肠之募穴）、委阳（足太阳膀胱经穴，三焦之下合穴）补肾滋阴，百虫窝（经外奇穴、止痒经验穴）刺后加拔罐以显其特长；艾灸背俞诸穴阳中求阴，增添疗效。中药用左归丸加减，方中熟地、黄精、太子参、山茱萸补肾健脾；菟丝子、女贞子、墨旱莲、枸杞子、龟鹿二仙膏滋阴填精；土茯苓、白鲜皮、白花蛇舌草祛湿解毒；牛膝补肾，引药下行。熏洗方中皆泻火解毒、祛湿止痒之药，内外夹治，疗效倍增。二诊时知初诊止痒见效，若既以证明"肝肾阴虚"辨证施治完全准确无误，那为何余症会变本加厉呢？经仔细思索后，认为此乃清泻心火尚欠力度之缘故。《素问·至真要大论》中病机十九条云"诸痛痒疮，皆属于心"，故针刺加内关（手厥阴心包经络穴、八脉交会穴）、神门（手少阴心经原穴）、太冲（足厥阴肝经原穴）、血海（足太阴脾经要穴），艾灸加心俞，熏洗方依旧。中药方改为导赤散合一贯煎加减，方中黄连、栀子、竹叶、川楝子、生地、归尾清心疏肝，泻火养阴；菟丝子、枸杞子、杜仲、沙参、麦冬补肾滋阴；土茯苓、七叶一枝花、滑石、生甘草利尿排毒，莲子心清热宁神兼为引经药。

阴痒一症有湿浊郁火与精枯血燥之别，年青者以前者为多见，年老者以后者居众，然临床上二者常相混杂，为医者不可不察焉！本案患者初诊辨以肝肾阴虚为治，虽言上了靶，但未中靶心，能见显效，针灸、熏洗之功实不可没也。二诊时改为导赤散合一贯煎加减，由于辨证准确、施治得力，故得痊愈。后嘱并服归脾丸，益气补血、健脾养心实为固本之策。

四、不孕症（脾肾阳虚）

刘某，女，27岁，农民，安源，1997年10月8日初诊。

患者结婚4年一直未孕，月经初潮16岁，周期35~50天，量少，色淡红或暗红，2~3天可净，经前有轻微少腹隐痛。2年前夫妇俩到西医院做过有关生殖功能各项检查，均未发现异常。但患者因为减肥多年以致精神和体能出现诸多后遗症，迫于亲友压力，自年初起强服大量阿胶、鹿胶、龟胶、人参、虫草等滋补气血药物，以及鱼、肉、蛋、乳等营养品，但事与愿违，身体每况愈下，于是求助于中医。

症见：形体肥胖，面色萎黄无华，头晕目眩，心烦失眠，胸胁胀满，腰膝酸软，体倦乏力，纳差嗳气，少腹及下肢发凉，小便尚可，大便溏稀，闭经已近2个月，舌体胖，色淡青，苔白腻，脉弦细。

辨证：不孕症（脾肾阳虚）。

治法：疏肝理脾，行气和中。

针灸：针刺太冲、期门、内关、中脘、公孙，行平补平泻法，留针20分钟，艾灸心俞、膈俞、肝俞、脾俞、肾俞，各施3壮。7次为1个疗程，每日1次。

方药：痛泻要方加味。白术12g，山药9g，鸡内金9g，佛手6g，柴胡9g，白芍9g，炙甘草6g，防风6g，姜半夏9g，陈皮6g，玫瑰花3g。7剂，每日1剂，分2次服。

二诊：头晕目眩、胸胁胀满、心烦失眠症状减轻，饮食状态改善，大便已成形；月经已来，量较前稍多，色红，5日方净，精神好转；少腹虽不再痛，但仍觉阴冷，腰膝乏力，下肢欠温。舌淡红，苔薄白，脉细。针灸依前法，加关元、三阴交、足三里，针刺行补法，留针20分钟，继续一疗程，隔日1次。方药以温土毓麟汤加味：巴戟天12g，菟丝子12g，覆盆子9g，白术9g，人参

9g，山药 9g，神曲 9g，香附 6g，紫石英 15g，补骨脂 9g，肉桂 3g。共 14 剂，每日 1 剂，分 2 次服。

三诊：诸症向愈，精神振奋，少腹及下肢已有暖意，唯觉体倦，眠少，心烦。暂停针灸，前方加黄芪 18g、当归 6g、酸枣仁 12g、远志 9g，再进 60 剂，研末炼蜜为丸，日服 2 次，每次 10g。

四诊：诸症消失，月经已正常，患者欣告经西医院检查已怀孕 2 个月，胎儿发育良好。据此予归脾丸 2 盒，并嘱：除定期去西医院做常规检查外，还须保持愉悦心态与注重饮食起居等，以期顺利保胎。

1 年后从电话中得知，该患者足月顺产一健康男婴。

按语：不孕症病因众多，而月经异常至为关键，故先贤有"调经种子"之说。《女科要旨》云："妇人无子，皆由经水不调，经水所以不调者，皆由内有七情之伤，外有六淫之感，或气血偏盛，阴阳相乘所致；种子之法，即在于调经之中。"本案患者四年未孕，无疑当列于此类。心主血脉，其华在面，心血不足，故面色萎黄无华，又心主神明，故心烦失眠；肝藏血，开窍于目，胁肋为肝经之分野，肝主疏泄，而肝经滞阻，气血不畅，故头晕目眩，胸胁胀满；腰为肾之府，肾气亏虚，故腰膝酸软；患者滥服胶类药品及肥甘厚味，腻滞难化，耗伤胃气，加上减肥多年，营养不良，虚忌峻补，胃损及脾，致脾失健运，滋生内湿，湿阻中焦，故纳差嗳气；中焦阻滞，令下焦肾阳亏虚，故少腹及下肢发凉，大便溏稀；气血不足，导致冲任失养，胞宫寒凝而闭经，经不健行则不孕。

综上浅析，初诊先疏肝理脾，行气和中，容后缓图之。针刺太冲（足厥阴肝经原穴）、期门（肝之募穴）疏肝行气，内关（手厥阴心包经络穴，八脉交会穴）、中脘（胃之募穴）理脾和中，公孙（足太阴脾经络穴，八脉交会穴，通于冲脉）畅达冲任；艾灸肾俞诸穴，鼓舞阳气，募俞配合，增强疗效。中药用痛泻要方加味，方中白术、山药、鸡内金、佛手健脾祛湿；柴胡、白芍、炙甘草、防风、姜半夏、陈皮、玫瑰花疏肝理脾，其中玫瑰花兼为引经药。

二诊时知前法已奏效，因肝脾均得到梳理，经络通利则气血充畅，唯余肾阳虚症状改善甚微，于是针刺穴位加关元（任脉穴，保健要穴）、三阴交（足三阴经交会穴）、足三里（足阳明胃经合穴）增添补益气血、平和阴阳之力。中药改用温土毓麟汤加味，方中巴戟天、菟丝子、覆盆子、白术、人参、山药、神曲补肾健脾；香附、紫石英、补骨脂、肉桂温经暖宫，其中肉桂引火归原，兼为引经药。三诊时知诸症向愈，更喜月经已趋正常，为增强补益气血功力，特在前方加黄芪、当归；心者，君主之官，心主血脉，故加酸枣仁、远志补心安神，并研末炼蜜为丸，缓图递进，以全其功。辨证施治正确与否是决定中医疗效之关键，本案调经通过分析认为先宜疏肝理脾，行气和中，接着益心血，补肾阳，固冲任，暖胞宫，步步为营，标本兼顾，针药合治，相得益彰。后顺产麟儿，欣喜莫名，果遂期望。

五、滑胎（脾肾亏虚）

温某，女，28 岁，工人，安源，2004 年 6 月 8 日初诊。

患者自述 24 岁结婚，婚后 4 年间自然流产 3 次，均在妊娠 3 个月以内。往常月经 30~35 天一次，量中、色红，一星期左右干净，无明显痛经，今妊娠 80 余天，虽经西医妇产科检查胎儿发育正常，但近日自身甚感不适，为保胎而求助于中医。

症见： 形容憔悴，神疲乏力，心烦易怒，脘腹不适，时有恶心呕吐，纳差少眠，腰膝酸软，溲短便溏，手足欠温，舌淡红，苔薄黄，脉细。

辨证： 滑胎（脾肾亏虚）。

治法： 滋补脾肾，固冲安胎。

方药： 寿胎丸加减。太子参 12g，熟地 12g，白术 12g，大枣 3 枚，砂仁 6g，竹茹 6g，佛手 6g，生姜 3 片，菟丝子 9g，川续断 12g，杜仲 9g，桑寄生 9g，桑叶 3g。7 剂，每日 1 剂，分 2 次服。

二诊： 因前日与丈夫发生争吵，故饮食益少，失眠，头晕，心烦，更添目眩、胁肋及脘腹隐胀不舒，呕吐虽然停止，但口苦咽干，足部发凉，二便依旧，舌薄黄，脉细滑。方药改为逍遥散加减：柴胡 9g，枳壳 6g，白芍 12g，当归 9g，女贞子 6g，墨旱莲 6g，白术 9g，茯苓 9g，炙甘草 6g，川续断 9g，菟丝子 9g，黄芩 9g，薄荷 3g。14 剂，每日 1 剂，分 2 次服。

三诊： 胁肋及脘腹胀痛消失，口苦咽干、头晕心烦、饮食睡眠均有所改善，大便已成形，小便清长，唯觉乏力，下肢端仍有凉意。嘱患者自行在家艾灸足三里、三阴交，各穴 10~15 分钟，每日上午及下午各 2 次，10 次为一疗程，中间休息 1 日，此为保健要穴，可增强免疫力。方药以泰山磐石饮加减：人参 12g，黄芪 12g，白术 9g，山药 9g，当归 9g，川芎 6g，白芍 9g，熟地 9g，菟丝子 9g，续断 9g，黄芩 9g，砂仁 6g，炙甘草 6g，合欢花 3g。20 剂，每日 1 剂，分 2 次服。

四诊：诸症皆愈，精神振奋，依方再进 30 剂，研末炼蜜为丸，每日早晚各服 10g，嘱注重情志、饮食起居等，并须定期去妇产科检查胎儿发育情况。后患者电话告知足月顺产一健壮男婴，皆大欢喜。

按语：患者 4 年间竟有 3 次滑胎且均在百日以内，气血亏虚，心脉失养，故见神疲乏力，心烦易怒；脾失健运致胃气上逆，故有脘腹不适，恶心呕吐，纳差少眠；腰乃肾之府，肾主骨生髓，肾主水，肾元亏虚，故腰膝酸软，溲短便溏，手足欠温；舌淡红，苔薄黄，脉细，皆显脾肾亏虚之象。初诊中药用寿胎丸加减，方中太子参、熟地、白术、大枣补脾益气；砂仁、竹茹、佛手、生姜和中止呕；菟丝子、续断、杜仲、桑寄生补肾滋阴；桑叶疏肝清热兼为引经药。二诊时得知患者近日因争吵以致气郁益甚，方药改用逍遥散加减，方中柴胡、枳壳疏肝解郁；白芍、当归、女贞子、墨旱莲补血滋阴；白术、茯苓、炙甘草益气健脾；川续断、菟丝子、黄芩补肾安胎；薄荷疏肝行气兼为引经药。

三诊时前法已收显效，可见疏肝理气之必要，然而此刻务必清醒，患者脾肾亏虚乃为主要病因，须溯源治本，从长计议，故嘱患者在家艾灸足三里、三阴交以增益正气；方药改为泰山磐石饮加减，方中白术、人参、黄芪、山药益气健脾；当归、川芎、白芍、熟地养血和血；菟丝子、续断、黄芩、砂仁补肾清热安胎；炙甘草益气补中，调和诸药；合欢花活血宁心兼为引经药。四诊时知诸症告愈，依方再进 30 剂，研末炼蜜为丸，以期久久为功。至于特嘱定期去妇产科检查，此为保全妇婴俱安之策，后来果然如愿，欣甚。

第四篇 儿科篇

一、小儿腹泻（脾胃积滞）

胡某，男，6岁半，安源，2002年7月17日初诊。

一星期前因饮食失当导致消化功能紊乱，每日吐泻十余次，故急去西医院挂点滴，一连三日。呕吐虽止，但大便仍呈豆瓣蛋花状，一日3~4次，患儿萎靡不振，于是求中医治疗。

症见：形体瘦弱，目光呆滞，表情时烦易躁。手足心热，口渴欲饮，不思饮食，舌淡尖红，苔厚黄稍腻，指纹现浅紫红色。

辨证：小儿腹泻（脾胃积滞）。

治法：健脾和胃，清热化滞。

方药：四君子汤加味。太子参6g，白术6g，茯苓6g，炙甘草3g，白芍6g，薏苡仁9g，神曲6g，谷芽3g，佛手6g，黄连2g，马齿苋9g，石榴皮3g，车前子2g。6剂，每日1剂，隔2~3小时1次，加少许白糖，温服。

针灸：针刺中脘、建里、里内庭，行平补平泻法，留10分钟；命门、脾俞、胃俞及带脉，艾条施温和灸，至皮肤见潮红即止。3次1个疗程，隔日1次。

二诊：据患儿家长代诉，2剂后小便增多，但有微热；大便已不见豆瓣蛋花状浊物，次数减至一日1~2次，溏稀略有异味；口不渴，稍能进食，精神好转，仍有少许烦躁不宁；苔薄白，舌尖浅红，指纹淡红。毫针改为耳针，取穴：大肠、小肠、胃、神门，弱刺激，针后取王不留行籽用胶布固定于各穴位，嘱回家后由家长不定时轻微按压，一般隔2~3小时1次，每次1分钟即可。中药改为导赤散加减：生地9g，麦冬6g，栀子6g，生甘草3g，车前子6g，金银花6g，滑石12g，竹叶2g。3剂，每日1剂，隔2~3小时1次，加白糖温服。

3剂后泄泻全止，诸症消失，一切恢复正常，予参苓白术丸1盒善后。随访3个月，患儿健康无恙。

按语：小儿腹泻伤于饮食者，最为常见，诚如《素问》所云"饮食自倍，肠胃乃伤"，小儿又"脾常不足"，内因外因合而致病，故治当健脾以扶正，祛湿而驱邪。本案之腹泻特点是脾虚兼湿滞，二者互为因果，恶性循环，故须二者兼顾，分清主次，依序而治之。初诊针刺中脘（胃之募穴，八会穴之腑会，任脉与手太阳、手少阳、足阳明经交会穴）、建里（任脉穴）、里内庭（经外奇穴）理气导滞；温和灸命门（督脉穴）、脾俞、胃俞补益脾胃，环身灸带脉利湿逐邪，调和阴阳。中药用四君子汤加味，方中太子参、白术、茯苓、炙甘草健脾益气；白芍、薏苡仁、神曲、谷芽、佛手和中化滞；黄连、马齿苋、石榴皮清热止泻；车前子利尿兼为引经药。二诊时见初诊已效，但小便呈现热状，乃吐泻伤津之故，因小儿畏惧毫针刺，故改用耳针，中药改用导赤散加减。方中生地、麦冬养阴生津，栀子、金银花、生甘草清泻三焦之热邪，车前子、滑石利尿导邪，其中竹叶兼为引经药。3 剂后诸症消失，病虽痊愈，为固本，特嘱其再服中成药参苓白术丸以善后。

二、小儿疳积（脾虚夹热）

赵某，男，6 岁，安源，1976 年 11 月 8 日初诊。

患儿生母 3 年前逝世，被其舅父母收为继子。患儿早产，先天不足，发枯肌瘦，其舅父母甚怜而惯之，遂供其服大量高级营养品，无奈不消受用，羔疾频生，因笃信中医，故前来求治。

症见：面色黄滞，两目无光，毛发稀疏，精神萎靡，肋骨可数，腹部膨大，露有青筋，食少嗜困，手足心热，小便色浊，大便不爽，舌淡红，苔黄白腻，指纹暗红。

辨证：小儿疳积（脾虚夹热）。

治法：扶脾健胃，消滞清热。

针灸：温和灸足三里、商丘、脾俞、胃俞、带脉，至皮肤现潮红；用三棱针速挑四缝穴，挤出黄色水样黏性浊物。3 次为 1 个疗程，隔日 1 次。

方药：枳术丸加减。炒白术 9g，山药 6g，茯苓 9g，鸡内金 6g，神曲 9g，枳实 6g，五谷虫 6g，疳积草 12g，胡黄连 6g，佩兰 3g。共 6 剂，每日 1 剂，分 2 次服。

二诊：纳食稍进，手足心热度略减，小便变清，大便成形，一日 1 次，舌苔薄白，指纹淡红。针灸疗法减三棱针挑刺四缝穴，加温和灸三阴交，继续 1 个疗程，隔日 1 次。中药依前方加太子参 9g，14 剂，每日 1 剂，分 4 次温服。

三诊：诸症痊愈，精神大为好转，唯体质尚弱，故特嘱患儿家长注重其饮食起居，合理增加营养及加强锻炼，愉悦心情，增强体质。

1年后相见，患儿健康活泼，令人欣慰。

按语："疳者，干也"，即津液干枯之意。本案患儿禀赋先天不足，脾胃亏虚，因其继父母过度溺爱，令食大量高级营养品，食而不化，损伤脾胃；脾气不运，形成积滞，日久郁而化热，灼伤津液，脏腑肌肉无以濡养，故出现身体消瘦，以及食滞生热、化火、灼津带来的诸多体征与所显示出来的舌象和指纹。

初诊用三棱针速挑四缝穴挤出少许黄色透明体液，此法为民间流传已久治疗小儿疳积之经验，有除滞健脾之功效；温和灸足三里、商丘、脾俞、胃俞、带脉，补益脾胃，通经化滞。中药用枳术丸加减，方中炒白术、山药、茯苓健脾益气；鸡内金、神曲、枳实、五谷虫、疳积草（玄参科植物独脚金）消食化滞；胡黄连、佩兰清热祛湿，其中佩兰兼为引经药。二诊时知悉初诊已见疗效，故停止挑刺四缝穴加灸三阴交；中药加太子参乘胜追击，以全其功。

本案患儿患疳积的主因在家长溺爱，养护失当。今诸病症悉除，唯体质尚处于虚弱阶段，三诊时本欲再进肥儿丸之类巩固疗效，但思及患儿家长文化水平不高，患儿娇惯任性，恐其不思吸取教训，纠正养护观念，而过分迷信依赖药物，以致前功尽弃，故以一番医嘱权当药方，以示李老之良苦用心，医食同源，医护亦同源也！

三、小儿咳嗽（气机阻滞）

杨某，男，12岁，学生，安源，1977年4月15日初诊。

患儿家庭困窘，体质单薄，性格内向，举止木讷，所以在校常被同学取笑，但他总是默然以对。一次，他被班上"小霸王"诬为考试"作弊"，他忍无可忍申辩了几句，反挨了"小霸王"一顿打，因不敢向老师和家长告状，于是从此郁闷不乐，几次想退学，半月后得了重感冒在乡卫生所治疗，诸症消失，但留下不时咳嗽症状未能断根，其咳嗽带少许白色黏痰，痰中出现过两三次血丝，其家长笃信中医，故前来求治。

症见：形体消瘦，面色略红，时有咳嗽，咳时胸胁胀闷不舒，心烦口苦，纳差少眠，小便清长，大便溏稀，舌淡边红，苔薄浅黄，脉弦涩。

辨证： 小儿咳嗽（气机阻滞）。

治法： 疏肝泻火，清肺止咳。

方药： 丹栀逍遥散加减。牡丹皮9g，栀子9g，柴胡6g，当归6g，赤芍6g，黄芩9g，青黛6g，陈皮3g，天竺黄6g，桑白皮9g，麦冬6g，桔梗2g。5剂，每日1剂，分2次服。

针灸： 针刺列缺、尺泽、气海、阳陵泉、太冲，行泻法，留针20分钟；艾灸肺俞、肝俞、胆俞，隔生姜片各施2~3壮；温和灸带脉数周，至皮肤出现潮红止。5次1个疗程，每日1次。

二诊： 咳嗽次数大为减少，痰性不黏且未见血丝，咳时胸胁胀闷消失，心烦口苦明显减轻，唯饮食睡眠状态依旧，大便已成形但不爽，舌淡红，苔薄白，脉缓。针刺依前方加足三里，行平补平泻法，留针20分钟；艾灸加脾俞、胃俞，隔生姜灸，施3壮，继续1个疗程，隔日1次。方药改为参苓白术散加减：太子参9g，白术12g，茯苓12g，炙甘草6g，山药9g，白扁豆6g，薏苡仁9g，砂仁6g，麦冬9g，百合9g，五味子6g，桔梗3g。10剂，每日1剂，分2次服。

三诊： 咳嗽止，诸症痊愈，精神焕发。暂停针灸，前方再进20剂以固疗效。并嘱注重饮食作息，增加营养，加强锻炼，尤其要保持良好心态，欢愉心情，力求身心双健，学业日上。半年后随访，未见复发。

按语： 本案咳嗽病因病机在儿科中较为少见且特殊，仔细分析其症状，应属于"木火刑金"。患儿天生性格内向，平素易受人欺负而忍气吞声，一旦突破其自尊心理底线，日久肝郁之气终化为火，火气上泛而入肺，肺为娇脏，气逆作咳；肺为水之上源，肺失宣肃，炼液成痰，故痰黏难出；肝藏血，肝火迫血妄行，故痰中偶现血丝；肝脉布于两胁，上注于肺，肝肺络气不和故胸胁胀满不舒；肝伤及脾，脾失健运，故纳差少眠；肺与大肠相表里，肺失肃降，故大便溏稀；舌淡边红，苔薄浅黄，脉弦涩，皆为肝肺气机不畅之象。

初诊针刺列缺（手太阴肺经络穴；八脉交会穴）、尺泽（手太阴肺经合穴）、气海（任脉穴）清肺利气，阳陵泉（足少阳胆经合穴）、太冲（足厥阴肝经原穴）疏肝泻火；艾灸肺俞、肝俞、胆俞激发经气；温和灸带脉调和脏腑，平衡阴阳。中药用丹栀逍遥散加减，方中牡丹皮、栀子、柴胡、当归、赤芍疏肝泻火；黄芩、青黛、陈皮、天竺黄、桑白皮清肺止咳；麦冬滋阴；桔梗开气化痰兼为引经药。

二诊时咳嗽诸症显见疗效，唯饮食、睡眠状态及二便改善甚缓，从舌象可知脾胃尚虚弱，治宜"培土生金"，故针刺加足三里，艾灸加脾俞、胃俞益气健脾；中药改为参苓白术散加减，方中太子参、白术、茯苓、炙甘草益气健脾；山药、白扁豆、薏苡仁、砂仁渗湿理脾；麦冬、百合、五味子、桔梗润肺滋阴。

本案治疗分为两步：前因"木火刑金"，故中药方选丹栀逍遥散加减以应之；后为"培土生金"，故改方为参苓白术散加减，加之针灸取穴组方予以密切配合，共奏全功。

四、小儿自汗（心肾脾虚）

易某，女，9岁，学生，安源，2002年8月13日初诊。

患儿为早产儿，先天不足，极易出汗，近日酷热，动辄大汗淋漓，因不耐空调冷气，甚为苦恼，遂求医。

症见：形体偏瘦，毛发稀黄，发育不良，生性胆小害羞，挑食纳差，少眠多梦，心烦不安，白天汗出以头面胸腹为甚，晚上睡眠一般汗较少，但胸前厌盖被褥，有时做梦惊醒后有微汗涔涔渗出，常渴思凉饮，手足心稍许欠温，小便短黄，量偏少，大便尚可，舌淡边尖红，苔腻微黄，脉弦细。

辨证：小儿自汗（心肾脾虚）。

治法：交通心肾，补虚止汗。

方药：交泰丸加味。黄连9g，肉桂2g，百合9g，酸枣仁6g，菟丝子9g，杜仲9g，麦冬6g，牛膝6g，茯苓6g，白术9g，泽泻6g，浮小麦3g，五味子3g，炙甘草2g，桔梗2g。5剂，每日1剂，分2次服。

针灸：针刺神门、内关、复溜，行平补平泻法，留针20分钟；艾灸小肠俞、膀胱俞、心俞、肝俞、脾俞、肾俞，隔生姜片各施2壮，温和灸带脉至皮肤现潮红。5次1个疗程，每日1次。

二诊：出汗次数及量减少，心情较前舒畅，精神好转，余症仍在，舌淡，苔厚微黄，脉细。针刺足三里、三阴交，行补法，留针20分钟，继续1个疗程，隔日1次。中药改用参苓白术散加减：太子参9g，白术9g，茯苓6g，炙甘草 3g，莲子肉 9g，薏苡仁 6g，山药 6g，黄芪 12g，防风 3g，枸杞子 9g，金樱子 6g，桑椹 6g，乌梅 2g。10 剂，每日 1 剂，分 2 次服。

三诊：排汗基本正常，只是较激烈活动或吃饭时头面部会有少许汗液渗出，食欲增强，睡眠时胸前不再觉闷热，手足复温，醒时亦无汗，二便调和，舌淡红，苔薄白，脉平缓。暂停针灸，中药上方再进 15 剂以巩固疗效，并嘱加强营养，改善心态，增强体质。随访半年未复发。

按语：自汗在儿科临床上以肺、脾虚证为多，而以心肾虚致心肾不交并脾虚所引起者较为少见。本案患儿早产，先天肾气不足，由于纳食不当使脾虚而失健运，水湿积而化火致心火上炎，水火失济，心肾不交，故纳差少眠，心烦不安；肾主水，脾主运化，汗为心之液，三脏俱失职守，故令三焦水道阻滞，膀胱气化不利，故小便短黄且量少，口渴思冷饮；患儿虽以阳虚、气虚为主，但阳损及阴，故自汗白天为显，入夜便自觉胸口闷热，梦醒渗汗；舌象、脉象均有脏腑功能失调、阴阳不和之体征。

初诊针刺神门（手少阴心经原穴）、内关（手厥阴心包经络穴，八脉交会穴）、复溜（足少阴肾经，止汗经验穴）交通心肾；艾灸背俞诸穴扶正补虚；温和灸带脉调节脏腑，平衡阴阳。中药用交泰丸加味。方中黄连、肉桂、炙甘草、百合、酸枣仁清心安神；菟丝子、杜仲、牛膝、麦冬补肾滋阴；茯苓、白术、泽泻健脾渗湿；浮小麦、五味子敛汗生津；桔梗开提肺气兼为引经药。二诊知初诊止汗已收显效，乘胜换以参苓白术散加减，方中太子参、白术、茯苓、炙甘草、莲子肉、薏苡仁、山药健脾益气；黄芪、白术、防风固表和营；枸杞子、金樱子、桑椹补肾涩精；乌梅敛汗生津。三诊时患儿汗液排泄已基本正常，余症亦明显大为改善，再进 15 剂后痊愈。

五、小儿遗尿（脾肾亏虚）

张某，女，8 岁，学生，安源，2003 年 8 月 19 日初诊。

患儿 3 岁起时发遗尿之疾，经多方医治未予断根。其素厌正餐，而嗜爱零食。半月前因偷吃蛋糕，继而贪食冷饮，引起腹泻，受其父母责骂后，私逃至外婆家，两天后接回，不料当晚旧疾复发，一星期来几乎每晚必遗，家人烦苦不堪。

症见：形体虚胖，面色无华，倦怠懒言，胸腹胀满，下肢发凉，口渴不思多饮，咽干心烦，二便不爽，舌红，苔浅黄稍腻，脉弦细。

辨证：小儿遗尿（脾肾亏虚）。

治法：理脾补肾，固涩止遗。

针灸：针刺三阴交、关元、中极、太冲，行平补平泻法，留针20分钟；艾灸心俞、肺俞、肝俞、肾俞、膀胱俞，隔生姜片各施2壮，温和灸带脉至皮肤现潮红，5次1个疗程，每日1次。

方药：乌梅丸加减。制附片9g，干姜6g，黄连3g，栀子6g，党参9g，白术6g，菟丝子9g，益智仁9g，桑螵蛸9g，金樱子6g，乌梅2g。5剂，每日1剂，分2次服。

二诊：针药1次后，当晚无遗尿，3次治疗后虽梦遗1次，但量少，5次治疗后连续两星期未复发，饮食睡眠均有所改善，下肢渐温，二便正常，精神大为好转，舌淡红，苔薄浅黄，脉细缓。针灸依前法继续1个疗程；中药前方加夜交藤9g、麦冬6g、鸡内金6g、山药9g、黄精9g，再进5剂。

三诊：诸症痊愈，停针灸，嘱其服金匮肾气丸与归脾丸以善后。随访半年未见复发。

按语：《诸病源候论》云"肾主水，肾气下通于阴，小便者，水液之余也。膀胱为津液之腑，腑既虚冷，阳气衰弱，不能约于水，故令遗尿也。"《金匮翼》云："脾肺气虚，不能约束水道而病不禁者。"由上可知，小儿遗尿与脏腑功能均有关联，尤其以肾与膀胱更为直接。本案患儿秉性虚薄，肾气先天不足，因恣食生冷令脾失健运，受责而离家出走，肺气郁结化火，肝主疏泄，肺主气，脾主运化，损伤气机致使膀胱气化失司，不能约束水道而遗尿，并出现胸腹胀满、口渴不思饮、咽干、心烦、二便不爽、下肢发凉，所谓上热下凉，以及舌象、脉象异常等症状。

初诊针刺三阴交（足三阴经交会穴），关元、中极（任脉要穴），理脾补肾，刺太冲（足厥阴肝经原穴）疏肝理气；艾灸背俞诸穴振阳止遗，温和灸带脉调和脏腑，平衡阴阳。方药用乌梅丸加减，方中制附片、干姜温肾暖脾；黄连、栀子清热燥湿；党参、白术补气健脾；菟丝子、益智仁、桑螵蛸、金樱子补肾止遗；乌梅收敛生津兼为引经药。二诊时知前法已奏显效，故针灸照前继续1个疗程乘胜而上；中药前方加夜交藤、麦冬滋阴宁心，加鸡内金、山药、黄精健脾补肾。三诊时诸症痊愈，嘱服金匮肾气丸与归脾丸以固先天后天之本。

【结语】

传统中医认为小儿生理特点主要表现为"脏腑娇嫩，形气未充"，生机蓬勃，发育日上。病理特点主要表现为发病容易，传变迅速，脏气清灵，随拨随应。小儿患病多与成人同，但据其生理与病理特点，故疗法与成人又当有所不同。本篇选小儿腹泻、疳积、咳嗽、自汗、遗尿病案各一则，余在方药与针灸方面浅有体会，简述如下。

（一）方药方面

小儿因系"稚阴稚阳"，肢体"脏腑娇嫩，形气未充"，故须慎用大苦、大寒、大辛、大热之药，忌用猛烈攻伐、含毒之品。如在"小儿自汗"案中，初诊用交泰丸加减，方中苦寒之黄连，虽与辛燥之肉桂相反相成，但加炙甘草以调和，使各药更尽其能。

在"小儿遗尿"案中，初诊用乌梅丸加减，治疗因脾肾亏虚以致出现上热下寒之症状，辛热之制附片、干姜虽有对应的苦寒之黄连、栀子，但为确保疗效，特加党参、白术、菟丝子、益智仁理脾补肾而治其根本。

"小儿咳嗽"案初诊用丹栀逍遥散加减，"小儿自汗"案初诊用交泰丸加减，显效后，二诊时均改为参苓白术散加减，皆缘虑及"小儿脾常不足"，具有"脏气清灵，随拨随应"之生理与病理特点，故及时果断中病即止，相机应变。

选方则要力求简便，药味尽量"可口"，必需时可适当加糖类以调佐，至于服法可视病情灵活机变，最好分次服，以便药物吸收与及时观察疗效。在"小儿腹泻"案中，由于患儿曾一日腹泻、呕吐十余次，大量丧失体液，虽经过输液，但脾胃之气已虚，诸症仍在，故在初诊服四君子汤加味时采用每剂隔2~3小时分服之法。因方中有黄连、石榴皮苦涩之物，故加入少许白糖以佐之。患儿因呕泻频繁而去西医院输液，及时补充了水分及营养物，虽疗效未尽如人意，但为后治奠下了基础，在尚未研发出中药新型补液剂的当下，可谓明智之举，极具现实意义。

吴鞠通在《温病条辨》中指出，"古称难治者，莫如小儿……惟较之成人，无七情六欲之伤"。如今时过境迁，社会生活环境已发生了翻天覆地巨大变化，吴氏此论现仅适宜于学龄前儿童。且不说赖以生存的自然环境与衣食住行，就是文化教育、思想意识也是今非昔比，当下儿童一旦接触社会即会逐渐显露出"七情六欲"，不少儿童误入歧途，于是出现诸如性格孤僻冷漠或暴躁逆反，甚至罹生抑郁、自闭等奇疾怪病。

如在"小儿咳嗽"案中，患儿因被班上"小霸王"欺凌，引发胸中长期抑郁之气化火而令咳嗽经久不愈，痰中竟夹血丝；在"小儿遗尿"案中，患儿因受责而负气离家出走，以致病情出现"上热下寒"之象，令医者治颇棘手。所以加强心理素质培养与积极治疗心理疾病，及时止损，扶正御邪至为关键，其重要性远胜于成年人。

（二）针灸方面

因为小儿生性惧怕扎针引起的疼痛，难以配合，所以临床上针灸疗法一般多向5岁以上的儿童施行。针刺取穴力求少而精，手法应迅速而轻巧；艾灸一般多采用温和灸，时间短而见效快；配穴除取本经外，还需选择表里原络穴、募俞穴、交会穴、经验穴，近部或远部结合灵活运用，以便提高疗效。

如本篇"小儿自汗"案中，针刺神门（手少阴心经原穴）与艾灸小肠俞；"小儿咳嗽"案中针刺太冲（足厥阴肝经原穴）与列缺（手太阴肺经络穴，八脉交会穴）；"小儿腹泻"案中针刺中脘（胃之募穴）与艾灸胃俞；"小儿自汗"案中针刺复溜（止汗经验穴）等，均取得良好疗效。因小儿皮肤娇嫩，故一般采用温和灸或隔生姜片、隔附子饼等间接灸。值得注意的是，在本篇所选5则医案中，均用到温和灸带脉数周至皮肤出现潮红为止。

带脉横行于腰腹之间，统束全身直行经脉，状如束带，故名之。带脉能约束诸经，足部阴阳经脉都归其主管节制，"肺为水之上源""肝主疏泄""脾主运化""肾主水"，故带脉可约束三焦水道之输布。由于带脉出自督脉，行于腰腹，腰腹为任、督脉气聚发之处，任脉为阴脉之海，督脉为阳脉之海，故带脉可调节气血，平衡阴阳。带脉一般易被人误解为妇科专用穴，殊不知《素问》云"阳明者，五脏六腑之海……皆属于带脉"。临床上儿科疾病多因气机不畅、水道阻滞、阴阳失和所致，此时如能相机启用带脉尤适所宜。再是儿科疾病多发病急骤，变化迅速，若能针药合用定能争取时间，进一步提高疗效。

第五篇　五官科篇

一、齿衄

案 1：阴虚胃热

李某，女，38 岁，商人，上栗，1988 年 5 月 25 日初诊。

牙龈出血史 3 年，经中西医多家迭治，总未能断根。患者前日赴宴，因贪美食，诱旧病复发，流鲜血约 20ml，急塞棉花方暂止。

症见：形体清瘦，心烦易怒，胸胁胀满，口渴思冷饮，有轻微盗汗，纳差少眠，二便不爽，舌红苔薄，脉弦细而数。

辨证：齿衄（阴虚胃热）。

治法：清热泻火，滋阴止衄。

方药：玉女煎加减。生石膏 30g，山栀 9g，牡丹皮 9g，生地 12g，知母 9g，赤芍 9g，麦冬 6g，仙鹤草 12g，侧柏叶 9g，淡竹叶 3g。5 剂，每日 1 剂，分 2 次服。

用绿豆粉加姜汁制成饼状，临睡前敷于双脚底涌泉穴，用胶布固定，次日起床时取下；晨起、晚睡前、用餐后用淡盐水漱口。

二诊：齿衄止，周身轻松，唯觉口中咽干舌燥，二便仍欠爽。自拟方：天花粉 18g，葛根 15g，白茅根 12g，黄精 12g，何首乌 9g，枸杞子 9g，沙参 9g，麦冬 6g，大黄 9g，枳壳 6g，牛膝 6g。

5 剂后诸症消失，痊愈后随访 2 年未复发。

按语：患者齿衄 3 年，经多方医治而未愈，前日由于贪恋美食而诱发旧疾，根据症状与舌象、脉象综合分析以为，此系肝肾阴虚之体兼受胃火灼络，络损则血溢妄行。初诊方药用玉女煎，方中生石膏、山栀、牡丹皮清热泻火；生地、知母、赤芍、麦冬、仙鹤草、侧柏叶滋阴止衄；淡竹叶清心利水兼为引经药。用绿豆姜汁饼敷涌泉（足少阴肾经井穴）因肾主骨、齿为骨之余也。二诊改用自拟方，方中天花粉、葛根清热生津；何首乌、黄精、枸杞子、沙参、麦冬滋肾养阴；白茅根、大黄、枳壳、牛膝通利二便，逐邪外出。

案 2：脾胃阳虚

廖某，男，67 岁，农民，湘东，2004 年 5 月 18 日初诊。

患者牙龈或牙缝间断出血已有 3 年，前医以"胃火亢盛"治之，不效。今年初始，牙出血频发。

症见： 形体虚胖，面黄无华，困倦乏力，口苦黏腻不渴，胸胁胀满不舒，小腹及下肢发凉，踝部有轻度浮肿，纳差少眠，小便短黄，滴沥难净，大便溏稀不爽，舌灰暗胖嫩、边有齿痕，苔腻浅黄，脉弦细。

辨证： 齿衄（脾胃阳虚）。

治法： 温补脾肾，益气止血。

针灸： 针刺合谷、下关、太溪，行平补平泻法，留针 20 分钟；艾灸足三里、三阴交，各施 3 壮。7 次为 1 个疗程，每日 1 次。

方药： 附子理中汤合六味地黄汤加减。附片 15g，人参 12g，干姜 9g，生地 9g，山茱萸 9g，淫羊藿 9g，白术 9g，山药 9g，牡丹皮 6g，泽泻 6g，杜仲炭 9g，侧柏炭 6g，三七粉 6g^{冲服}，肉桂 3g。7 剂，每日 1 剂，分 2 次服。

二诊： 患者长吁短叹，因牙出血比初诊时虽然次数减少但量反增多，余症依旧，心烦干咳更甚。见如此疗效，于是细问患者，后得知两年前其老伴与爱女因癌症相继逝世，人财两空，债务缠身，从此孤独寡言。闻后顿悟，前法忽视了疏理气机，故针刺加行间、章门、照海，行泻法，留针 20 分钟；温和灸带脉数周至皮肤出现潮红，继续 1 个疗程，隔日 1 次。中药依前方加柴胡 12g、白芍 9g、延胡索 9g、桑椹 12g、薄荷 3g，易肉桂为桂枝 6g，14 剂，每日 1 剂，分 2 次服。

三诊： 牙出血症状逐日减轻，完全止血已有 1 周，咳嗽止，口无苦腻，胸胁已舒，下肢渐温，食眠及二便基本恢复正常，目前精神振奋，心态乐观。舌淡红，苔薄白，脉细缓，嘱服归脾丸与金匮肾气丸以强身固本。

半年后相遇，但见神采奕奕，健如常人。

按语： 齿衄在临床上以胃火热盛或肾阴不足，虚火上炎，伤脉渗血为多见。患者本属脾肾阳虚之体，而前医竟仅以"胃火亢盛"屡治之，投大量苦寒燥烈泻火解毒、凉血止血之品。既伤脾胃精气，又损肾气元阳，故初诊治法拟为温补脾胃，益气止血。针刺合谷（手阳明大肠经原穴）、下关（足阳明胃经与足少阳胆经交会穴）、太溪（足少阴肾经原穴）温经活络；艾灸足三里（足阳明胃经合穴）、三阴交（足三阴经交会穴）补气摄血。中药用附子理中汤合六味地黄汤加减，方中附片、人参、干姜温中祛寒；生地、山茱萸、淫羊藿滋肾补阳；白术、山药、牡丹皮、泽泻健脾渗湿；杜仲炭、侧柏炭、三七粉活血止血；肉桂引火归原。

二诊时知初诊疗效不佳，究其原因，竟是肝郁气滞令心、脾、肾功能损伤，今服大剂温补脾肾之药，气机不畅，虚不受补，脾摄血失权，故齿间流血未止而反增。为此，针刺加行间（足厥阴肝经荥穴）、章门（脾之募穴，八会穴之脏会）、照海（八脉交会穴，通阴跷脉）疏肝解郁，行气利水；温和灸其带脉通利三焦经络气血。中药依前方加柴胡、白芍、延胡索疏肝理气，桑椹、薄荷滋阴清热，易肉桂为桂枝温经通络，其中薄荷兼为引经药。本案转机在于二诊时省悟后之当机立断，可见问诊何等重要。中医临床诊断"望、闻、问、切"缺一不可，能做到认真不易，要做到耐心尤难！

二、鼻衄

案1：肺经热盛

王某，男，57岁，干部，湘东，1996年9月26日初诊。

3天前出差，因长期旅途劳顿而染风热感冒。

症见：口干咽燥，咳少量黄稠黏痰，体温37.8℃，鼻孔流鲜红色血，量约10ml，经冰水敷后暂止，一小时后复流，小便短赤，大便干结，舌质红，苔薄黄，脉数。

辨证：鼻衄（肺经热盛）。

治法：清泻肺热，凉血止血。

针灸：大椎、三棱针刺放血1~2滴，拔罐，留置10分钟；合谷、迎香针刺，行平补平泻法，留20分钟。3次1个疗程，1日1次。

方药：银翘散加减。金银花12g，连翘9g，黄芩9g，山栀9g，桔梗6g，荆芥炭9g，侧柏炭9g，甘草6g。3剂，每日1剂，分2次服。

二诊：鼻衄止，体温37℃，体倦乏力，仍有微咳，少痰。改用桑菊饮加减：桑叶9g，菊花6g，杏仁9g，法半夏9g，陈皮6g，生地9g，玄参9g，石斛12g，瓜蒌12g，火麻仁15g。3剂，每日1剂，分2次服。

三诊：咳痰俱止，二便也有所改善，再进3剂以竟全功。

按语：此案为风邪犯肺，肺闭蕴热，风热相搏，迫血妄行而上出鼻窍。风邪上受，令肺气不宣而发热，鼻燥失润故鼻衄，口干舌红，苔薄黄，脉数。初诊针刺、放血、拔罐大椎（督脉穴）宣泻肺热；针刺合谷（手阳明大肠经原穴）、迎香（手足阳明经交会穴）清窍止衄。方药用银翘散加减，方中金银花、连翘、黄芩、山栀、桔梗清泻肺热；荆芥炭、侧柏炭凉血止血；甘草清热解毒，调和诸药。二诊因鼻流血止，体温恢复正常，仍有微咳少痰，故暂停针灸；方药改用桑菊饮加减，方中桑叶、菊花、杏仁、法半夏、陈皮清肺，化痰，止咳；生地、玄参、石斛、瓜蒌、火麻仁养阴，滋津，通便。鼻为肺窍，肺与大肠相表里，本案鼻衄属于肺经热盛型，治当清泻肺肠之热而凉血止血，止衄后养阴滋津兼清二便，上下同治而愈。

案 2：肺胃壅热

段某，男，39 岁，工人，湘东，2003 年 8 月 14 日初诊。

患者干厨师工作十余年，一星期前去朋友家帮厨，光膀回家受凉，当晚发热，全身不适，次日去药店购感冒灵片，服用后不仅无效，反而从左鼻孔流鼻血，呈点滴状，颜色鲜红，用卫生纸塞后止而复渗。

症见：形体硕壮，声音洪亮，呼吸稍促，咳嗽，有少许黏性白痰，咳时胸前有微痛，体温 37.5℃，口渴想饮，头晕心烦，饮食睡眠尚可，小便短黄，大便干结，舌红苔浅黄，脉弦。

辨证：鼻衄（肺胃壅热）。

治法：清热宣肺，凉血止血。

方药：清燥救肺汤加减。桑叶 9g，菊花 9g，玄参 9g，麦冬 6g，甘草 3g，杏仁 9g，枇杷叶 6g，阿胶 9g^{烊化后服}，火麻仁 12g，牡丹皮 6g，山栀炭 9g，桔梗 3g。7 剂，每日 1 剂，分 2 次服。

针灸：风池、迎香、列缺、合谷，行泻法，留针 20 分钟；三棱针刺少商，放血 1~2 滴。7 次为 1 个疗程，每日 1 次。

二诊：据患者言，经针刺 1 次与服 1 剂中药后热退血止，三日后陪朋友吃狗肉，贪饮酒，病又复发，左右鼻孔皆出血，量比前次多，颜色深红，口渴思冷饮，脘腹胀满，小便短黄，大便两日未解，舌红苔黄稍腻，脉弦数。针刺前方加中脘、天枢，行泻法，留针 20 分钟；针刺足三里，加拔罐留 20 分钟。继续 1 个疗程，隔日 1 次。中药依前方，减杏仁、枇杷叶、阿胶、火麻仁、牡丹皮、山栀炭、桔梗，加黄柏 9g、白术 9g、山楂 9g、仙鹤草 12g、棕榈炭 9g、瓜蒌 9g、大黄 9g、枳壳 6g、白茅根 9g、牛膝 3g，14 剂，每日 1 剂，分 2 次服。

从患者电话知悉，2 次针药后血全止，5 次后脘腹胀消，小便变清长，大便变软，口不渴，食欲睡眠均有所改善，7 次后基本痊愈，精神振奋。嘱继服剩下 7 剂中药巩固疗效，并告诫患者今后须特别注意饮食起居，以防复发。

按语： 本案患者为燥热之邪犯肺，而出现发热、咳嗽、气促、胸微痛、口渴等症状，因误服药不对症之感冒灵，反使肺气更为壅塞，"肺开窍于鼻"，鼻窍热伤脉络，正如《外科大成》所云"鼻衄者，鼻中出血也，由肺经血热妄行"，故见血色鲜红，呈点滴状流出。针刺风池（足少阳胆经与阳维脉交会穴）、迎香（手阳明大肠经与足阳明胃经交会穴）、列缺（手太阴肺经络穴，八脉交会穴）、合谷（手阳明大肠经原穴），点刺放血少商（手太阴肺经井穴）疏风清肺，泻热止血。中药用清燥救肺汤加减，方中桑叶、菊花、玄参、麦冬清肺泻热；甘草、杏仁、枇杷叶、阿胶、火麻仁祛痰滋阴；牡丹皮、山栀炭凉血止血；桔梗宣肺化痰兼为引经药。

二诊时患者因贪食大辛大热之狗肉等肥甘厚味与烈性白酒，素体积热致使旧疾引发并变本加厉，故须增强清泻三焦热邪之力度，令气血归经而健行。针刺依前方穴位，加中脘（胃之募穴，八会穴之腑会）、天枢（大肠之募穴），针刺加拔罐足三里（足阳明胃经合穴）清热通络。中药加黄柏、白术、山楂、仙鹤草、棕榈炭泻火止血；加瓜蒌、大黄、枳壳、白茅根通腑逐邪；牛膝滋补肝肾兼为引经药，与桔梗上下呼应，共全其功。初诊显效而止，但三日后患者旧疾重发，本案给人以启示：治标务必治本，瘥后防复，中医传统"上工治未病"理念万不可忘。

三、红眼病（风热邪毒）

沈某，男，42 岁，职员，新余，2001 年 8 月 15 日初诊。

在外出差一个月，昨晚宿萍乡某旅舍，纳凉时突觉身有发热，微恶风寒，无汗，头略胀痛，双目不舒，对镜观知已染上红眼病（急性细菌性结膜炎），于是用毛巾热敷双目及服自备小柴胡冲剂，无效，因在萍乡还将逗留数天，故次日上午急来就诊。

症见：形色憔悴，表情痛苦，双目肿胀，睛赤畏光，流泪，眼角有分泌物，令眼皮胶黏难开，体温 37.5℃，头胀体乏，口苦微渴，饮食、睡眠及大便尚可，小便短黄，舌红苔薄稍腻，脉弦数。

辨证：红眼病（风热邪毒）。

治法：疏风清热，泻火解毒。

方药：自拟方。香薷 9g，紫苏梗 6g，赤芍 9g，甘草 6g，蒲公英 30g，土茯苓 15g。5 剂，每日 1 剂，分 2 次服。

针灸：针刺合谷、太冲，行泻法，留针 20 分钟；用三棱针点刺太阳穴，放血 1~2 滴；用梅花针叩刺大椎穴，待出现小血珠后，拔罐，留 10 分钟；艾灸关元、中极，各施 3 壮；温和灸带脉数周，至皮肤潮红止。5 次 1 个疗程，每日 1 次。

3 日后患者从新余打来电话告知，针药治疗 1 次后，当日下午 4 时体温即恢复正常，2 次治疗后睛上红色基本退去，只是稍有干涩感，食欲恢复，小便清长，精神饱满，心情愉悦，自信如将剩下 3 剂服完定能痊愈，后果然如此，不胜欣慰。并嘱咐其与他人交往应注意勤洗手，还须避免亲密接触，力求做到清淡饮食，劳逸相宜。三个月后随访，未见复发。

按语：本案为风热邪毒侵袭目窍，郁而不宣，任脉闭阻，血壅气滞所致。初诊针刺合谷（手阳明大肠经原穴）、太冲（足厥阴肝经原穴），点刺放血太阳（经外奇穴）疏风清热；梅花针叩刺出血拔罐大椎（手足三阳经与督脉之会穴）泻火解毒；温和灸带脉调和阴阳。中药用自拟方，方中香薷、紫苏梗化湿理脾；赤芍、甘草疏肝明目；蒲公英、土茯苓解毒逐邪。

患者接受 2 次治疗后，因故停治，说疗效显著，自信续服余下 3 剂中药后定可痊愈，虽然后果如其所言，但不免令人思虑，红眼病多流行于春秋季节，此病仅零星散见，患者素体强健为何竟被感染？据患者自诉得知，近月来为业务事四处奔走，应酬不暇，饮食失节，身心疲惫，缺少休息，致使免疫力骤然下降，加上正逢连日下雨，湿气弥漫，内外因迭来而致。《素问》云"正气存内，邪不可干""精神内守，病安从来"，今患者正气虚于内，而邪毒弥于外，精疲神乏，焉能幸免哉？！此案可为一证矣。

四、耳聋（气虚阻滞）

左某，男，15 岁，学生，安源，1976 年 7 月 19 日初诊。

2 年前双耳听力无故逐渐减弱以至于几乎完全丧失，急赴西医院耳科做多种检查未果，家长只好让其休学在家。

症见： 面黄体瘦，毛发稀疏，营养不良，轻咳少痰，纳差少眠，头晕心烦，肢凉畏寒，小便短黄，大便稀黏不爽，舌体胖嫩浅灰，苔薄，脉弦细。

辨证： 耳聋（气虚阻滞）。

治法： 健脾益气，化滞通窍。

针刺： 针刺穴位分为两组轮流。①翳风、听会、阳池、丰隆、足三里；②太溪、听宫、中渚、血海、三阴交。均行补法，留针 20 分钟。艾灸穴位相同：脾俞、胃俞、肝俞、胆俞、肾俞、膀胱俞，隔附片各施 3 壮。每日 1 次，10 次 1 个疗程。

方药： 益气聪明汤加减。黄芪 15g，炙甘草 6g，人参 9g，升麻 6g，葛根 6g，白芍 9g，川楝子 6g，鸡血藤 9g，山楂 12g，远志 9g，僵蚕 6g，石菖蒲 6g，蔓荆子 3g。10 剂，每日 1 剂，分 2 次服。

二诊： 饮食睡眠略有改善，精神好转，小便变淡，大便成形，双耳听力有明显进步，可听见耳边大声喊唤，舌白苔薄，脉细缓。针刺穴位照原，艾灸加关元、命门，隔附片各施 3 壮；温和灸带脉至皮肤潮红，继续 1 个疗程。中药改为自拟方：黄芪 30g，太子参 9g，当归 9g，川芎 6g，白术 9g，山药 9g，熟地 12g，砂仁 6g，补骨脂 9g，菟丝子 9g，路路通 3g。10 剂，每日 1 剂，分 2 次服。

三诊： 听力保持原状，余症均略有改善。针刺加气海行补法，留针 20 分钟，哑门不留针，特别注意进针角度与深度，须找准穴位（后发际正中直上 0.5 寸）向下斜刺，待患者顿觉耳内有轻微麻胀感即止，以免发生意外。针灸再续 1 个疗程，暂停中药以便专观针灸疗效，并谆嘱患儿不时用双手掌心贴耳孔频作开合状，以压缩空气入耳道刺激神经。

四诊： 15 次后患儿家长电话报喜，言患儿在游泳时潜水尽力憋气，出水时耳内突然出现一声大响，听力顿时大增，回家经反复验证，听力已基本恢复正常。次日该家长特送来锦旗与感谢信，感谢信中特别提到患儿自接受治疗起不但逐渐恢复了听力，而且难以启齿的多年遗尿之恶习亦被根治。暂停针灸，嘱服补中益气丸与金匮肾气丸以巩固疗效。

1年后随访，已完全恢复正常。现已光荣退休，安享晚年。

按语： 耳聋在临床上分虚证与实证，本案属于虚实夹杂，但以虚证为主。患儿秉赋羸弱，因脾胃气虚，故见面黄体瘦，毛发稀疏，纳差少眠；肺气亏虚，故见咳嗽，日久成痰，痰阻经络；《医宗金鉴》云耳者，司听之窍也；《素问·阴阳应象大论》云肾主耳，在窍为耳。肾藏精，精生髓，如肾气不足，髓海失养，加上经络阻滞，则令两耳失聪；肾气虚故肢凉畏寒；《素问·金匮真言论》云"南方赤色，入通于心，开窍于耳"，故头晕心烦；又云"北方黑色，入通于肾，开窍于二阴"，故小便短黄，大便稀黏不爽，舌象及脉象皆显气虚阻滞之症状。

初诊针刺分为两组轮流，均行补法。第一组：翳风（手少阳三焦经，手足少阳经交会穴）、听会（足少阳胆经）、阳池（手少阳三焦经原穴）、丰隆（足阳明胃经络穴）、足三里（足阳明胃经合穴）健脾理气，化痰开窍；第二组：太溪（足少阴肾经原穴）、听宫（手足少阳与手太阳经交会穴）、中渚（手少阳三焦经输穴）、血海（足太阴脾经穴）、三阴交（足三阴经交会穴）补肾填精，化痰开窍；艾灸背俞诸穴疏通经络，振作阳气。中药用益气聪明汤加减，方中黄芪、炙甘草、人参、升麻、葛根升阳通窍；白芍、川楝子、鸡血藤、山楂、远志、僵蚕、石菖蒲行气化滞；蔓荆子疏风清热兼为引经药。

二诊时知初诊听力有明显进步，余症亦均有所改善，针灸穴位照原，艾灸加关元（任脉与足三阴经交会穴、小肠之募穴）、命门（督脉穴），二者均为强健要穴，加上所隔之附片更添温补肾元之功力；温和灸带脉调和脏腑，平衡阴阳。中药改用自拟方，方中黄芪、太子参、当归、川芎、白术、山药健脾益气；熟地、砂仁、补骨脂、菟丝子补肾填精；路路通活络通窍，兼为引经。

三诊时知诸症均有所改善，说明方证合拍，为何听力依旧？李老忽忆其先父曾治一聋哑患者，其先父言：针刺哑门穴可令其耳内产生轻微麻胀感，不过进针务必选准穴位，向下斜刺并严格掌握深度以防不测，注意还须挑好配穴合奏其功！为谨慎起见，重温解剖图谱并亲身体验，针缓缓而进，耳内忽闪现出一丝麻胀感，于是立即拔针量取入穴长度，备作参考。本案能获成功，患儿及家属积极主动配合十分关键，同时也说明，不少病，特别是某些疑难病，如能针药合治、相得益彰，往往可出奇制胜。

五、喉喑（肺肾阴虚）

王某，男，73 岁，退休教师，芦溪，1998 年 9 月 15 日初诊。

从 68 岁起声音开始变得低沉费力，不耐长久，自觉喉间存有异物，故常以"吭""喀"之声清嗓，之后方可发声，医院检查认为是"慢性咽喉炎"，久治不愈，无奈已成憾习。5 日前感冒愈后突然声音嘶哑，发不出声，竟无法与人交流，甚为烦恼，于是求医。

症见：形体消瘦，面黄颧红，咽干咳嗽，夹带少许黏性浅黄色痰，心烦气短，手足心热，耳鸣目眩，腰膝酸软，纳差少眠，溲黄便干，舌红少苔，脉细数。

辨证：喉喑（肺肾阴虚）。

治法：滋肺养肾，利咽开音。

针灸：针刺太溪、照海、鱼际，行平补平泻法，留针 20 分钟，针刺后加拔罐天突、丰隆，留 20 分钟。7 次 1 个疗程，每日 1 次。

方药：百合固金汤加减。熟地 9g、生地 9g、麦冬 6g、知母 6g、黄柏 6g、川贝母 6g、百合 12g、蝉蜕 3g、诃子 3g、桔梗 3g。7 剂，每日 1 剂，分 2 次服。

二诊：声音虽仍嘶哑，但音量明显增强，气短不耐多语，余症略有改善，精神好转，脉象、舌象同前。针刺加章门、三阴交，行平补平泻法，留针 20 分钟；艾灸心俞、肺俞、肝俞、脾俞、胃俞、肾俞，均隔生姜片各施 3 壮，继续 1 个疗程，隔日 1 次。中药前方加沙参 12g、山药 9g、天花粉 9g、杜仲 12g、肉苁蓉 9g，14 剂，每日 1 剂，分 2 次服。

三诊：咽部舒畅，声音略带嘶哑，仍不耐久，气力明显增加，与人语言交流不觉障碍，耳鸣目眩、手足心发热症状消失，食欲增进，二便尚可。舌浅红，苔薄白，脉细缓有力。嘱服金水宝丸、补中益气丸以善后。

按语： 声音出于肺而根于肾，肺主气，肾藏精，故肾精充沛、肺气旺盛则声音洪亮，如肺肾虚损则声喑失音。患者以音育人数十载，年老体衰，于5日前感冒刚愈，突然嘶哑失音，说明营卫不固，肺气尚虚，故见面黄颧红，咽干咳痰，心烦气短，手足心热，耳鸣目眩，腰膝酸软，纳差少眠，二便异常，舌象、脉象皆显肺肾阴虚之症状。

初诊针刺太溪（足少阴肾经原穴）、照海（八脉交会穴之一，通于阴跷脉）、鱼际（手太阴肺经荥穴）滋阴降火；针刺加拔罐天突（任脉与阴维脉交会穴）、丰隆（足阳明胃经络穴）祛痰利咽。中药用百合固金汤加减，方中熟地、生地、麦冬、知母、黄柏滋养肺肾，降火利咽；川贝母、百合、蝉蜕、诃子、桔梗清热化痰，散结开音，其中桔梗兼为引经药。

二诊时遵效不更方，针刺加章门（脾之募穴，八会穴之脏会，足厥阴肝经与足少阳胆经交会穴）、三阴交（足三阴经交会穴）补中益气，艾灸背俞诸穴通络振阳。中药依前方加沙参、山药、天花粉、杜仲、肉苁蓉健脾补肾。三诊时患者声音基本恢复正常，余症亦大为改善，嘱服金水宝丸与补中益气丸补益肺肾、健脾养心以增强体质。

【结语】

本篇所选医案7则，均可归属于中医五官科范畴。在治疗过程中，偶有心得，略述之：

（一）逆向思维

《四圣心源》云："肝窍于目，心窍于舌，脾窍于口，肺窍于鼻，肾窍于耳，五脏之精气，开窍于头上，是谓五官。"《素问》云"北方黑色，入通于肾，开窍于二阴""肾主骨"等，这充分说明人体五官诸窍与五脏六腑及经络气血在生理、病理上皆有所关联，各有所属。既然如此，那么五官如有病，其所对应的脏腑、经络无疑应是调治之首思与必选。

如在耳聋案中，初诊针刺太溪（足少阴肾经原穴）、三阴交（足三阴经交会穴），二诊时加艾灸关元、命门温补肾元，通利小便；中药改用自拟方，方中熟地、砂仁、补骨脂、菟丝子补肾填精。

在肺胃壅热鼻衄案中，初诊针刺迎香（手阳明大肠经与足阳明胃经交会穴）、合谷（手阳明大肠经原穴）、列缺（手太阴肺经络穴），点刺放血少商（手太阴肺经井穴）；中药用清燥救肺汤加减，方中桑叶、菊花、玄参、麦冬清肺泻热。

在喉喑案中，针刺丰隆（足阳明胃经络穴）祛痰利咽，二诊时加章门（脾之募穴）、三阴交（足三阴经交会穴），艾灸脾俞、胃俞，补中益气，通络振阳。中药初诊用百合固金汤加减，方中川贝母、百合、蝉蜕、诃子、桔梗清火利咽，化痰散结；二诊前方加沙参、山药、天花粉健脾养阴；三诊嘱服补中益气丸善后。

在红眼病案中，初诊针刺太冲（足厥阴肝经原穴）；中药用自拟方，方中赤芍、甘草、蒲公英、土茯苓疏肝清热，解毒明目。

在脾胃阳虚齿衄案中，初诊针刺三阴交（足三阴经交会穴）补气摄血；中药用附子理中汤加减，方中附片、干姜、生地、山茱萸、淫羊藿、泽泻温肾渗湿；杜仲炭、侧柏炭、三七粉活血止血；肉桂引火归原。

本篇所选病案在治疗方案上，特选了各自所对应之脏腑、经络，所以疗效尤显，事半功倍。

（二）慎思果行

古人云："胆欲大而心欲小，智欲圆而行欲方。诗曰'如临深渊，如履薄冰'谓小心也；'赳赳武夫，公侯干城'，谓大胆也；'不为利回，不为义疚'，行之方也；'见机而作，不俟终日'，智之圆也。"

在耳聋案中，患者经初诊和二诊两个疗程针药合治，听力稍见松动，但疗效停滞不前，正当此时，余忽忆及先父曾口述治疗聋哑针刺哑门穴之经验，于是决心先亲身体会扎哑门穴之针感效应，再施治于患者。在辅穴与中药及患者的良好配合下，共同努力，果获奇效，使患者终得痊愈，至今近50年矣，听力一如常人，诚令余欣慰不已！

谈到哑门穴，顾名思义，一定与古人治疗聋哑有关，俗话说"十哑九聋"，此穴既名哑门，窃以为或可称其为聋门也！针刺此穴难点，首先是要选准穴位，然后是要选好针具与进针角度、深度，切莫向上，因针头若触及延髓恐危及性命，最关键是必须待特殊针感传来方能奏效！临床上具体如何操作，医者应仔细体会感受，诚如《医宗金鉴》所云"持针之士要心雄，手如握虎莫放松"。

（三）瘥后防复

在鼻衄案中，患者段某以厨师为业，平素嗜食酒肉等肥甘厚味，久积肺卫郁热，加上误服感冒药以致妄行之气血从左鼻孔流出，由于采用了针药合治清热宣肺、凉血止血，故在一个疗程内使鼻衄症状消失。不料患者三日后，竟因贪食大辛大热之狗肉而引起旧病复发，且使鼻出血症状更为严重，于是立即调整治疗方案，针刺依前方加中脘（胃之募穴，八会穴之腑会）、天枢（大肠之募穴），针刺加拔罐足三里（足阳明胃经合穴）清胃通络，泻火止血，历经2个疗程后，始获痊愈，不胜折腾。本案之病，虽名为鼻衄，切不可以衄止了事，治标务必治本，瘥后还须防复，此上工治未病之道也。

（四）带脉识用

《难经·二十八难》云："带脉者，起于季胁，回身一周。"带脉的"带"字，含有腰带之意，足部的阴阳经脉皆系于带脉，由于带脉出自督脉，行于腰腹，腰腹部是冲、任、督三脉脉气所发之处，所以带脉与冲、任、督三脉关系亦最为密切。因为带脉绕身一周，整条经脉未标出具体穴位之名，所以在针灸临床上鲜能被赏识应用，其主治痿证、月经不调、赤白带下、腰腹胀痛、绕脐痛、阴股痛、胁肋痛等功能，极易被人忽视。

古人将带脉列为奇经八脉之内，窃以为带脉之奇，良有以也！带脉之功用，不唯如上所举，临床所见诸症，大凡气血阻滞，三焦水道不通，脏腑阴阳失衡，均可凭借带脉能约束诸经独特之优势，形式上可针灸、可拔罐，手法上或行补、或行泻，予以辨证施治，各取所需。在本篇之耳聋案中，二诊时为温补肾阳并协同诸脏腑合力补气，在红眼病案中旨在畅行气血、泻火解毒，在齿衄案中为温补脾胃、协调脏腑、通利三焦、理气止血，均温和灸带脉数周至皮肤出现潮红为止。

带脉应用范围广泛，远不止上列医案中所述，余通过数十年临床实践证明该法疗效肯定，操作安全简便，乐予荐之。

附 篇

桂枝汤加减方研药末塞鼻治怪汗症

黄某，女，25岁，萍乡市东源乡农民，1985年10月初诊。

自诉3个月前因产女婴，阖家不欢，其夫不唯照料不周，而且冷言冷语，使之内外受气，郁郁成病，噩梦频繁，醒后全身汗出。近月来，不梦亦自汗，汗出颇怪，上午左侧汗出，下午、晚上右侧汗出，分界明显，汗色略黄，稍有臊味，服西药维生素类及中药止汗诸方无效。

症见：面色萎黄少华，乏力懒言，头昏，不发热，微恶风，纳差，不渴，二便尚可，舌体偏胖嫩，舌质淡红晦滞，苔薄白，脉缓略弦。

辨证：气血失调，营卫不和。

治法：疏气理血，和营止汗。

方药：桂枝汤加减。桂枝15g、白芍15g、甘草7g、五灵脂12g，焙干研末，用童便调和之。取比梧桐子稍大1丸，塞于右侧鼻孔，以观其效。次日患者告，左侧汗减，于是嘱改塞左鼻孔。又来告，右侧汗减，医患均喜，余嘱上、下午轮流塞之，谁知患者求愈心切，回家后竟然两鼻同塞，暂时用口呼吸。

据患者反映，两鼻同塞效果有奇异处，当感呼吸不便而难受之时，全身会猛地一战，于是自觉有一丝凉气直贯全身，汗随之而减，但也不是每次如此，往往有意求之不可得，无意反得之。依此法，2日后自汗全止，后以八珍汤合逍遥散加减善后，10余剂乃愈。

按语：患者为较典型的桂枝汤证，因恐有瘀血，特加五灵脂、童便，考虑患者求愈心切，加上家人照顾不周恐难以守方，故制成药末塞鼻。由于鼻孔毛细血管和黏膜组织特别丰富，药物可直接于此吸收，其效也许比汤剂来得快些。一见微效，医患信心倍增，守方无疑。中医认为，汗为皮毛所司，由肺所主，肺开窍于鼻，肺主气，气行则血行，气血得调，营卫自固。此案汗出为标，气血不和为本，故汗止。以八珍汤合逍遥散善后，使本固而标不复至也。（《奇病奇治》，上海中医药大学出版社，1995年11月出版；《江西中医学院学报》1995年第7卷第1期；《江苏中医》1995年疑难病症研究专辑）

蚯蚓粪治"考试恐惧症"案

吴某，男，20岁，萍乡市安源区学生，1986年6月初诊。

自诉：品学兼优，但每逢重大考试前夕即彻夜难寐，小便不出，一进考场，心慌意乱，冷汗淋漓，心手不随，故接连两次高考落榜。中西医各项检查正常，饮食、二便、脉舌等均无异常。考前曾服西药镇静剂，反而出现心律不齐，恐惧加剧。

辨证：心神不安。

治法：养心安神，定志去惊。

取苦瓜地中新鲜蚯蚓粪若干，调陈醋揉搓为丸，约鸽蛋大小，阴干备用。每次将丸3粒溶于刚出锅的两饭碗米汤之中，静置待泥水分层，舀其清汁，准时于半夜子时顿服。10次为一疗程，坚持到考试前3天。考后次日，患者欣告，临考前夕，不但可以入睡，而且小便也清畅，于是坚信药效，故发挥正常，秋后果然名登金榜。

按语：此为余祖传秘方，专为治暑天惊恐而设。因昔时乡下郎中常夜出诊，备此亦可自用。秘方之治虽与此案有别，但医理通焉。高考正值酷暑，临考前夕"小便不利"正切是症。按《本草纲目》载：蚯蚓粪又称蚯蚓泥、六一泥，性味寒酸无毒，有泻热、利小便之奇效。至于为何专用苦瓜地之蚯蚓鲜粪，以陈醋和丸，米汤溶，子时服呢？先祖认为苦瓜根性凉入心经，醋味酸苦入肝、肾经，米汤健脾益胃，子时乃昼夜阴阳交替之时刻也。心与小肠相表里，小肠清，心岂不安乎？故病自痊愈。（《奇病奇治》，上海中医药大学出版社，1995年11月出版；《甘肃中医》1997年第10卷第2期）

"十字灸"治"白日梦"案

刘某，女，63岁，湖南醴陵人，1977年9月初诊。

家人代诉：患者经西医诊断为"神经衰弱症"已20余年，近半年来，夜梦频繁，专做"升入天堂"之奇幻怪梦。因患者自幼随父母信奉天主教，故不自以为病，反认为是主在召唤其升天堂之吉兆。近2周来，白天闭眼即做梦，从此茶饭不思，只求早日升天。前日因体衰跌倒，其子急用板车拖来就诊。

症见：面色苍白无华，形体枯槁如柴，乏力懒言，作闭目状，嘴角常挂一丝神秘的笑，两手不停在胸前画十字，可悲可怜之状毕显。每日由其子喂稀饭1小碗，饮白开水1杯，大便3日未解，小便短赤，舌瘦、苔灰白，脉沉细。

辨证：心神错乱，心肾不交，心脾两虚。

治法：安神定志，补益脾肾。

针刺神门、三阴交，行平补平泻法，留针30分钟，7天为1个疗程。

7天后病情依旧，遂加心俞、肾俞、脾俞穴，并嘱服柏子养心丸。1周后，其子来告：患者白日仍做梦，但由"天堂梦"改为"地狱梦"，梦见十殿阎罗、牛头马面，常惊呼"天主救命"，求余出诊。针法依旧，加灸百会、涌泉各30分钟。次日其子又告，此法有效，地狱梦止，但自觉腾空三尺，奔走不能息，疲极方醒。余听后无言，出诊途中沉思，猛悟患者为虔诚的天主教信徒，治法应因人而异。于是嘱患者仰卧仿宗教故事耶稣钉于十字架状：双手平摊，两脚并拢，闭目，口中默念祈祷文，余与其子并邻居二人，各执点燃艾条，同时分灸百会、涌泉穴及两侧少府穴，15分钟后休息2分钟，共灸3次。因不便每次出诊，遂教其子依法施治，每天注意饮食、休息，并服归脾丸。经两月，病痊愈。5年后因患胃癌逝世。

按语：此案属心神错乱症，临床甚少见。初诊针心经原穴神门、三阴交调理三阴经之阴阳；次诊针心俞、脾俞、肾俞，均为对证施治之穴，尽管白日梦由"天堂"改为"地狱"，又改为"半空飞驰"，梦有变但证未变，病情实为日益恶化之象。后参考宗教故事，施用灸法，使患者心神得收，气乱得平。针灸与药物虽有一定效果，但主要应归功于"以病攻病"而奏奇效。"医者，意也"，古人不余欺也。(《奇病奇治》，上海中医药大学出版社，1995年11月出版)

草乌、浙贝合用贴穴止顽呃

何某，女，52岁，萍乡市安源乡农民，1977年8月初诊。

自诉：10天前与人发生口角，回家后，始觉胸闷，继而呃逆不止，呃时牵痛双乳，经当地中西医治疗无效。

症见：体态虚胖，面色萎黄，呃逆频频，胸胁蓄满，声音嘶哑，少气懒言，纳差，时有干呕，思冷饮，大便微结，小便短赤，舌胖嫩、质红，苔黄腻，脉弦滑。

辨证：气逆痰阻。

治法：降气化痰，疏肝和胃。

施治：针膈俞、内关、期门、丰隆，行泻法，留20分钟，并予旋覆代赭汤3剂。3天后，患者来告：呃逆依旧，双乳痛势由胀痛转为刺痛，乳头尤甚。于是处方生草乌60g、浙贝母60g，嘱焙干研末用醋调和成饼，取五分硬币大小敷双侧内关、期门穴，用油纸、胶布固定。若感觉不适或见皮肤过敏即停，若无其他情况，敷2~4小时。次日，患者欣告，敷药10分钟后即觉胸胁稍舒，呃逆次数明显减少，敷处皮肤微红，只稍有麻辣感，故加醋调和再敷1日，至晚呃逆基本控制，胸胁微胀，乳头痛止。依此法，续敷药3日后痊愈。7天后随访未发。

按语：生草乌，大辛，大热，有剧毒，入心、脾、肾经，有散寒止痛之功；浙贝母，苦，寒，入心、肺经，有化痰清热、散结之效。二药一辛一寒，又互为"反药"，且与醋合用，则药理作用更为复杂而微妙。但有一点应该肯定，即合用研末调醋敷于内关、期门二穴后，使之对二穴产生了神奇的药理反应和局部刺激作用，尤其患者自作主张，敷药时间长达26小时之久，并坚持2日，其刺激程度可知矣。由此，我联想到，我们既要尊重、正视前人的"十八反""十九畏"等宝贵经验之谈，但如有条件，应当运用现代科学方法，知其然更求其所以然，对一些疑难怪症，百医莫效时，不妨十分谨慎地越一步"雷池"，本人艺低胆小，只敢在外科用小剂量试试，一有小得，公诸同仁，欣喜莫名矣。（《奇病奇治》，上海中医药大学出版社，1995年11月出版；《陕西中医》1996年第17卷第8期）

中药外用治戒烟后气滞证

吴某，男，65岁，萍乡市上栗退休教师。1990年6月初诊。

自诉：烟龄40年，因肺气肿、高血压病，遵医嘱，于年初终下决心戒烟。之后咳嗽、咳痰果然减少，身体亦日见发胖，半年中体重增15kg（原来身体消瘦）。然喜中有忧的是，自觉腹中常有一股无名之气，上窜则胁肋胀，下窜则小腹满，不耐端坐。经西医各项检查未发现异常，诊断为"神经症"，服西药月余无效，而求诊于中医。

症见：体胖，面色红润，声音沉闷，腹胀难受，饮食、二便尚可，高血压、肺气肿经服药暂控制。舌胖嫩、质淡而有瘀斑，舌苔黄白相间而腻，脉弦滑。

辨证：气滞证（气机失调）。

治法：宣肺疏肝，调理气机。

用干地龙 100g（纱巾包）加白酒 100g，用大铝锅熬水 30 分钟后，加入鲜薄荷茎叶 100g，续熬 5 分钟，然后盛于桶中，加入温水使药液约为桶容量的 4/5，急用 3 条湿毛巾捂住桶口，勿令药气泄出，待水温不烫手，令患者双脚伸入，仍用湿毛巾塞住周缝；泡脚 10 分钟，患者当有微汗渗出，肠蠕动而矢气。每餐饭前及睡前各泡脚 1 次（如前法）。患者坚持 3 天后，腹胀消失，自觉舒适。随访 2 年未复发。

按语：气滞，多属胃肠功能失调性病证，现代医学检查往往无所发现，而诊为"神经症"，治疗比较棘手。中医认为，气胀多因气机不畅所致。肝主疏泄，肺主气，二脏的功能失调是气机运行不畅的主要原因。作者采用性善走窜的干地龙，配合轻清疏风走表的薄荷（二味均入肝、肺两经），一为入里下行，一为透表上行，加白酒温通血脉，使表里上下气机得通，气胀得除。本案奇在不用中药内服，而采用内病外治法，借酒力使药输布全身而发挥作用。（《奇病奇治》，上海中医药大学出版社，1995 年 11 月出版）

尺泽穴点刺放血治奇痒症

刘某，男，68 岁，萍乡市福田乡农民。1988 年 12 月初诊。

自诉：今年入冬以来，因老年慢性支气管炎发作，需服止喘西药，但喘平后，全身奇痒难忍，无红无肿无痕迹，痒时上达颠顶，下至足心，欲刀割皮，平均每 2 小时发 1 次。原以为药物过敏，经抗过敏治疗仍无效。前天起痒益甚，发展到思之即痒、即咳、即喘。

症见：体虚胖，面萎黄无华，桶状胸，气喘吁吁，遍体抓痕，短气懒言，痰色黄量少，不易咳出，纳呆，二便尚可，舌胖嫩、边有齿痕，质暗红，苔黄腻，脉滑数。

辨证： 痰湿蕴热，肺气失宣。

治法： 宣肺定喘，化痰止痒。

因考虑前医已用"定喘汤"加地肤子、白鲜皮、蛇床子等无效，故择新路医之：尺泽穴放血。嘱患者暴露双侧尺泽穴，术者先用湿毛巾蘸凉水扑打穴位处，见青筋暴起，选瘀斑或颜色最深处（老年慢性支气管炎患者多有此象），用消毒三棱针逐刺之，然后放血 5~10 滴；10 分钟再放 1 次。2 次后，患者觉胸闷减轻，痒势稍缓。次日患者欣告：奇痒已止。问其经过，知患者回家后，自用大号缝衣针灯火烧红后，用 65 度白酒消毒，自己仿余法放血共 6 次。每放一次诸症减轻一分。现奇痒若失，因仍有微喘，又服前西药，喘平，不复痒矣。

按语： 喘证并发奇痒临床少见。笔者之所以想到尺泽穴，缘于"肺主皮毛"理论，至于放血，是受患者自诉中一句漫不经心的话之启发——"我咳喘厉害时，全身青筋都鼓起，发胀发麻，很是难受"。尺泽为手太阴肺经合穴，主治咳喘，亦有泻热之效。患者多年老年慢性支气管炎，外感风寒，肺气失宣，气蕴成痰，有形之痰咳唾难出，无形之痰窜犯腠理，此奇痒实属痰之作祟也。"放血疗法"理论深奥，难以究明。然笔者以为，据中医"气行则血行""血乃气之母""有病于内，必形于外"说，刺激相应穴位放血，使此病气之载体排驱体外，可达到邪去正安之目的。(《四川中医》1994 年第 6 期)

针刺加"蝈蝈笼"治愈顽固性小儿遗尿

宋某，男，3 岁半，萍乡高坑镇人，1976 年 8 月初诊。

代诉： 天天遗尿已 1 个月，遗后必惊叫，捶床蹬腿，大哭一场方罢。起因是与邻居小孩打架，受其大人恐吓。

症见： 体瘦，面色黄滞，两目有神，好动不安，哭声洪亮，除遗尿外，精神状况、饮食、二便均无异常，舌尖略红，脉浮。

辨证： 心肾不交，气化失司。

治法： 交通心肾，固摄下元。

施治： 鉴于前医已对症用中药 10 余剂无效，乃另思新路：针灸取百会、四神聪，采用速刺法后，加温和灸，离皮肤 1 寸，3 分钟后使皮肤潮红，无奈患儿太娇，治疗只能间断进行。次日患者家属告诉，已收微效，尿量减少，遗尿时间推后半小时，由于患儿对艾灸恐惧，故只用小号毫针，速针即止，依法 3 次，收效甚微。第 4 次，正巧其父在街上为他买了一只小蝈蝈玩，将笼置于诊桌，此物忽触动余之灵感，我于是与其父如此这般叮嘱一番。针后回家，当晚其父将此蝈蝈笼置于患儿头顶约半寸处。因蝈蝈为小儿宠物，倒也不觉烦，次日又依此法，遗尿时间推后至早晨 5 时，第 3 日蝈蝈死，其父上街，遍求不得，告余设法。余嘱用小闹钟试试，一试效果与前同，大喜，再坚持 3 日，病愈。现患儿已 18 岁矣，每戏言当年蝈蝈笼事，互笑不止。

按语： 遗尿为小儿常见病，但以蝈蝈笼辅治本病而获奇效者未之闻也。患儿 3 岁半，纯阳之体，五脏未充，心神未固。平时一味娇惯，猛受大人呵斥，"小皇帝"自尊心受挫，心神受扰，忿而心火上炎，下元肾水不济，心肾不交而致遗尿。百会为督脉之要穴，督脉有"阳脉之海"之称，具调节全身诸阳经气之作用；四神聪为头部奇穴，位于百会穴前后左右各 1 寸处。二穴均为心经诸症的主治穴。据笔者经验，百会、四神聪因位处头顶，此处头发多而密，肌肉少，头皮薄而敏感度强，因此，针与灸相结合，效果尤佳。患儿初诊，由于针灸合用，故取得效果，以后由于过分将就患儿，只针不灸，故功不见进。所以，穴虽选中，若配合手法不当，效亦不佳。那日案上之蝈蝈笼，正触动我如何代替"灸"的思路，晚上患儿头顶部置一蝈蝈笼，持续不断的鸣叫声使患儿大脑皮质形成一个兴奋灶，是否可以这样臆测，蝈蝈笼的叫鸣声及后来小闹钟嘀嘀嗒嗒声，在某种程度上起到了维持针灸针感的作用呢？这有待深究之。
（《奇病奇治》，上海中医药大学出版社，1995 年 11 月出版）

"米老鼠"治小儿夜啼

王某，女，4 岁，住萍乡安源区郊区乡，1987 年 8 月初诊。

代诉： 10 天前傍晚乘凉，忽然有一老鼠从她的脚上爬过，受到惊吓，从此夜啼不止，啼前常从其母怀中挣醒，伸腿握拳，喃喃自语，切齿有声。

症见： 体胖，面色稍黄，无恶寒发热，神志清楚。活泼可爱，饮食、二便、脉舌均正常。

辨证：心神受扰。

治法：安神定志。

施治：经服养心安神类中西药 1 周无效后，余苦思病因，忽有所悟，于是嘱其母借来一册《米老鼠与唐老鸭》的彩色连环画，嘱其母耐心为患儿讲述画册中的故事，并提示米老鼠具有如何机智、善良、逗人喜爱等优点，并床前挂大幅临摹米老鼠彩色画一张，是夜开灯睡觉，午夜后，患儿又从母怀中挣扎、啼哭，但动作与哭声明显减弱。此时，其母用手推开患儿眼睛，指床前米老鼠讲起故事来，患儿欲哭变笑，听了几分钟故事即含笑入睡。如此 2 天后，夜啼止。为稳固疗效，其家开灯睡 1 个星期。1 个月后随访，未复发。

按语：此案发得奇，治疗亦奇。其实古人早已有"杯弓蛇影"的成语故事可鉴。患儿 4 岁，纯阳之体，心神未固。住地为郊区农村，时有老鼠为患，老鼠尖牙利爪，行动诡诈，为众人所恶，小儿尤甚。该独生子女，平时娇惯，今被此物一吓，心神受扰，夜啼不止。故吾嘱其母默契地配合余演现代"杯弓蛇影"这出戏，只不过将土老鼠变成米老鼠，加上开灯睡觉，造成一个安全环境感，经 3 天反复刺激后，病因去，病得痊愈。这真是"心病还得心药医"啊！

（《奇病奇治》，上海中医药大学出版社，1995 年 11 月出版）

针灸治疗儿童多动症

赵某，男，8 岁，小学 2 年级学生。1995 年 8 月初诊。

其母代诉：患儿在幼儿园大班时，曾因任性、孤僻中途退学。一年级时，老师也多次反映他上课不认真听讲，爱做小动作，不耐端坐，坐辄摇头晃脑，装扮鬼脸，偶尔还会尖叫一声。经某医院诊为"儿童多动症"，中西药迭治罔效。刻诊：形体消瘦，面黄少华，好动寡言，胆怯心悸，多梦易惊，纳差挑食，大便溏，小便清长，舌淡苔薄，脉弦细。

辨证：胆气虚弱。

治法：温胆安神。

用 28 号 1 寸毫针刺双侧头窍阴、足窍阴穴，施平补平泻手法，皆不留针，然后用艾条围绕双耳做回旋灸，同时嘱助手于双侧足窍阴穴上做隔姜灸。整个操作过程约30分钟。每日1次,10次为1个疗程。1个疗程后,症状显著减轻,治疗3个疗程后诸症消失。嘱服归脾丸善后,随访2年未发。

按语： 小儿多动症以注意力涣散,任性冲动,活动过多为基本特征。目前对该病尚无统一认识,临床治疗较为棘手。此案笔者四诊合参,辨证为胆气虚弱,故治疗直取足少阳胆经。选用头、足窍阴为主穴,因足窍阴为胆经之根、本,头窍阴与听会、听宫合属胆经之标、结。《灵枢》云"十二经脉,三百六十五络,其血气皆上于面而走空窍",耳为空窍,且为胆经气街所在。标、本表经气之弥散,根、结表经气之源流,气街表经气之贯行。三者畅则胆气荣,胆气荣则脑窍清,脑窍清而多动止。(《山西中医》1996年第12卷第6期)

针灸治疗急性睾丸炎

急性睾丸炎,西医认为多由腮腺炎、流感病原体经血行转移,或由附睾炎蔓延所致。因病位特殊,初起时,患者常因害羞隐言或误治,而失及时医治之机,至病情恶化时,疼痛难忍,方急求医,故此病较为棘手。笔者曾用针灸治疗3例,皆奏速效,今择其一介绍。

患者张某,男,58岁,农民。1977年7月7日下午在田间劳动,突感睾丸奇痒,以为被虫蚁所咬,即用手挠患处。是夜,发热恶寒,睾丸肿痛,经乡医敷草药和注射青霉素之类消炎药,不效,3日后求余诊治。

检查： 体温39.2℃,左侧睾丸肿若鸡卵,坚硬触痛,阴囊皮肤紧张,红润透亮,局部皮肤因瘙痒引起轻度感染,前医涂有龙胆紫药水。

诊断： 急性睾丸炎。

治疗： 针取冲门、曲池、血海穴;灸大敦穴。

操作方法： 冲门针1~1.5寸,呈30°,向患处方向斜刺(避开动脉血管),提插刮针法,留针30分钟,每隔10分钟行针1次,曲池、血海均按常规刺;大敦灸对侧,即左睾丸肿灸右侧大敦穴。艾炷如黄豆大,隔蒜灸,至局部皮肤潮红为度。

次日复诊： 体温38.5℃,痛势大减,睾丸亦见明显缩小。去曲池,加足三里,手法及行针法同上。

三诊时体温 38℃，患侧睾丸缩小至正常大小，质变软，阴囊皮肤皱纹增多，肤色恢复正常，如前法，2 次愈。

按语： 急性睾丸炎属中医学"疝气"范畴。《灵枢·经脉》载"肝足厥阴之脉……丈夫癀疝"。后世医家据疝气病因、症状等，提出寒疝、热疝、狐疝、奔豚疝、食积疝、瘀血疝等。在辨证论治上，或主从寒治，或主从热治，或主重在气分，或主重在血分……众说纷纭，莫衷一是。张景岳认为前阴小腹间，乃足三阴、阳明、冲、任、督诸脉之所聚，而不能以厥阴一经概称之，肝主筋，其病在筋，各经之疝，均挟肝邪而为病。笔者深以为然，故选冲门，依《素问·长刺节论》"病在少腹……病名曰疝……刺少腹两股间"，此为就近取穴之意；曲池，手阳明经合穴，泻热功胜；血海，足太阴脾经之穴，祛湿、解毒并擅止股内侧部位之疼痛；足三里，足阳明胃经合穴。据资料报道，针刺该穴可促进白细胞吞噬指数上升，故能扶正祛邪。

特别值得一提的是，笔者在针刺各穴同时，均不离灸大敦穴。大敦，足厥阴井穴，擅长泻热。至于灸对侧，此为经验之谈。艾灸有通经疏络、行气活血之功效，隔蒜灸，外能散寒清热，内能辟秽解毒。此案患者虽有发热之状，但由于选穴的当，针灸合用，所以疗效显著。"热因热用"，此之谓也。（《新中医》1996 年第 28 卷第 4 期）

运用《伤寒论》针灸与方药合用心得

《伤寒论》千余年来，之所以被中医界奉为医家经典，其精华所在首推"辨证论治"四字。仲景勤求古训，博采众方，为后世垂方立法，创建津梁，亲树汤液与针灸治病之典范。针药虽殊，然医理则一，运用若妙，则相得益彰，常可立起沉疴。惜当今尚存重药轻针之世俗偏见，令人感叹不已。余属后学，才识菲薄，愧感有负仲景苦心，曾求索针药合治之法，日积月累，略获心得，试举一例，求教师长，以谋再探。

病例： 刘某，男，63 岁，务农，萍乡市麻山乡。患者自诉：一星期前偶犯风寒，当地医生依患者之言"近三日大便未解，火气旺盛"，不辨证论治，急投入大承气汤，是夜恶寒发热，头痛身楚，大泻不止，并诱使胃病复发，不思饮食，少腹胀满。遂于 1985 年 5 月 16 日上午来门诊求治。

体检：体温 38℃，恶风寒，少汗，头痛，四肢酸楚，纳呆，大便日行 8 次，稀不成形且臭秽难闻，小便短赤，少腹胀满，隐痛喜按，脉浮紧，舌胖嫩、质淡尖红，苔厚腻、黄白相兼。

处方：桂枝人参汤加味。桂枝 12g，白术 10g，葛根 12g，金银花 10g，红参 10g，干姜 10g，甘草 7g。

服 2 剂后，大便次数减至日行 3 次，腹痛稍减，但仍头痛身楚，体温 38℃不退，本效不更方之意，再进原方 2 剂，谁料病不见轻，患者更增烦闷、口苦咽干，辗转难眠。余自虑方证无谬，既已见效，为何再进无力，苦思之余，忽悟何不以针灸合用之。

取穴：风门、风池、中脘、脾俞、内关、筑宾，日针一次，留针半小时，中脘穴加艾灸（隔姜片）20 分钟，针后嘱依原方再进 3 剂。次日，患者欣告昨中午服 1 剂后，少腹痛止，大便一日 2 次，成形无异臭，食欲大增，已食稀饭一大碗，身痛减，唯头晕乏力，体温 37.5℃。针药皆依前法并行，3 日后告愈。

按语：此案实属太阳病误下，中虚夹寒兼表证治。《伤寒论》："太阳病，外证未除，而数下之，遂协热而利，利下不止，心下痞硬，表里不解者，桂枝人参汤主之。"笔者用桂枝人参汤全方加葛根、金银花治之，方证基本合拍，故能取效。太阳病表证未除当与桂枝汤解之。前医以大剂苦寒峻剂猛下之，患者年老体虚，加上胃有宿疾引发，故脾胃倍伤，伤寒陡增，表邪随下药而作利，脾阳下陷则利不止，胃虚中邪故气机塞，痞阻于中则心下胀痛，治当表里同治，方用桂枝人参汤加葛根、金银花，旨在温中补虚，解表止利，但前医误下，已耽时日，今病邪已入经络，因此取暂效后，病深难愈。

针灸取穴，宗《伤寒论》168 条之法，取穴胃募中脘温运脾阳，加脾俞以助运化，二穴俞募相配，温中补虚，沟通升降；内关乃手厥阴心包经络穴，别走三焦，功在开郁理气；内关通阴维脉，阴维则发于足少阴肾经郄穴筑宾，上行入腹，二穴用补法，可行阴经阳气，散寒和里，取风门一穴，意在太阳主一身之表，针之可疏调太阳经气；足少阳、阳维会穴风池散风寒，解表疏热。由于针药并用，经络疏，故协同合力，倍增疗效。（《江西中医药》1990 年第 21 卷第 3 期）

三交会穴治疗不寐症 85 例

不寐，通称失眠，是临床常见但又较为棘手的病证。笔者在治疗该病时，一概选用 3 个交会穴，即三阴交、关元、大椎，不过，针对病因病机的不同，辨证施治，各有侧重。经过 20 余年临床疗效观察，基本令人满意，现报告如下。

1. 一般资料　男，52 例；女，33 例。年龄 17~65 岁，病程 15~23 天。

2. 辨证论治

（1）心脾两虚证：多因思虑过度，心血虚亏，血不养心所致。症见夜来不易入寐、寐则多梦易醒。心悸，健忘，出汗，面色少华，神疲乏力，脘痞，便溏，舌质淡，苔薄，脉细弱。针刺三阴交、关元、大椎，施补法，在三阴交、关元 2 穴上加附子饼灸。

（2）阴虚火旺证：多因肾精亏损，不能上交于心，心火亢盛，水火不济所致。症见虚烦不寐，或稍寐即醒。手足心热，惊悸，出汗，口干咽燥，头晕耳鸣，健忘，腰疼，舌质红，脉细数。针刺三阴交施泻法并加温和灸。针刺关元施补法并加回旋灸，针刺大椎后加拔罐。

（3）胃腑不和证：多因饮食不节，损伤脾胃，以致脾失健运，胃失和降，上扰心神。症见睡眠不实，心中烦闷，脘痞，嗳气，头晕目眩，舌苔黄腻，脉滑或弦。针刺三阴交施补法加隔盐灸，针刺关元施平补平泻法加温和灸。针刺大椎加拔罐。

（4）肝火上扰证：多因肝胆火旺，湿热内蕴所致。症见头晕胀痛，不能入眠，多烦易怒。目赤耳鸣，或伴有胁痛、口苦，舌苔薄黄，脉弦数。针刺三阴交、关元、大椎，均施泻法并加拔罐。

以上针灸与拔罐时间一般 20~30 分钟为宜，7 天为 1 个疗程。

3. 观察　显效（症状基本消失，每天睡眠 6 小时以上者）73 例，好转（症状有不同程度改善，睡眠时间达 4 小时以上）10 例，无效 2 例，总有效率 97.7%。心脾两虚证 45 例，显效 40 例，好转 4 例，无效 1 例；阴虚火旺证 15 例，显效 13 例，好转 2 例；胃腑不和证 7 例，显效 5 例，好转 1 例，无效 1 例；肝火上扰证 18 例，显效 15 例，好转 3 例。

4. 体会　交会穴是相交经脉之气的汇聚点。不仅具有所在经脉的基本性质，同时也具有与其相联系经脉的特点，所以交会穴不仅可以主治本经脉病症，同时还可治疗与其相联系经脉的病症。笔者针对不寐证的病因、病机及辨证分型，从众多的交会穴中特选三阴交、关元、大椎三穴，意在取精用宏，一举多得。灸法与拔罐疗法在临床上如能与针刺相结合往往能相得益彰，这点笔者深有体会。

按语： 三阴交本属足太阴脾经，又与足少阴肾经、足厥阴肝经相交。此穴与本症各型病因病机均有相当密切之关系。关元本属任脉，任脉主一身之阴血，该穴与三阴经相交。大椎本属督脉，督脉主一身之阳气，该穴与三阳经相交。至于针刺手法补泻，加灸、加罐，以及留治时间，均可见机行事。(《江西中医药》2000 年第 31 卷第 6 期)

梅花针叩刺加拔罐治疗黄褐斑 59 例

笔者自 1976 年起采用梅花针加拔火罐治疗黄褐斑 59 例，疗效满意，现报告于下。

1. 一般资料　59 例均为门诊女性患者，年龄最小 20 岁，最大 32 岁，年龄平均 24 岁；病程最短 3 个月，最长 6 年；已婚 52 人，未婚 7 人。

2. 治疗方法　取穴：华佗夹脊穴、督脉大椎至命门 11 穴、膈俞、肺俞。

操作：让患者俯卧于床，消毒皮肤后，执梅花针首先沿华佗夹脊穴叩刺，由上至下，手法由轻到重、由慢到快，以局部皮肤潮红为度。然后用梅花针同上手法从大椎叩刺至命门，接着用小号玻璃罐（于罐口涂软膏以润滑）用闪火法沿华佗夹脊及大椎至命门上下游走拔 1~2 次（不留罐）。最后于肺俞与膈俞处，先用梅花针叩刺该穴，穴处皮肤潮红后，分别拔罐，留 15 分钟。起罐后，凡针刺处均轻抹抗生素软膏以防感染。每日 1 次，10 次为一疗程。

3. 疗效观察

（1）疗效标准：治愈，斑全部消失，与周围皮肤无异，6 个月后未复发者；好转，斑部分消失，或面积缩小，或色泽变淡者；无效，治疗 3 个疗程后，斑块面积及色泽无改善者。

（2）治疗结果：经 5 个疗程治疗，其中治愈 45 例，好转 7 例，无效 7 例，总有效率为 88.13%。

4. 典型病例　谢某，女，26 岁，农民，在 1993 年 7 月 14 日初诊。自诉 3 年前顺产 1 女，临产前 1 月发现其额、颌及额部开始出现浅黄色斑点，产后逐渐增多且颜色加深，经服中西药及搽多种祛斑美容霜无效，甚至发生轻微过敏症状而停治至今。症见面色萎黄，少气懒言，纳呆，二便尚可，经期不定，量少色黑有块，平素心烦多梦。舌体胖嫩，质淡，苔灰，散见瘀斑，脉弦细。经梅花针加拔火罐疗法，1 个疗程后，斑色明显变淡，面积缩小，额部斑点基本消失，坚持 3 个疗程，痊愈。随访 1 年未复发。

5. 体会　笔者治疗此病之所以选用梅花针叩刺加拔罐，是认为此病无疑是由于脏腑功能失调引起。但归根结底是卫气不固，邪客皮肤所致。《素问·五脏生成》："卫气之所留止，邪气之所客也，针石缘而去之。"梅花针加拔罐疗法，最能鼓舞卫气，以驱外邪。本病病位在头面，而诸阳经正好在头面部相接交，且主一身之表。笔者取背部经外奇穴（华佗夹脊穴）、督脉（大椎至命门 11 穴）、足太阳膀胱经（肺俞、膈俞），可谓背部阳经"三管齐下"。三经取穴立意于下：华佗夹脊为人体最广之穴位群（左右共 48 穴），笔者经验，大凡病邪尚属气分者，使用梅花针叩刺加拔罐方法，常可奏奇效，不必拘泥于教科书上的分段法取穴，一般可用全穴。拔罐用闪火法便于上下游走以温通气血、疏调经络、振奋卫气，落罐与否视具体情况而定。督脉选大椎至命门，除考虑操作较方便外，还因为此段 11 穴主治肺、脾、肝、肾诸疾，与本病关系尤为密切。肺俞、膈俞属足太阳膀胱经要穴，二穴先用梅花针叩刺，再分别留罐拔之。肺俞，应肺，肺主气；膈俞，应血，血营肤。气为血帅，血为气母，气行则血行，气血畅则卫气固，卫气固则能驱外邪。黄斑者，外邪积居之所，外邪祛除，斑亦自消。（《中国针灸》1998 年第 18 卷第 2 期）

针灸治疗暴喑 1 例

姚某，男，70 岁，萍乡市郊区乡人，现居台湾高雄，1993 年 8 月初诊。

代诉：1 星期前患者从台湾回到阔别 44 年的故乡，亲人团聚，欣喜异常，并定于次日下午 6 时在宾馆举行古稀寿庆。谁料今早起床，"寿星公"突然失音，经西医喉科检查，除见咽部微红外，余无异，急以抗生素静脉滴注及口服胖大海之类中药，皆无效，下午4时患者要求针灸治疗。

症见： 精神疲惫，腰酸乏力，形体虚胖，烦闷失眠，咽部微红，挤声如蚊，纳差，大便秘结，小便短赤，舌体胖大嫩，质淡尖红，苔黄少津，脉弦细而数。

辨证： 心火亢盛，气壅窍闭。

治则： 泻心滋肾，化气开窍。

治法： 取穴阴郄、神门、大钟、列缺、照海（以上为双侧），膻中。

操作方法： 阴郄、神门、列缺、照海均施泻法；大钟施补法；膻中隔附片灸，3壮。术中患者顿觉咽部清凉，胸膈气舒，术后试声可传2米。次日上午疗同前法，音色更进，是日寿宴上姚先生顺利朗读了感情洋溢的答谢辞。尔后续疗1周，痊愈。

按语： 大凡暴喑，多缘于邪气壅遏而致窍闭。邪气为何？张景岳云："气之在人，和则为正气，不和则为邪气。"故邪气不独指风寒、风热外感之类，亦包括内伤也。此案，直接病因由患者暴喜伤阳损阴所致，张景岳注："暴喜则心气缓而神逸，故伤阳。"《内经》曰"喜伤心"，心阳伤则虚火上腾，累及肾水，水火不济，故"邪气"内生而令窍闭矣。取穴方义如下：阴郄为手少阴心经郄穴，长于治急症；"先病取原穴，后病者取其络穴"，故取心经原（输）穴神门，肾经络穴大钟；列缺、照海均为八脉交会穴，列缺通任脉，照海通阴跷，二脉合于肺，行于膈，抵于咽喉；膻中为气会，患者年迈体虚，故择鼓舞阳气之附子切片合艾灸之。诸穴协力，针灸并施，补泻有度，共奏桴鼓之效。

（《河北中医》1996年第18卷第6期）

梅花针、艾灸治疗化妆品皮炎21例

化妆品皮炎是接触化妆品后引起的皮肤炎性改变。临床表现为皮肤局部瘙痒，时有红斑、丘疹、渗出等症状。笔者自1985年起治疗该类患者21例，疗效较为满意，现报告如下。

1. 临床资料　21例皆为女性，年龄15~50岁，病程最短3天，最长2个月。初诊5例，余为经中西药治疗无效或仅取微效不再进功者。依化妆品分类：洗面乳、美容霜 10 例，洗发护发剂 6 例，染发剂 3 例，腋部除臭剂 2 例。临床表现为局部皮肤瘙痒、肿块、红斑、丘疹，甚至渗出、毛发脱落等。

2. 治疗方法

（1）针具：梅花针。

（2）针区：①手部：手阳明大肠经阳溪至曲池；手少阳三焦经支沟至天井；手太阳小肠经阳谷至小海。②足部：足阳明胃经解溪至足三里；足少阳胆经阳辅至阳陵泉；足太阳膀胱经昆仑至委中。

（3）针法：沿针区各经穴位起止方向，执梅花针，手法由轻到重，由慢到快，由疏到密，有节奏叩打，以潮红为度。

（4）灸法：用艾条灸大椎、足三里、涌泉三处，以患者觉面部冒微汗为度。

（5）针灸后处理：用抗生素软膏轻抹之以防感染。隔日 1 次，5 次为 1 个疗程。

3. 治疗结果　痊愈：患处炎症全部消失，皮肤外观及患者感觉良好。有效：2 个疗程内，红斑、肿块部分消失或缩小，瘙痒停止或减轻，炎性渗出物减少。无效：经 2 个疗程治疗后上述症状仍无改善。21 例中，痊愈 18 例，有效 2 例，无效 1 例。

4. 典型病例　吴某，女，24 岁，营业员，1987 年 12 月 5 日门诊。自诉 2 个月前因搽美容霜，1 小时后觉面部涂抹处出现大小不一的肿块、红斑，瘙痒难忍，口服抗过敏西药无效，次日因抓破皮肤感染住院，经多方治疗，感染消除，但红斑仍不见退，遂求治于针灸。

症见形体消瘦，精神萎靡，颜面额、颊部有大小红斑数处，眼、耳、唇四周有明显红痕，时有轻微瘙痒。微恶风寒，失眠多梦，腰膝酸软，纳呆，大便溏稀，小便清长，月经延期 1 周。脉沉细，舌体胖嫩，质淡白，苔薄白。辨证为脾肾阳虚。治以培土壮水，扶正祛邪。采用梅花针，依上法，1 次见效，1 个疗程痊愈，随访未发。

5. 体会　此类病西医认为是化妆品中香料、添加剂引起的变态反应。症状轻者经抗过敏药物等对症治疗后一般可愈，若无效则难另有良策，然而，中医认为本病是由于禀赋不耐，腠理疏松，气血瘀阻，若体虚者邪常侵经入络，缠绵作祟。笔者着意于手足三阳经与督脉，因其上行分布头面各部。《素问·皮部论》言"欲知皮部以经脉为纪者",故用梅花针沿手足三阳经之经穴向合穴叩打,以求振作皮部阳气,驱邪外出。灸足少阴肾经涌泉、足阳明胃经足三里、督脉要穴大椎,意在使先天后天之经气汇于阳脉之海,以督培土滋水,通经达络,内强御侮,诸邪自消。(《河南中医》1997年第17卷第6期)

后记

经过近三年的不懈努力，本书终于完稿。

三年以来，一直受到中国共产党芦溪县委员会、芦溪县人民政府、萍乡市卫生健康委员会、萍乡卫生职业学院、芦溪县卫生健康委员会、芦溪县中医院的热心关怀与大力支持。

"李远实全国名老中医药专家传承工作室"所有成员均对本书出版作出了贡献，其中彭斌、陈铭、张娇、陆慧出力尤多，自始至终任劳任怨，一丝不苟地全程参与医案的收集、整理、编排、打印、校对等琐碎工作，付出了许多心血和汗水。

在此，谨向上述单位和个人，以及热心的朋友们，致以崇高的敬礼与诚挚的谢意！

李远实

2025 年 4 月于芦溪